Kohlhammer

Michael Coors
Martina Kumlehn (Hrsg.)

# Lebensqualität im Alter

Gerontologische und ethische Perspektiven
auf Alter und Demenz

Verlag W. Kohlhammer

ISBN 978-3-17-022953-2

# Inhalt

# Anhang

# Vorwort

Der vorliegende Band dokumentiert die Beiträge einer Tagung, die vom 25.–26. Oktober 2012 unter demselben Titel in Hannover im Hanns-Lilje-Haus stattfand. Sie wurde gemeinsam vom Zentrum für Gesundheitsethik (ZfG) der Evangelisch-lutherischen Landeskirche Hannovers und dem Department „Altern des Individuums und der Gesellschaft" der Interdisziplinären Fakultät an der Universität Rostock veranstaltet.

Unser Dank gilt den Referenten und Referentinnen der Tagung, die mit ihren Beiträgen eine intensive Diskussion der komplexen Thematik aus unterschiedlichen Perspektiven ermöglicht haben. Zu danken haben wir auch den zahlreichen Tagungsteilnehmern und -teilnehmerinnen, die die interdisziplinäre Diskussion, die in diesem Fall auch den akademischen Rahmen zur Praxis von Medizin und Pflege hin überschreiten konnte, mit getragen und angeregt haben.

Das Projekt wurde von Anfang an durch die Direktorin des ZfG, Frau Dr. Andrea Dörries, unterstützt. Dafür gilt ihr unser herzlicher Dank. Die Durchführung der Tagung wäre ohne die organisatorische Unterstützung durch die Mitarbeiterinnen des ZfG nicht möglich gewesen.

Unser besonderer Dank gilt der Hanns-Lilje-Stiftung für die großzügige finanzielle Förderung von Tagung und Tagungsband sowie der Interdisziplinären Fakultät an der Universität Rostock für die Übernahme der Reisekosten der Rostocker Referenten und Referentinnen. Herrn Georg Steiner danken wir für die sorgfältige Erstellung und Formatierung des Manuskriptes und Herrn Jürgen Schneider, dem Lektor des Kohlhammer Verlages, für die Aufnahme des Bandes in das Verlagsprogramm.

Ziel der Tagung war es, die Diskussionen zur Lebensqualität im Alter, speziell bei Demenz, in Medizin- und Pflegeethik mit den geisteswissenschaftlichen und gerontologischen Diskussionen zur Thematik zu verbinden. Auf der Tagung wurde die Überschreitung der Grenzen zwischen den unterschiedlichen Diskursen auch durch die Diskussionen zwischen Teilnehmenden und Referenten erreicht. Der Band kann dies naturgemäß nur begrenzt widerspiegeln, leistet aber doch einen ersten Beitrag dazu, die unterschiedlichen Diskussionslinien zusammenzuführen und aufeinander zu beziehen. Auf dem Weg der Kommunikation zwischen gerontologischer und medizin- und pflegeethischer Diskussion werden aber weitere Schritte folgen müssen. Unsere Hoffnung ist, mit diesem Band dazu einen Anstoß zu geben.

*Hannover und Rostock, im Juli 2013*

*Michael Coors*
*Martina Kumlehn*

# Alter und Lebensqualität:
# Einleitende Beobachtungen zu Spannungsfeldern der ethischen Bewertung

*Michael Coors*

## 1. Ambivalenzen des Alters

Wenn wir uns dem Thema der Lebensqualität im Alter widmen, so liegt es nahe zu fragen, ob und inwieweit wir das Leben im Alter selbst als eine Lebensqualität begreifen können. Immerhin verdanken wir es unserer menschlichen Fähigkeit, die natürlichen Grundlagen unserer Existenz kulturell zu gestalten, dass wir heute in unserem Kulturkreis so alt werden, wie wir es nun einmal werden: Grob vereinfacht hat sich die durchschnittliche Lebenserwartung seit 1840 in den europäischen Industrienationen nahezu verdoppelt.[1] Die meisten Autoren[2] dieses Bandes wären also Mitte des 19. Jahrhunderts zumindest schon sehr alt gewesen. Über 150 Jahre Entwicklung in der Medizin, in der Hygiene, in der Ernährung, usw. haben aber dazu beigetragen, dass wir heute sehr viel länger leben. Dass wir im statistischen Mittel sehr viel älter werden, ist also auch eine Errungenschaft unserer Kultur im umfassenden Sinne,[3] und darin liegt sehr offensichtlich Lebensqualität, wenn man bedenkt, wie viele Jahre unseres Lebens wir heute mehr gestalten können – und das nicht nur mit Arbeit, sondern auch mit anderen sinnstiftenden Tätigkeiten. Dieses Phänomen des dritten Lebensalters, der sogenannten „best agers" oder der jungen Alten ist hinlänglich bekannt.

Aber auch diese Entwicklung hat ihre Schattenseite, denn auf die guten Jahre im Alter folgen häufiger und immer mehr die schweren Jahre, die ger-

---

[1]  Vgl. S. Schnabel/K. von Kistowski/J. W. Vaupel, Immer neue Rekorde und kein Ende in Sicht. Der Blick in die Zukunft lässt Deutschland grauer aussehen als viele erwarten, in: *Demographische Forschung aus erster Hand* 2 (2005), 3.

[2]  Aus Gründen der Lesbarkeit verzichte ich hier und im Folgenden auf die explizite Nennung beider Geschlechter. Es ist aber immer auch die weibliche Form mitgemeint, außer es ergibt sich aus dem Kontext etwas anderes.

[3]  Vgl. dazu P. B. Baltes/M. M. Baltes, Gerontologie: Begriff, Herausforderung und Brennpunkte, in: P. B. Baltes/J. Mittelstraß, *Zukunft des Alterns und gesellschaftliche Entwicklung*, Berlin/New York 1992, 1–34, 18: „Wir Menschen werden alt und immer älter, weil die menschliche Kultur Umweltbedingungen schafft, die das Altwerden ermöglichen".

ne aus der öffentlichen Diskussion verdrängt werden:[4] Es sind Jahre, in denen die körperlichen Gebrechen zunehmen, die vielfach von Pflegebedürftigkeit geprägt sind und häufig mit einer dementiellen Erkrankung einhergehen. In der öffentlichen Wahrnehmung werden diese letzten Jahre des Lebens bei Vielen als Jahre des Schwindens der Lebensqualität angesehen: Ist das noch Leben mit Lebensqualität, wenn man abhängig ist von der Hilfe anderer Menschen? Ist das noch Leben mit Lebensqualität, wenn das Bewusstsein und die Erinnerung schwinden, wie im Fall der Demenz?

Dass in dieser Ausgrenzung des hohen und der Idealisierung des dritten Lebensalters auch eine theologische Problematik impliziert ist, macht ein Zitat des israelischen Sozialanthropologen Haim Hazan deutlich: „In einer säkularen Gesellschaft, die kulturell nicht mehr den Trost eines Lebens nach dem Tod bietet, wird das Ende des Lebens zu einer Sackgasse mit den Alten als Repräsentanten, die dadurch zum Gegenstand von Ausgrenzung, Zurückweisung und moralischer Panik werden."[5] Das „dritte Alter" stellt sich dann als Lebensphase dar, die „es ablehnt, die Totenmaske des hohen Alters zu tragen".[6] Wie auch immer man zu diesen Thesen von Hazan steht, sie verweisen auf eine *theologisch* relevante Frage: Was geschieht eigentlich mit unseren Vorstellungen des guten Lebens, wenn der gerade in der Diskussion um eine Ethik des Alter(n)s viel beschworenen Endlichkeit des Lebens[7] das Gegenüber der Unendlichkeit ewigen Lebens fehlt? Welchen Unterschied für das Leben im Alter also macht der Glaube an Gottes Ewigkeit aus? Hängt die allgemeine Tendenz, das Leben im Alter und darüber hinaus auch das Sterben planen und organisieren zu wollen oder gar zu sollen[8] (z.B. in Form von Patientenverfügungen) auch damit zusammen, dass der Verlust des Gegen-

---

4    Vgl. F. Adloff, Zwischen Aktivität und Scham: Eine kultur- und emotionssoziologische Perspektive auf die Anti-Aging Medizin, in: S. Schicktanz/M. Schweda (Hrsg.), *Pro-Age oder Anti-Aging?. Altern im Fokus der modernen Medizin*, Frankfurt a. M. 2012, 327–343, 331; P. Zemann, Konstrukte gelingenden Alterns bei älteren Migrantinnen und Migranten in Deutschland. Kontraste, Gemeinsamkeiten, Variationen, in: M. Kumlehn/A. Kubik (Hrsg.), *Konstrukte gelingenden Alterns*, Stuttgart 2012, 189–206, 189.

5    Vgl. H. Hazan, Auf einem anderen Planeten: Kulturanthropologische Überlegungen zur Zurechenbarkeit am Lebensende, in: Schicktanz/Schweda (Hrsg.), Pro-Age, 197–214, 203.

6    A.a.O., 204.

7    Zur Endlichkeit als konstitutivem Aspekt des Menschseins vgl. exemplarisch den Beitrag von Thomas Rentsch in diesem Band, sowie C. Bozarro, Der Traum ewiger Jugend: Anti-Aging-Medizin als Verdrängungsstrategie eines Leidens an der verrinnenden Zeit?, in: G. Maio (Hrsg.),*Altwerden ohne alt zu sein? Ethische Grenzen der Anti-Aging-Medizin,* Freiburg 2011, 219–249.

8    Vgl. M. Schweda/S. Schicktanz, Das Unbehagen an der Medikalisierung: Theoretische und ethische Aspekte der biomedizinischen Altersplanung, in: Schicktanz/Schweda (Hrsg.), Pro-Age, 23–40; G. Maio, Medizin in einer Zeit, die kein Schicksal duldet. Eine Kritik des Machbarkeitsdenkens der modernen Medizin, in: *Zeitschrift für medizinische Ethik* 57 (2011), 79–98.

übers der Ewigkeit Gottes die letzte Lebensphase mit der Aufgabe belastet, sein Leben abrunden und gut abschließen zu müssen?[9] Indem diese Frage gestellt wird, soll nicht darüber hinweggetäuscht werden, dass auch Figuren der klassischen christlichen Eschatologie, insbesondere die Erwartung eines Jüngsten Gerichts, Menschen unter normative Zwänge in der Planung ihres Lebens gestellt haben und mitunter noch heute stellen.[10] Doch die mit dieser eschatologischen Vorstellung verbundenen, normativen Zwänge verschwinden eben offensichtlich nicht einfach, wenn die religiösen Vorstellungen des ewigen Lebens und des jüngsten Gerichts ad acta gelegt werden. Vielmehr scheinen sie nun ins Leben hinein verlegt zu werden – ins hohe Alter und ans Ende des Lebens.

Wer nicht mehr an ein Jüngstes Gericht glaubt, der muss in diesem Leben alles zu Recht bringen – spätestens dann, wenn es aufs Ende zugeht. Damit wird deutlich, dass die christliche Gerichtsvorstellung durchaus auch ein Hoffnungsbild war und ist: „Die Erwartung des Gerichtes Gottes, das Gerechtigkeit bringt, ist ursprünglich die Hoffnung der Opfer von Unrecht und Gewalt."[11] Diese Hoffnung auf das Gericht erlaubt eben auch, damit zu leben und zu sterben, dass in diesem Leben nicht alles abschließend geregelt werden kann.[12] Denn in die Vorstellungen eines Gerichtes Gottes konnte auch der Gedanke des gnädigen und begnadigenden Richters einbezogen werden. Fällt diese Vorstellung aber weg, so erweist sich zwar die Sehnsucht und der Wunsch danach, dass Gerechtigkeit hergestellt wird, als weiterhin wirkmächtig und nun normierend für die letzten Lebensphasen, doch der Gedanke der Gnade lässt sich ohne ein begnadigendes Gegenüber offensichtlich nicht mehr denken, geschweige denn als eine das Leben im Alter und im Sterben bestimmende Größe realisieren. Dieser Fragekomplex lässt sich hier nur anreißen. Deutlich wird aber, dass die diskutierten Fragen einer Ethik des Alter(n)s auch bisher noch wenig thematisierte theologische Voraussetzungen und Implikationen haben.

---

[9]  Im Blick auf die Rede vom „guten Sterben" habe ich dies bereits problematisiert in: M. Coors, Das gute Sterben? Zwischen Idealisierung und Abgründigkeit des Sterbens, in: G. Arndt-Sandrock (Hrsg.), *Was ist gutes Sterben? 15. Loccumer Hospiztagung*, Rehburg-Loccum 2012, 47–62, 56.

[10]  Zur theologischen Diskussion über das Jüngste Gericht vgl. H. Bedford-Strohm (Hrsg.), *„… und das Leben der zukünftigen Welt". Von Auferstehung und Jüngstem Gericht*, Neukirchen-Vluyn 2007.

[11]  J. Moltmann, Sonne der Gerechtigkeit. Das Evangelium vom Gericht und der Neuschöpfung aller Dinge, in: Bedford-Strohm (Hrsg.); „… und das Leben der zukünftigen Welt", 30–47, 36. Vgl. auch W. Krötke, Das menschliche Eschaton. Zur anthropologischen Dimension der Eschatologie, in: K. Stock (Hrsg.), *Die Zukunft der Erlösung*, Gütersloh 1994, 132–146.

[12]  Ein eindrückliches Zeugnis für diese Haltung bietet z.B. M. Luther, Ein Sermon von der Bereitung zum Sterben, in: *D. Martin Luthers Werke*, Bd. 2, Weimar 1966, 685–697.

## 2. Lebensqualität messbar machen?

Ausgehend von der Frage nach dem Alter als Lebensqualität sind wir also auf eine Ambivalenz im Umgang mit der gewonnen Lebenszeit aufmerksam geworden. Dass hohes Alter eine Lebensqualität darstellt, ist alles andere als selbstverständlich: Gerade in den ethischen Diskussionen stehen die problematischen Aspekte des hohen Lebensalters im Vordergrund. Darum soll nun der Blick von den theologischen Fragen zurückgehen, hin zu den Orten, an denen sich die ethischen (und theologischen) Debatten in Handlungsoptionen konkretisieren: nämlich hin zu den Kontexten von Geriatrie und Altenpflege.[13]

Ethische Fragen nach der Lebensqualität im Alter sind ebenso im Kontext von Medizin- und Pflegeethik virulent. Denn hier stellt sich ganz konkret die Frage: Was kann an Lebensqualitätssteigerung und -gewinn durch medizinische und pflegerische Interventionen herbeigeführt werden und wie kann man überhaupt feststellen, ob Lebensqualität gesteigert wird? Und weil in einem solidarisch finanzierten Gesundheitswesen alles irgendwie refinanziert werden muss, steht immer auch die Frage im Raum: Was darf das kosten? Wie viel ist uns die Lebensqualitätssteigerung im Alter eigentlich wert und wo hat sie ihre Grenzen?

All das sind ersichtlicherweise Fragen, die sich nur beantworten lassen, wenn man Wege findet, Lebensqualität messbar zu machen. Die grundlegende Problematik der darin vorausgesetzten Quantifizierung von Lebensqualität kann man sich exemplarisch an den so genannten QALY-Analysen verdeutlichen – auch wenn sie ihren Ort nicht so sehr im Kontext der angewandten Geriatrie oder Pflege alter Menschen, sondern in Rationierungs- und Priorisierungsdiskussionen haben. Solche Diskussionen werden aber durchaus auch mit Blick auf das Lebensalter als Priorisierungskritierium geführt[14] und gerade dort erweist sich die Problematik standardisierter Messungsverfahren für die Lebensqualitätsbewertung. In Deutschland ist eine Bemessung von medizinischen Leistungen aufgrund von „Quality Adjusted Life Years"

---

[13]    Vgl. A. Kubik, Konstrukte gelingenden Alter(n)s: Einleitung, in: M. Kumlehn/ A. Kubik (Hrsg.), Konstrukte gelingenden Alterns, Stuttgart 2012, 9–21, 20. Zur Ethik in Geriatrie und Altenpflege vgl. H. Helmchen/S. Kanowski/H. Lauter, *Ethik in der Altersmedizin*, Stuttgart 2006; E.-M. Neumann, Ethik in der Pflege, in: a.a.O., 310–359; J. Richter/A. Norberg/U. Fricke (Hrsg.), *Ethische Aspekte pflegerischen Handelns. Konfliktsituationen in der Alten- und Krankenpflege*, Hannover 2002; S. Monteverde (Hrsg.), *Handbuch Pflegeethik. Ethisch denken und handeln in den Praxisfeldern der Pflege*, Stuttgart 2012.

[14]    Vgl. z.B. D. Callahan, *Setting Limits. Medical Goals in an Aging Society*, Washington 1987; L. Müller, *Grenzen der Medizin im Alter? Sozialethische und individualethische Diskussion*, Zürich 2010; M. Zimmermann-Acklin, Grenzen setzen? Altersrationierung und Gerechtigkeit im Gesundheitswesen, in: Schicktanz/Schweda (Hrsg.), Pro-Age, 215–230.

(QALY) bisher äußerst umstritten und findet keinen Eingang in das Gesundheitssystem.[15] In England hingegen muss die Zulassung neuer Medikamente und Therapieformen sich bereits anhand der Kosten pro QALY messen lassen.[16] Die Diskussion macht auf ein grundsätzliches Problem des Lebensqualitätsbegriffes aufmerksam, nämlich auf die Frage: Lässt sich Lebensqualität überhaupt messen?

Messbarkeit setzt Objektivierbarkeit voraus. Denn messen können wir etwas nur anhand einer festen von allen anerkannten Skala. Deswegen brauchte man früher ein Urmeter und ein Urkilogramm, die heute durch allgemeine anerkannte physikalische Definitionen ersetzt wurden. Es braucht für die Messbarkeit einen Referenzpunkt, der für alle, die sich auf die Messung beziehen, derselbe ist und darin von allen anerkannt ist. Einen solchen festen Referenzpunkt gibt es im Blick auf den Begriff der Lebensqualität aber nicht. Darum versucht man sich in der Berechnung von Lebensqualitätserwartung dadurch abzuhelfen, dass man statistische Mittelwerte erhebt: Wie also bewertet eine statistisch repräsentative Population die Situation des Lebens ohne und mit einer bestimmten Therapie? Jeder einzelne kann hier zum Beispiel bei einer Umfrage einen Wert zwischen 0 und 1 angeben, wobei 0 so viel bedeutet, wie „lieber wäre ich tot" und der Wert 1 für optimale Lebensqualität steht. Aus diesen Werten werden dann arithmetische Mittelwerte gebildet, die an die Stelle eines objektiven Referenzpunktes für die Messung treten.[17]

Die grundlegende Frage dabei ist allerdings, ob die unterschiedlichen Messungen der einzelnen Personen, über die hier ein Mittelwert gebildet wird, überhaupt auf eine gemeinsame Skala Bezug nehmen bzw. die vorgegebene Skala der Befragung in gleicher Weise deuten. So zeigt sich auch, dass es stark von den eingesetzten Befragungsinstrumenten abhängt, welche Ergebnisse erzielt werden.[18] Denn ganz offensichtlich fallen die Bewertungen sehr unterschiedlich aus und die Annahme, dass es eine gemeinsame

---

[15] In der Stellungnahme der Zentralen Ethikkommission bei der Bundesärztekammer spielt sie dementsprechend keine Rolle. Vgl. Zentrale Ethikkommission bei der Bundesärztekammer, *Priorisierung medizinischer Leistungen im System der Gesetzlichen Krankenversicherung (GKV)*, 2007 (http://www.zentrale-ethikkommission.de/downloads/LangfassungPriorisierung.pdf, Abruf am 3.4.2013). Vgl. außerdem K. Koch/A. Gerber, QALYs in der Kosten-Nutzen-Bewertung. Rechnen in drei Dimensionen, in: U. Repschläger/u. a. (Hrsg.), *BARMER GEK Gesundheitswesen aktuell 2010. Beiträge und Analysen*, Düsseldorf 2010, 32–48; A. Klonschinsky/W. Lübbe, QALYs und Gerechtigkeit: Ansätze und Probleme einer gesundheitsökonomischen Lösung der Fairnessproblematik, in: *Das Gesundheitswesen* 10 (2011), 688–695.

[16] Vgl. National Institute for Health and Clinical Excellence, *Social Value Judgments. Principals for the development of NICE guidance*, 2nd edition (http://www.nice.org.uk/media/C18/30/SVJ2PUBLICATION2008.pdf, Abruf am 3.4.2013).

[17] Vgl. zu diesem Verfahren Koch/Gerber, QALYs.

[18] Vgl. a. a. O., 38.

Skala gäbe, auf die sich alle beziehen, bleibt eben eine bloße Behauptung: Es ist schlicht nicht klar, ob die Angabe 0,7 bei Person A dasselbe bedeutet wie bei Person B.

Damit ist ein mögliches Verfahren zur Messung von Lebensqualität (LQ) beschrieben, das für sich genommen bereits grundlegende Fragen aufwirft. Ein QALY ist nun das Produkt aus erwarteter Lebensqualitätssteigerung durch eine Therapie und den durch die Therapie hinzugewonnenen Lebensjahren. Damit aber werden nun noch weiterreichende Probleme aufgeworfen, die sich insbesondere im Blick auf die Frage der Lebensqualität im Alter zeigen. Denn der statistisch zu erwartende Gewinn an Lebenszeit durch eine Therapie ist bei älteren Menschen natürlicherweise begrenzt. Das hat zur Folge, dass Therapien bei alten Menschen in der Regel mit einem geringeren QALY-Wert abschneiden als bei jüngeren Menschen. Wenn ich also z.B. eine Krebstherapie bei einem 30jährigen und bei einem 70jährigen anwende und diese statistisch bei Erfolg für beide einen Lebensqualitätszuwachs von (hier rein fiktiven) 0,5 Punkten bedeutet, so ist die Anzahl der Lebensjahre, die der 30jährige Patient dadurch gewinnt, voraussichtlich höher als bei dem 70jährigen Patienten, der nach statisticher Erwartung sowieso nur noch ein paar Jahre zu leben hat. Sagen wir also (wiederum fiktiv) der 30jährige Patient gewinnt voraussichtlich 20 Lebensjahre (bei erfolgreicher Therapie), der 70jährige aber höchstens 9 Lebensjahre, so ergibt sich für die Anwendung der Therapie beim 30jährigen Patienten ein QALY von 10 (0,5 x 20) und für den 70jährigen ein QALY von 4,5 (0,5 x 9). Würde man also beide Therapien nun unmittelbar gegeneinander gewichten (auch das ist fiktiv), hätte die Behandlung des 30jährigen Vorrang vor der Behandlung des 70jährigen Patienten.

Hier wird also deutlich, dass QALY-Messungen grundsätzlich altersdiskriminierend sind – ein bereits mehrfach beschriebenes und diskutiertes Phänomen. Die Problematik, die hier deutlich wird, ist, dass bei einer unmittelbaren Verrechnung des Gewinns an Lebensjahren mit der Lebensqualitätsbewertung schlicht nicht klar ist, was das Ergebnis eigentlich bedeutet. Anders gesagt: Es ist nicht klar, ob man hier nicht vielleicht Äpfel mit Birnen multipliziert und was dann herauskommt. Zugleich steckt in der Multiplikation mit den Lebensjahren die implizite Behauptung, dass die Lebenslänge ein ethisch relevantes Bemessungskriterium ist, das in die Gewichtung des Nutzens einer Therapie mit einzufließen hat. Das macht aber darauf aufmerksam, dass hier bereits normative ethische Annahmen vorausgesetzt sind, die selber Gegenstand intensiver ethischer Diskussionen sind.

## 3. Lebensqualität und Selbstbestimmung

Schon die bei solchen Lebensqualitätsmessungen vorausgesetzte Behauptung, dass es einen gemeinsamen Bewertungsmaßstab für Lebensqualität gäbe, kollidiert mit einem der zentralen, weitgehend anerkannten, medizinethischen Prinzipien, nämlich dem Prinzip des Respekts vor der Selbstbestimmung.[19] Selbstbestimmung lässt sich im ethischen Sinne explizieren als das Recht, die eigene Lebenssituation, z.B. die Situation der Pflegebedürftigkeit, nach den jeweils eigenen Wertmaßstäben, den eigenen Vorstellungen des guten Lebens, zu bewerten. Niemand soll den Wertmaßstäben eines anderen unterworfen werden, eben weil es für solche ethischen Bewertungen von Lebenssituationen keinen allgemein anerkannten einheitlichen Maßstab gibt – schon gar nicht in einer pluralistischen Gesellschaft, in der sehr unterschiedliche Vorstellungen und Konzeptionen des guten Lebens neben- und miteinander existieren.

Diese ethische Problematik des gesellschaftlichen Pluralismus wahrgenommen und systematisch expliziert zu haben ist das Verdienst der philosophischen Gesellschaftstheorien des Liberalismus. So formuliert John Rawls den Vorrang des Rechten vor dem Guten:[20] Die individuellen Vorstellungen des guten Lebens müssen sich den intersubjektiven Maßstäben des gerechten Zusammenlebens unterordnen. Ähnlich und in expliziter Diskussion mit Rawls argumentiert Jürgen Habermas in seiner diskurstheoretischen Gesellschaftstheorie:[21] In einer pluralistischen Gesellschaft mit unterschiedlichen evaluativen Vorstellungen des guten Lebens bleibt als ein für alle verbindliches normatives Kriterium des Umgangs miteinander nur, die Unterschiedlichkeit der Bewertungen des guten Lebens zu respektieren. Das Prinzip des Respekts vor der Selbstbestimmung erfüllt genau diese Funktion im Kontext von Medizin und Pflege. Es verweist diejenigen, die medizinische und pflegerische Entscheidungen zu treffen haben, bezüglich der evaluativen ethischen Bewertung zurück an den Patienten: Nur dieser kann entscheiden, welche Behandlungsoption im Horizont seiner Vorstellung des guten Lebens den Vorrang haben sollte.

Nun ist der Begriff der Lebensqualität recht offensichtlich ein evaluativer Begriff: Was Qualität im Leben ausmacht, das hängt von den unterschiedlichen individuellen Vorstellungen guten Lebens ab, die Menschen haben. Selbst wenn man den Begriff Lebensqualität noch mal vom Begriff des guten

---

[19]  Grundlegend dafür nach wie vor T. L. Beauchamp/J. F. Childress, *Principles of Biomedical Ethics*, New York/Oxford [9]2009, 99–148. Vgl. B. Schöne-Seifert, *Grundlagen der Medizinethik*, Stuttgart 2007, 39–50.

[20]  Vgl. J. Rawls, *Political Liberalism. Extended edition*, New York 1995, 173f. Vgl. auch ders., *A Theory of Justice. Revised Edition*, Harvard/Cambridge 1999.

[21]  Vgl. insb. J. Habermas, Vom praktischen, ethischen und moralischen Gebrauch der Vernunft, in: Ders., *Erläuterungen zur Diskursethik*, Frankfurt a.M. 1991, 100–118.

Lebens unterscheidet, wie es Brandenburg und Güther in ihrem Beitrag zu diesem Band vorschlagen, bleibt doch der subjektive Anteil der Lebensqualitätseinschätzung immer auch von Vorstellungen des Guten mit abhängig. Das heißt, die Annahme eines objektiven für alle gültigen Maßstabs anhand dessen man Lebensqualität messen könnte, ist nicht nur in methodischer Hinsicht problematisch, sondern auch aus ethisch-normativer Perspektive wäre die Annahme solch eines übergreifenden, vermeintlich objektiven Maßstabs für Lebensqualität zu kritisieren. Denn damit würde immer schon ein allgemeiner Maßstab des Guten unterstellt, während das liberale Prinzip des Respekts vor der Selbstbestimmung gerade davon ausgeht, dass es diesen allgemeinen Maßstab des Guten nicht gibt.

Die hier nur angedeuteten Probleme der Lebensqualitätsmessung treffen nicht nur die QALY-Methode, die ihren Ort im Kontext der Fragen von Rationierung und Priorisierung medizinischer Leistungen hat, sondern sie betreffen jede Methode der Lebensqualitätsmessung, die auf Objektivierbarkeit und Messbarkeit abzielt. Dass solche Methoden in Geriatrie und Pflege vielfältig eingesetzt und erforscht werden und dass sie trotz der hier angezeigten Problematik einen wichtigen Beitrag zur Praxis von Geriatrie und Pflege leisten, wird in einigen Beiträgen des Bandes deutlich werden.

# 4. Sozialethische Dimensionen

Wäre die liberale Option das letzte Wort in der Sache – würde also jeder nur für sich selbst festlegen können, was Lebensqualität im Alter ist – dann bräuchte weder ein Band zum Thema „Lebensqualität im Alter" zu erscheinen, noch würde eine wissenschaftliche Auseinandersetzung mit ethischen Fragen der Lebensqualität im Alter überhaupt Sinn ergeben.

Daran, dass Sie dieses Buch in den Händen halten, wird also schon deutlich, dass es hier – zumindest nach der Auffassung der Herausgeber – noch mehr zu bedenken gibt. Es erscheint mir allerdings als ein Problem medizinethischer Diskussionen, gerade im klinischen oder pflegerischen Alltag, an dieser Stelle abzubrechen: Was dann bleibt, ist der Appell an die Selbstbestimmung des Patienten. Er hat seine Situation zu bewerten und soll seinen subjektiven Vorstellungen des Guten folgen dürfen. Wie der Einzelne aber zu einem ethischen Urteil darüber kommt, was er für gut hält und was nicht, darüber gibt es dann keinen Diskurs mehr, weil darüber eben kein allgemeines Einverständnis erzielt werden kann.[22] Die Diskussion konzentriert sich dann ganz auf die normativen Standards, die für alle Geltung beanspruchen,

---

[22]   Auf diese Problematik verweist schon D. Callahan, *Setting Limits. Medical Goals in an Aging Society*, Washington 2007, 176.

und blendet unter Berufung auf das Prinzip Selbstbestimmung die evaluativen Fragestellungen nach dem guten Leben aus der Ethik aus.

Problematisch ist daran im Blick auf das Thema Altern und hohes Lebensalter, dass wesentliche ethische Fragen, die sich hier stellen, evaluative ethische Fragen nach Vorstellungen des guten Lebens im Alter in unserer Gesellschaft sind. Selbst Fragen der Verteilungsgerechtigkeit[23] kommen gerade im Blick auf das Verständnis von Krankheit und Gesundheit – und der Abgrenzung von Krankheit und Altern – nicht ohne evaluative Momente aus, auf die wir uns wohl in gesellschaftlichen Prozessen einigen müssen.[24] Das aber setzt eine ethische Diskussion darüber voraus, von welchen Vorstellungen des guten Lebens im Alter wir in unserer Gesellschaft ausgehen.

Gerne übergangen wird in den klassisch liberalistischen Positionen innerhalb der Medizinethik dabei, dass solche evaluativen Überzeugungen des guten Lebens nie rein individuelle Überzeugungen sind, sondern dass Vorstellungen des Guten und der Lebensqualität immer schon geteilte Vorstellungen sind: Sie entstehen in sozialen Kontexten, sie werden erlernt und sie werden individuell umgeprägt und weiterentwickelt, aber sie sind nie rein individuelle Vorstellungen.[25] So formuliert auch Jürgen Habermas: „Insofern berührt das Leben, das gut für mich ist, auch die Lebensformen, die uns gemeinsam sind."[26]

Keiner denkt sich für sich alleine aus, was er gut findet, was Lebensqualität für ihn oder sie ist, sondern das geschieht in komplexen gesellschaftlichen und diskursiven Prozessen. Natürlich können und müssen wir auf der einen Seite diese evaluative Perspektive übersteigen hin zu der normativen Frage, was wir alle als Regeln des gemeinsamen Zusammenlebens in einer Gesellschaft mit unterschiedlichen Vorstellungen vom Guten akzeptieren können.[27] Aber es braucht auch die Frage danach, welche Konzepte und Vorstellungen guten Lebens es gibt, auf welche Weise sie entstehen und wie wir sie miteinander teilen. Für den einzelnen Menschen, der in Entscheidungssi-

---

[23]  Vgl. Callahan, Setting Limits; Müller, Grenzen der Medizin im Alter, insb. 153–342.

[24]  Vgl. M. Schweda/B. Herrmann/G. Marckmann, Anti-Aging-Medizin in der Gesetzlichen Krankenversicherung?, in: Maio (Hrsg.), Altwerden, 172–193, 175; M. Zimmermann-Acklin, Grenzen setzen? Altersrationierung und Gerechtigkeit im Gesundheitswesen, in: Schicktanz/Schweda (Hrsg.), Pro-Age, 215–230, 219f.

[25]  Vgl. zur sozialen Dynamik ethischer Wertevorstellungen z. B. W. Härle, *Menschsein in Beziehungen*, Tübingen 2005, 232; Schweda/Schicktanz, Das Unbehagen, 25 und 35.

Pointiert nimmt Paul Ricœurs ethischer Ansatz immer schon die Anderen mit in den Blick, indem er nach der „*Ausrichtung auf das ,gute Leben' mit Anderen*" blickt (P. Ricœur, *Das Selbst als ein Anderer*, übers. v. J. Greisch, München ²2005, 210).

[26]  Habermas, Vom praktischen, ethischen und moralischen Gebrauch der Vernunft, 106.

[27]  Das v.a. ist das Anliegen der Diskursethik. Vgl. dazu J. Habermas, Diskursethik – Notizen zu einem Begründungsprogramm, in: ders., *Moralbewußtsein und kommunikatives Handeln*, Frankfurt a. M. 1983, 53–125.

tuationen steht, sind das nach wie vor die drängenden moralischen und ethischen Fragen, auf die auch die allgemeinen normativen Regeln keine Antwort bieten. Denn das Recht selbst zu bestimmen, was gut für einen ist, beantwortet eben noch nicht, was in der konkreten Situation das Gute für mich ist und welche sozialen Dimensionen dieses Gute hat.

Die These dieses Bandes ist, dass dies gerade im Umgang mit dem Thema Alter in unserer Gesellschaft offensichtlich wird. Darum gehen die Beiträge dieses Bandes der Wechselwirkung von individueller Lebensbewertung des Lebens im Alter und den in gesellschaftlichen Prozessen konstruierten Bewertungen von Leben im Alter nach. Exemplarisch vertieft wird diese Verschränkung der Perspektiven am Beispiel der Bewertungen des Lebens mit Demenz. Daraus ergibt sich die doppelte Fragestellung, auf die die folgenden Beiträge in unterschiedlichen Perspektiven antworten:

1.  Wie entstehen in gesellschaftlichen Prozessen Vorstellungen von Lebensqualität im Alter und insbesondere vom Leben mit Demenz?
2.  Wie beeinflussen solche Vorstellungen von Lebensqualität im Alter und des Lebens mit Demenz medizinische und pflegerische Entscheidungen?

In der Verschränkung der gerontologischen Perspektive (Frage 1) und der medizin- und pflegeethischen Perspektive (Frage 2) liegt das Wesen einer *sozialethischen* Reflexion auf Fragen des Alters: Sie fragt nach dem Wechselverhältnis von individuellen und sozial geteilten ethischen Bewertungen. Deutlich wird an dieser sozialethischen Perspektive, dass solche ethischen Fragen immer auch in einem politischen Horizont zu verhandeln sind, weil es hier eben auch um Fragen des guten Zusammenlebens in unserer Gesellschaft geht. Damit gehen die ethischen Fragen in politische Fragen über: Ein Problem, das eigens zu thematisieren wäre, aber den Rahmen der Einleitung zu diesem Band sprengen würde.

# 5. Zu den Beiträgen dieses Bandes

Die Beiträge im *ersten Teil* des Bandes gehen auf grundsätzlicher Ebene und in unterschiedlichen Perspektiven der skizzierten doppelten Fragestellung nach: Wie werden Vorstellungen von Lebensqualität im Alter in gesellschaftlichen Prozessen konstruiert und wie kommen sie in Medizin und Pflege zur Anwendung?

Der Beitrag von *Thomas Rentsch*, der die Diskussionen dieses Bandes eröffnet, stellt die Frage nach den ethischen Bewertungen des Lebens im Alter in den Horizont einer anthropologischen Reflexion. Die Grundsituation des Menschen, von der aus sich das Leben im Alter als Radikalisierung dieser Grundsituation erschließt, ist geprägt von Kommunikativität, praktischen Sinnentwürfen, Abhängigkeit von anderen und der Endlichkeit menschlichen Lebens. Diese Grundsituation und die in ihr gesetzten Grenzen des Mensch-seins werden im Alter in besonderer Weise sichtbar und radikalisiert. Als wesentliche Forderung an das gesellschaftliche Zusammenleben formuliert Rentsch die Notwendigkeit, diese Radikalisierung der Grundsituation des Menschseins im Alter zum Gegenstand der intergenerationellen Verständi-gung zu machen. Es braucht, so Rentschs Forderung, ein umfassendes gesell-schaftliches Aufklärungsprojekt, das bereits im Schulalter ansetzt und den Altersprozess, der uns alle betrifft, thematisch macht. Denn nur indem die einzelnen Glieder der Gesellschaft dazu befähigt werden, sich mit der Frage des Lebenssinns im Alter frühzeitig auseinanderzusetzen, kann eine dement-sprechende humane Kultur des Alterns entstehen. Die philosophische Refle-xion von Rentsch zeigt also konsequent, dass Fragen der Lebensqualität im Alter auf der Grenze zwischen individuellen und sozial geteilten Vorstellun-gen des Guten liegen, und dass es darum letztlich eine pädagogische Aufga-be ist, sich diesen Fragen zu stellen.

Auf die Perspektive der Philosophie folgen die religionswissenschaftli-chen Perspektivierungen: *Klaus Hock* geht in seinem Beitrag der Frage nach, wie das Leben im Alter und der Umgang mit dem Alter in unterschiedlichen religiösen Traditionen gedeutet werden. Er zeigt die unhintergehbare Ambi-guität von Altersbildern in den unterschiedlichsten Religionen westlicher und östlicher Provenienz auf, die es verbietet, einzelne Religionen statisch auf bestimmte Altersbilder festzulegen. Zwar wird in vielen religiösen Kontexten dem Alter eine eigene religiöse Qualität zugesprochen, aber daneben finden sich auch vielfältige Problematisierungen des Alter(n)s. Am Beispiel hindu-istischer Traditionen zeigt Hock auf, dass diese Ambiguitäten sich unter dem Einfluss der Moderne eher noch verstärken. Dabei kommt es z.T. dazu, dass religiöse Imperative sich indirekt auf den Umgang mit Alten in einer säkula-ren Gesellschaft auswirken. Diese Phänomene kommen aber nur in den Blick, wenn der Wissenschaftsdiskurs auch die religiösen Dimensionen des Alter(n)s in den Blick nimmt, und diese nicht unter der Maßgabe eines säku-laren Imperativs kategorisch ausklammert.

Der praktische Ort der Fragen nach dem Umgang mit dem Leben im Al-ter und den Fragen nach der Lebensqualität im Alter ist in unserer Gesell-schaft die Pflege alter Menschen. Darum lohnt es sich, sehr präzise darauf zu achten, wie die Pflege alter Menschen sprachlich kommuniziert wird. *Petra Ewald* und *Stephanie Sieler* gehen darum aus germanistischer Perspektive der Frage nach, wie sich Pflegeeinrichtungen mit ihren Namen sprachlich der Öffentlichkeit präsentieren. In einer empirischen, qualitativen Studie haben sie die Namensgebung von Alten- und Pflegeheimen untersucht. Ihre Studie zeigt deutlich, dass die Namenswahl in verschiedener Hinsicht mit Fragen der Bewertung des Lebens im Alter einhergeht: Ob z.B. von einem „Heim", einer „Residenz", einem „Haus" oder einem „Stift" die Rede ist, oder ob

„Senioren" oder „Alte" dort wohnen, transportiert unterschiedliche (auch moralische) Bewertungen der Lebenssituation der Pflegebedürftigkeit, die – so zeigen es die qualitativen Befragungen – durchaus bei der Namensgebung und im Umgang mit den existierenden Namen reflektiert werden. Aufschlussreich ist dabei, dass die Frage der Trägerschaft der Einrichtung Einfluss auf die Namenswahl zu haben scheint. Damit reißt diese Studie einen Horizont weiterführender Fragen auf, die insbesondere in sozialethischer Hinsicht noch aufzuarbeiten sind.

Mit dem Beitrag von *Klaus Hager, Katharina Klindtworth* und *Nils Schneider* wechseln wir aus der sozialethisch-gesellschaftlichen Perspektive in die Akteursperspektive der Medizin: Gerade bei alten Patientinnen und Patienten bleibt als medizinisches Ziel häufig nur die Erhaltung, im besten Falle eine Steigerung der Lebensqualität. Das Konzept der Lebensqualität wird anhand unterschiedlicher Messinstrumente als eine komplexe Verschränkung von subjektiven und objektiven Faktoren vorgestellt. Das aufschlussreiche Ergebnis der Forschungen zur (gesundheitsbezogenen) Lebensqualität im Alter ist, dass alte Menschen ihre Lebensqualität insgesamt durchaus positiv einschätzen, auch wenn die Bewertung der gesundheitlichen Lebensqualität im Alter abnimmt. Die Studien machen aber deutlich, dass die subjektive Wahrnehmung von Lebensqualität im Alter auch von gesellschaftlichen und kulturellen Faktoren abhängt. Eine gute Gesundheit ist dabei nur ein Faktor unter vielen.

Die Frage, inwieweit technische Assistenzsysteme für alte Menschen eine Steigerung der Lebensqualität bedeuten können, klingt bereits im Beitrag von Klaus Hager et. al. an. Eben diese Frage diskutiert *Arne Manzeschke* in seinem Beitrag durchaus kritisch. Er zeichnet zum einen nach, wie sich das Interesse an der Entwicklung technischer Assistenzsysteme aus einer im deutschen Pflegeversicherungssystem angelegten Spannung zwischen gesellschaftlicher Sorge und durch die familiäre Sorge gestützte Erhaltung von Selbstständigkeit im Alter ergibt: Altersassistenzsysteme scheinen als adäquater Ansatz, um alten Menschen möglichst lange ein eigenständiges Leben im häuslichen Bereich zu ermöglichen, gerade auch angesichts des Fachkräftemangels in der Pflege. Auf der anderen Seite aber erweist sich der Begriff der Lebensqualität in diesem Kontext als äußerst vielschichtig: Geht es um Reaktionen auf Bedürfnisse oder auf Bedürftigkeit? Wie verhalten sich die Tendenzen der Zweckorientierung und Messbarkeit von Technik und Ökonomie zur Unverrechenbarkeit der Lebensqualität einer Person in moralischer Hinsicht? Lebensqualität erscheint daher für Manzeschke im Kontext der ethischen Reflexion auf Altersassistenzsysteme als höchst ambivalentes Konzept, das weitergehender Diskussion bedarf.

Der *zweite Teil* des Bandes vertieft die skizzierte doppelte Fragestellung exemplarisch anhand des Themas Demenz. Hier wird, so die These, in besonderer Weise deutlich, wie gesellschaftlich konstruierte Wertungen und

Vorstellungen von Lebensqualität mit konkreten medizinischen und pflegerischen Entscheidungen zusammenhängen.

Zu Eingang dieses Teils lenkt *Henriette Krug* den Blick auf die medizinische Praxis und erörtert aus Sicht der Neurologin den Verlauf und die ethischen Herausforderungen im Umgang mit den neurodegenerativen Erkrankungen Parkinson und Demenz. Auch sie geht entsprechend dem Thema des Bandes der Frage nach, wie Lebensqualität bei Menschen mit eingeschränkter Motorik (Parkinson) und eingeschränkten kognitiven Fähigkeiten (Demenz) überhaupt erhoben werden kann und was sich aus den erhobenen Daten in ethischer Hinsicht folgern lässt. Dabei wird deutlich, dass sich insbesondere der Verlust an Autonomie bei Parkinson und Demenz negativ auf die erlebte und die objektive Lebensqualität auswirkt. Im Falle der Demenz kommen weitere Faktoren hinzu, die Krug zum einen unter dem Begriff der Entfremdung zusammenfasst und die zum anderen die Fülle negativer Gefühle betreffen. Um Menschen mit diesen Erkrankungen eine möglichst hohe Lebensqualität zu ermöglichen, muss man sie darum, so Krug, in ihrer Autonomie unterstützen und sich vor jeder Infantilisierung und Depersonalisierung hüten.

Die Problematiken der Messung von Lebensqualität bei dementen Patienten steht dann im Zentrum des Beitrages von *Hermann Brandenburg* und *Helen Güther*, die einige der in der Praxis relevanten Instrumente diskutieren. Die Messbarkeit von Lebensqualität, die sie dabei voraussetzen, wird dadurch ermöglicht, dass sie – so wird es vom Schluss ihres Beitrages her deutlich – den Begriff der Lebensqualität vom ethischen Begriff des guten Lebens unterscheiden. Die vorgestellten Instrumente bewegen sich in der Spannung zwischen subjektiver Wahrnehmung und objektivierender Messung von Lebensqualität, eine Spannung, die in lebensweltbezogenen Messinstrumenten zumindest im Ansatz überwunden wird. Wie die Verbindung subjektiver und objektiver Lebensqualität dann aber konkret hergestellt wird und was die dabei gewonnenen Bewertungen genau besagen, bleibt Gegenstand kontroverser Diskussionen, in die der Text hineinführt. Der Horizont, vor dem diese Diskussionen zu führen sind, ist der Horizont der praktischen Anwendung solcher Messinstrumente, den Brandenburg und Güther darum abschließend in den Blick nehmen, nicht ohne die Rahmenbedingungen und ihre politischen und gesellschaftlichen Voraussetzungen zu problematisieren.

Die sich anschließende Studie von *Heinz Ramers* widmet sich der Frage, wie Demenzerkrankungen und insbesondere die Alzheimer-Krankheit im politischen Diskurs thematisiert werden. Dabei wird bewusst, als erster Schritt im Blick auf eine umfassendere Analyse, nur ein kleiner Ausschnitt aus diesem Diskursfeld in den Blick genommen, nämlich die Thematisierung in politischen Parteiprogrammen. Die Texte werden aus der Perspektive des Germanisten einer Wortfeldanalyse unterzogen mit dem Ergebnis, dass das Thema Demenz eher indirekt denn direkt verhandelt wird, nämlich im Zusammenhang mit der allgemeinen Thematisierung von Alter und Pflege in den Parteiprogrammen. Im Kern geht es dabei in den Parteiprogrammen um die Forderungen nach  Solidarität mit hilfsbedürftigen dementen Menschen und um das Recht auf menschenwürdige Behandlung und selbstbestimmtes Leben im Alter und bei Demenz: Alle drei Forderungen verweisen über den Beitrag von Ramers hinaus auf die Notwendigkeit einer ethischen Fortführung des politischen Diskurses.

In mehreren Beiträgen dieses Bandes wird auf literarische Darstellungen des Lebens mit Demenz Bezug genommen. Der besonderen Dynamik und Bedeutung dieses literarischen Umgangs mit dem Thema Demenz geht *Martina Kumlehn* in ihrem Beitrag nach: Weil literarische Texte in besonderer Weise die emotionale Dimension des Erlebens zum Ausdruck bringen können, kann die Imagination der „inneren Welt" von Demenzkranken in literarischen Texten neue Deutungsräume eröffnen und zu einer „Seh-Schule" werden, in der gängige Wahrnehmungsmuster des Lebens mit Demenz in Frage gestellt werden. So nähern sich die von Kumlehn besprochenen literarischen Texte in besonderer emotionaler Verdichtung dem Erleben von Lebensqualität bei Demenz an. Als ein zentrales Thema der Literatur erweist sich dabei die narrative Arbeit an der Identität des Dementen, die für Kumlehn auch über die fiktive Narration hinaus grundlegend ist: Die narrative (Selbst-)Konstruktion von Identität ist die Schnittstelle, an der sich imaginiertes Demenzerleben und der Umgang mit Demenz im Alltag überschneiden. Weil Identität ein narratives Konstrukt ist, bieten Narrationen des Erlebens von Demenz als angebotene Perspektivenwechsel Hilfestellungen zum Umgang mit Demenz. In diesem Horizont zeigt Kumlehn auch Perspektiven einer theologischen Reflexion der religiösen Dimension des Lebens mit Demenz auf.

Der Beitrag von *Andreas Kubik* zielt auf Fragen einer Diakonik der Demenz. Auf dem Weg zu diesem Ziel erörtert er aber grundlegende ethische Fragestellungen und Probleme im Umgang mit dementiell erkrankten Menschen: Was bedeutet Selbstbestimmung bei Demenz und lässt sie sich mit Hilfe von Patientenverfügungen realisieren? Kubik zeigt, wie vermeintlich bloß praktische Probleme in diesem Kontext unmittelbar ethische Konsequenzen haben. In kritischer Auseinandersetzung mit der gelegentlich zu beobachtenden Tendenz eines theologischen „Lobgesangs auf die Passivität" plädiert er dafür, Selbstbestimmung als eine hermeneutische Kategorie zu begreifen. Die ethischen und theologischen Überlegungen bündelt Kubik in einer Matrix, in der die unterschiedlichen Fragestellungen und Perspektiven, die in diakonischer Hinsicht (aber sicher nicht nur in dieser) zu bedenken wären, zusammengefasst sind.

*Wolfgang Sucharowski* lenkt abschließend den Blick auf alltagspraktische Fragen der Kommunikation bei Demenz: Auf der Grundlage von Interviewstudien wurde das Kommunikationsverhalten in der Interaktion zwischen Menschen mit und ohne Demenz untersucht. Mit den Methoden der Kommunikationswissenschaft arbeitet Sucharowski heraus, wie sich das

Kommunikationsverhalten unter dem Einfluss von Demenz verändert, weil bewährte Kommunikationsstrategien scheitern. Die gemeinsame Situation der Kommunikation ist nicht mehr gegeben. Anhand von konkreten Beispielen zeigt Sucharowski auf, dass Kommunikation auch bei Demenz gelingen kann, wenn den Dementen ein Raum eröffnet wird, in dem sie an der Möglichkeit eines neuen, gemeinsamen Kommunikationsraumes mitwirken können.

Zusammengenommen zeigen die Beiträge des Bandes, in welch vielfältigen gesellschaftlichen Kontexten Vorstellungen von Lebensqualität im Alter und bei Demenz konstruiert werden und zur Anwendung kommen. Dabei kann man nicht so konsequent unterscheiden, dass auf der einen Seite die Diskurse stünden, in denen Lebensqualitätsvorstellungen konstruiert werden, und auf der anderen Seite die Anwendungsdiskurse (etwa in Medizin und Pflege). Vielmehr sind auch die Anwendungsfelder von Medizin und Pflege daran beteiligt, Vorstellungen von Lebensqualität im Alter und bei Demenz zu konstruieren und gesellschaftliche Vorstellungsbilder zu prägen. In diesem Sinne leisten die Texte dieses Bandes einen Beitrag dazu, diesen komplexen Prozess der gesellschaftlichen Konstruktion und Anwendung ethischer Bewertungen des Alters und der Demenz bewusst und damit der kontroversen Diskussion zugänglich zu machen.

# I. Lebensqualität im Alter

# Altern und Lebenssinn

## Thomas Rentsch

Es gibt keine isolierte Ethik des Alterns; vielmehr müssen die altersspezifischen Fragen auf die Grundfragen der universalen Ethik und Moralphilosophie bezogen werden. Die späte Lebenszeit lässt sich nämlich als eine Radikalisierung der menschlichen Grundsituation verstehen, womit zugleich einem Isolationismus der Lebensalter widersprochen wird, ohne deren tiefgreifende Unterschiede zu verkennen. Was bedeutet es für die ethische Selbstreflexion des Individuums und für die gesellschaftliche Diskussion und Praxis, dass im Alter der menschliche Selbstwerdungsprozess andauert und endgültig Gestalt annimmt?

Wir existieren während unseres ganzen Lebens als praktische Sinnentwürfe unserer selbst, die auf Erfüllungsgestalten unseres Lebens ausgerichtet sind. Wir existieren als kommunikative Wesen, in allen Praxisformen angewiesen auf die Mitmenschen. Eine Ethik des Alterns muss berücksichtigen, dass das Werden zu sich selbst kein subjektivistischer Prozess ist, sondern über kommunikative Erfüllungsgestalten praktischer Sinnentwürfe im gemeinsamen Leben ermöglicht wird. Unser Leben ist ein praktisches Werden zu einmaliger Ganzheit, die wir faktisch immer schon sind. Die menschliche Existenz als Werden zu sich selbst erhält ihre unverkennbare Gestalt durch tiefgreifende Wandlungen, die wir erfahren und die vor allem mit den Lebensaltern verbunden sind. Unser Leben ist von Beginn an durchgängig von Endlichkeit geprägt: Nur einmal Kind, nur einmal jung, nur einmal das Erwachsenwerden, nur einmal die Erfahrung weichenstellender Lebensentscheidungen, nur einmal der Eintritt ins Alter. Es ist zu fragen, welche Bedeutung diese Grundzüge der menschlichen Lebenssituation: die Ausrichtung auf Sinn und Erfüllung, das kommunikative Wesen, die einmalige Ganzheit und die Endlichkeit des ganzen Lebens für ein gelingendes Leben im Alter haben.

Physische, psychische, soziale und kulturelle Aspekte des Alterns zeigen in wechselseitiger Interdependenz, dass die leiblichen, zeitlichen, interpersonalen und geschichtlich-kulturellen Bedingungen der humanen Grundsituation gerade durch ihr Gestörtwerden im Prozess des Alterns bemerkbar werden. Mit ihnen meldet sich kein besonderes Problem *des Alters*, sondern es werden konstitutive Grenzen *des Menschseins überhaupt* in aufdringlicher und unabweisbarer Art und Weise erfahren. Das Leben ist wesentlich das Werden des Menschen zu sich selbst und als dieses von Negativitäten durchsetzt und von Fragilitäten geprägt. Wird die Kontinuität und Universalität der menschlichen Grundsituation übersehen, führt dies zu einer Überakzentuierung der Negativität hinsichtlich des Alters, obwohl diese Bedingungen für alle Lebensphasen konstitutiv sind. Das Werden zu sich selbst im Alter ist indes sicherlich kein harmonisch verlaufender, zielgerichteter Prozess, sondern eine mühselige, von Belastungen und Entfremdungstendenzen erschwerte Aufgabe der authentischen Lebensführung und der Ausbildung eines vernünftigen Selbst- und Weltverhältnisses, deren Gelingen in teils schwer durchschaubarer Form von historischen und sozialen Bedingungen abhängt.

Auch in der späten Lebenszeit bleibt der Mensch ein auf Erfüllung und Glück ausgerichtetes Lebewesen. Ebenso wie die anderen Lebensphasen ist das Leben im Alter ein konstitutiv riskantes, gefährdetes Werden zu sich selbst. Unter den spezifischen Bedingungen der späten Lebenszeit kann die vertiefte Einsicht in die Begrenztheiten des Lebens zur Grundlage einer durch Weisheit und Gelassenheit begünstigten Lebenszufriedenheit werden.

Die Gestaltwerdung der einmaligen Ganzheit, als die wir das Leben verstehen, kann einen Zugang zu moralischen und praktischen Einsichten eröffnen, die in anderen Lebensphasen vielleicht weniger leicht zu gewinnen sind. Endlichkeit, Negativität und Fragilität des Lebens werden erkennbar, weil unübersehbar; ebenso wird die Angewiesenheit des Menschen auf kommunikative Solidarität durch Verlusterfahrungen und kulturell-soziale Entfremdungstendenzen deutlich. Die negativen Aspekte des Alterns weisen somit eine ethische Dimension auf und führen individual- und sozialethische Implikationen mit sich.

Durch die Radikalisierung bestimmter Aspekte der menschlichen Grundsituation wird im (hohen) Alter die Bedrohtheit des Strebens nach Erfüllungsgestalten des Glücks besonders deutlich. Die Endgültigkeit des gebrochenen Selbstwerdungsprozesses besagt, dass im Altern das Leben seine Gestalt gewinnt und zur ganzen Lebenszeit wird. Die singuläre Totalität der menschlichen Existenz kann auch *als ethische Zeit* verstanden werden, in der durch persönliches Handeln und sittliche Einsicht Schuld und Verantwortung, Autonomie und kommunikative Solidarität, Selbstverfehlung und moralisches Scheitern wirklich geworden sind. Im Alter nimmt die vergangene Zeit zu und die zukünftige ab. In der Endgültigkeit des Lebens sowie in der Erfahrung seiner Kürze ergibt sich für den alten Menschen die existentielle Möglichkeit, das Wichtige vom Unwichtigen zu unterscheiden. Die Erfahrung der Vergänglichkeit und Flüchtigkeit manchen Glücks und der Fehlgeleitetheit nebensächlicher Wunschvorstellungen vermag eine Kraft zur Desillusionierung und zur gelassenen Täuschungslosigkeit wachzurufen. Diese nüchterne Haltung ist nicht mit Resignation und Interesselosigkeit zu verwechseln, sondern verwirklicht eine Form existentieller Souveränität, moralischer Autonomie und humaner Selbstbehauptung.

Wir können hier an Goethe erinnern, dessen tiefgründige Reflexion über das Altern sich in einem Begriff konzentriert, in dem Begriff *Entsagung*. Als ich vor einiger Zeit in einer öffentlichen Altersdiskussion auf diesen Begriff

Bezug nahm, erhob sich von vielen Seiten auch Älterer stürmischer, heftiger Protest. Dieser Protest, so versuchte ich nicht sehr erfolgreich zu erläutern, beruht auf einem völligen Missverständnis des Wortes Entsagung und dem, was Goethe eigentlich damit meinte. Entsagung meint nicht jammervollen Verzicht, klagenden Rückzug, geradezu ein Aufgeben im schlimmen Sinne. Mit Entsagung ist vielmehr gemeint die höchste Form von Selbstbestimmung, von Souveränität, eine autonome Selbstwerdung im Alternsprozess. Entsagung meint die Konzentration auf das Wesentliche, das Freiwerden vom Unnötigen, das Abgleiten des Überflüssigen – kurz: das authentische Werden zu sich selbst. Auch der lateinische Begriff, der hinter Entsagung steht, *resignatio*, führt in der gegenwärtigen Wahrnehmung die angesprochenen Missverständnisse mit sich. Resignation – wie klingt das heute? Ich habe resigniert – ich habe aufgegeben. Ich will nicht mehr, ich kann nicht mehr. Das Wort Resignation hört sich heute geradezu nihilistisch, ja suizidal, an. Nein, die traditionelle Bedeutung meint gerade eine vertiefte Lebenssinndimension, die höchste Form authentischen Lebens. *Resignare* bedeutet eigentlich „entriegeln" und „öffnen, eröffnen", es bedeutet ein Sich-Öffnen zur Freiheit des Herzens, zu einer wahrhaftigen Form der Freiheit, die in der religiösen und mystischen Tradition auch als *Gelassenheit* bezeichnet wird. Es ist höchst bezeichnend, dass uns diese Bedeutungen in den letzten zwei Jahrhunderten und auf dem Weg zur Moderne und Spätmoderne gänzlich verloren gegangen sind, insbesondere in der Öffentlichkeit und den breitenwirksamen Medien.

Das gilt auch für einen weiteren, für die praktische Reflexion des Alterns in der Tradition zentralen Begriff, den Begriff der Weisheit und mithin der *Altersweisheit*. Auch dieser Begriff ist nicht mehr im allgemeinen, öffentlichen Gebrauch. Man assoziiert mit ihm vielleicht einen rauschebärtigen Opa, der hin und wieder tiefsinnige Sprüche äußert. Was bedeuten diese Miss- bzw. Unverständnisse für unsere derzeitige Entwicklung, für eine – mit Habermas – „entgleisende" Spätmoderne? Wir haben im Zuge der technischen und sozialen Modernisierungsprozesse eine dominierende Machbarkeitsideologie ausgebildet, die zwar durch die faktischen ökologischen und ökonomischen Entwicklungen längst als Illusion erkennbar ist, die aber dennoch das Alltagsbewusstsein, die Medien und die Werbung noch dominiert. Dieses Bewusstsein ist charakterisiert durch ein konsequentes Ausblenden unserer Endlichkeit, Verletzlichkeit, Vergänglichkeit und Sterblichkeit – Lebensphänomene, mit denen die Menschen früherer Jahrhunderte, aus denen die Begriffe der Weisheit, der Gelassenheit, der Entsagung und der Resignation und ihr lebensbezogener Sinn stammen, ständig konkret konfrontiert waren. Auch die Weltkriege und Katastrophen des 20. Jahrhunderts – ich nenne nur Holocaust und Hiroshima – mögen dazu beigetragen haben, dass das Verlangen nach einem unbeschwerten Lebensverständnis schlechthin dominierend wurde.

Wir können aber, so zeigt sich nun verstärkt durch die demographische Entwicklung, der Zeitlichkeit unseres Lebens auf keine Weise entgehen. Um die Bedeutung dieser wahrhaft grundlegenden Diskussion unseres gemeinsamen Lebens neu zu begreifen, ist daher auch ein Rückgewinn der anspruchsvollen traditionellen Formen der Altersreflexion unbedingt erforderlich, auch dann, wenn wir uns bewusst sind, dass eine schlichte Übernahme der traditionellen Lebenssinnverständnisse nicht möglich ist. Vielmehr gilt es, die traditionellen Lebensformbegriffe in unsere Zeit zu übersetzen und neu verstehbar zu machen.

Die sich aufdringlich zeigenden Grenzen des Lebens müssen als konstitutiv für den Lebenssinn verstanden werden: Das Leben bringt den Tod mit sich; die Freiheit ermöglicht auch das Böse; Formen von kommunikativem Altruismus, von Solidarität und Anerkennung müssen mit dem Risiko ihres Scheiterns und der Verletzung leben können und gewinnen ihren Wert angesichts dieser Ungesichertheit der menschlichen Praxis. Wenn wir unseren Selbstwerdungsprozess in seiner Endlichkeit und Endgültigkeit begreifen, kann dies zu einem bewussteren Leben führen, in dem die Verschränktheit von Endlichkeit und Sinn offenbar wird, wodurch erst das wahre und beständige Glück möglich wird. Wenn wir mit Montaigne sagen können, dass Leben lernen Sterben lernen heißt, so erfolgt damit keine Glorifizierung des Todes. Gefordert wird vielmehr die für ein autonomes Dasein unvermeidliche Auseinandersetzung mit der intensiven existentiellen Endlichkeit, die für alle Lebensalter, Vollzüge und Lebensformen bestimmend ist. Sterben zu lernen, das bedeutet, als sterbliches, vernünftiges Lebewesen am Gelingen eines selbst bestimmten und ethisch qualifizierten Lebensentwurfes zu arbeiten. Dazu gehört die kritische und unbefangene Aufklärung über Tod und Endlichkeit, weil die Überbewertung, ja Glorifizierung jüngerer Lebensalter, die Exklusion später Lebensalter, die Verdrängung der negativen Momente der existentiellen Grundsituation und entsprechend ideologisch verzerrte Altersbilder noch viel zu häufig gängige gesellschaftliche Praxis sind.

Die Chance zu solchen Einsichten – und mithin zu Weisheit, Gelassenheit und Tugendhaftigkeit – kann selbstverständlich nicht ohne eigenes Zutun und reflexive Leistungen realisiert werden. Das Alter ist weder ein Garant für Altersweisheit, noch lassen sich diese Einsichten ausschließlich im Alter erreichen. Gerade darin, dass sie im Alter näher liegen und dass sie das Leben im Ganzen betreffen, liegt bereits der Grund dafür, dass ein generationeller Isolationismus für die Persönlichkeitsentwicklung auch jüngerer Lebensphasen verfehlt ist. *Intergenerationelle Verständigung* kann die Entfremdungstendenzen des kulturellen und sozialen Alterns kompensieren helfen und jüngere Menschen zur bewussten Auseinandersetzung mit der existentiellen Gestaltwerdung der singulären Totalität, die sie selber sind, bewegen. Das kommunikative Wesen des Menschen erfordert generationenübergreifende Anstrengungen, eine Kultur des Alterns zu etablieren.

Auch wenn sich lebensaltersspezifische Bedingungen auffinden lassen, die für ein glückliches Leben beziehungsweise einen gelingenden Lebensentwurf von Bedeutung sind und sich in *Ratschlägen der Lebensklugheit* formulieren lassen, so gibt es in *moralphilosophischer* Hinsicht nicht verschiedene, lebensaltersspezifische Ethiken. Moralische Geltungsansprüche gelten universal und unbedingt. So verlangt Kants Kategorischer Imperativ, dass wir keinen Menschen ausschließlich als Mittel gebrauchen dürfen, sondern immer auch als Zweck an sich selbst behandeln müssen; dieses Instrumentalisierungsverbot gilt unabhängig von Zeit, Ort und Alter. Es stellen sich natürlich Probleme, die das Verhältnis zwischen verschiedenen Generationen betreffen, insbesondere hinsichtlich der Gerechtigkeit und der kommunikativen Solidarität. Die Jungen sind, so trivial es klingen mag, die potentiell Alten. Um dies zu begreifen und entsprechend zu handeln, ist es nötig, eine antizipierende existentielle Phantasie zu entwickeln. Wer aufgrund eines verkürzten Menschenbildes die Einübung auf künftige existentielle Situationen niemals gelernt hat, wird unvorbereitet auf die krisenhaften Erfahrungen des Alters sein und Konflikte und Verlusterfahrungen schwerer oder gar nicht verarbeiten können. Diesen Überlegungen folgend, sollten die jetzt Jüngeren den Alten nur zufügen, was sie dereinst von Jüngeren erfahren wollen. Eine *humane Kultur des Alterns* muss sicherstellen, dass für die Alten, auch die *Dementen*, kommunikative und existentielle Erfüllungsgestalten ihrer späten Lebenszeit im gemeinsamen Leben mit anderen Generationen chancenreich ermöglicht und institutionalisiert werden. Nur in einer solchen Kultur, für die es sich zu streiten lohnt, kann der Traurigkeit und Vergänglichkeit, die das (hohe) Alter mit sich bringen kann, mit der Ermöglichung von Autonomie und gelebter Solidarität begegnet werden, damit Menschen in Würde endgültig zu sich selbst werden können.

Es ist an der Zeit, Altern gesellschaftlich-kulturell als kommunikativen und selbstreflexiven Prozess der Gestaltwerdung der einmaligen Ganzheit, der durch den Sichtwandel eines Sinn und Leid erfahrenden Lebens geprägt ist, zu begreifen und zu befördern. Es gilt, auch die späte Lebenszeit als genuin menschliche Entwicklung zu verstehen und dies nicht nur der Jugend und Reife zuzuschreiben. Dementsprechend muss die *Aufklärung* über die späte Lebenszeit und das intergenerationelle Verhältnis bereits im *Schulalter* beginnen. Nur so kann die gesellschaftliche Praxis gelungene Formen gemeinsamer Verständigung entwickeln, die in allen Bereichen der Lebenswelt – etwa in der Pflege, der Palliativmedizin und den sozialpolitischen Altersdiskursen – verwirklicht werden. Die gesellschaftliche Diskussion über das Alter und damit verbundene Probleme kann natürlich nicht von ökonomischen Fragen getrennt werden. Sie muss aber kritisch auf verzerrende, klischeehafte Altersbilder überprüft werden, die ideologisch instrumentalisiert werden, um politische Interessen durchzusetzen. Dies gilt nicht nur für katastrophische Altersbilder, sondern auch für die ausschließliche Orientierung an *wellness* und *happiness*, die sich als konsumistische Ideale der kapitalistischen Ökonomie anbieten. Hier ist eine Transformation des Menschenbildes entsprechend existentieller Aufklärung und den damit verbundenen normativen Geltungsansprüchen nötig.

Es gilt, die Negativität auf vernünftige Art und Weise zu erfahren und zu verarbeiten, um von da aus zu einer wahrhaftigen Verständigungspraxis zu gelangen. Diese anzustrebende humane Kultur des Alterns kann ein Klima der gegenseitigen Anerkennung und des Voneinander-Lernens schaffen, in dem klar wird, dass bestimmte Probleme als Probleme *der ganzen Gesellschaft* und nicht nur als von einer Generation verursacht begriffen werden müssen.

Die hochmoderne Gesellschaft darf schließlich die Tatsache des Alterns nicht medial verdrängen. Angesichts der universal geltenden Menschenwürde muss gesellschaftlich nicht nur gefragt werden, wie beeinträchtigte, benachteiligte, gehandicapte, „nutzlose", langsame, auf Hilfe und Ansprache angewiesene, dem Ende zulebende Alte mit den komplexen Anforderungen einer technologisch aufgerüsteten Welt zurechtkommen, sondern was die Gesellschaft aus der existentiellen Tatsache des Alterns lernen kann und muss. Wir benötigen ein Bewusstsein des humanen Sinns der Endlichkeit, Begrenztheit und Verletzlichkeit des Menschen. Gegen die Ideale steter quantitativer Steigerung und Überbietung und der Selbstzweckhaftigkeit technisch-instrumentellen Fortschritts kann unsere Gesellschaft im Umgang und Gespräch mit alten Menschen den Wert der Langsamkeit, des Innehaltens, des ruhigen Zurückblickens und Bedenkens, der Mündlichkeit, des Maßhaltens und des gelassenen Umgangs mit der eigenen Endlichkeit erfahren und erlernen.

Um das Altern und die zeitliche Endlichkeit und Verletzlichkeit des Lebens zu begreifen, muss die tiefe Verbindung von Endlichkeit und Sinn erkannt werden. Dazu bedarf es eines gewissen Abstands von der unmittelbaren Lebenspraxis. Erst durch eine solche nachdenkliche, philosophische Perspektive kann es gelingen, die innere Angewiesenheit vermeintlich völlig unvereinbarer Aspekte des Lebens wirklich zu erfassen: Gewinn und Verlust, Vergänglichkeit und Sinnerfahrung, das Wenige, das mehr sein kann – solche wirklich tragfähigen Dimensionen des *ganzen Lebens* kommen gar nicht erst in den Blick, wenn eine fälschliche Verdüsterung oder Verherrlichung des Alters erfolgt, wie in so vielen gegenwärtigen Medien und Ideologien.

Wenn wir versuchen, das Altern auf die skizzierte Weise neu zu begreifen, dann führt dies letztlich zu einem *neuen Lebensverständnis*. Es wird so hoffentlich möglich, das Gespräch zwischen den Generationen, Gerechtigkeit zwischen ihnen wie auch sinnvolle Formen gemeinsamen Lebens auch über die engeren Familienbeziehungen hinaus zu entwickeln, neue Lebensformen, in denen alle Generationen und Altersstufen mit einander und für einander denken und handeln können. Wohngemeinschaften, in denen dies versucht wird – oft mit überraschend positiven Ergebnissen – gibt es bereits.

Wenn wir die Perspektiven des ganzen gemeinsamen Lebens einnehmen, das Alter nicht künstlich abspalten, isolieren und dann mit vordergründigen Zerrbildern zu erfassen versuchen und so verfehlen, dann kommen wir Einsichten der modernen und gegenwärtigen Altersforschung näher, die sich prägnant so zuspitzen lassen:

- Erstens: Das Alter – als isoliertes Phänomen – *gibt es gar nicht.*

- Zweitens: Der Alterungsprozess ist *nicht* notwendig mit Krankheit verbunden. Das heißt: Nur, wenn wir das ganze Leben in seiner Zeitlichkeit begreifen, begreifen wir auch die spätere Lebenszeit in ihrer Eigenart. Und: Verletzlich sind wir immer, krank werden wir schon als Kind, und wir können auch sehr lange gesund sein. Neue lebenstragende Lösungen können wir für unsere Lebensgestaltung erst gewinnen, wenn wir bereits früh in der Erziehung zu einer *Erziehung zum ganzen Leben* und zu einer *Aufklärung über das ganze Leben* kommen. Dann können wir die Frage *„Was bedeutet das recht verstandene Altern für eine humane Kultur?"* neuen Antworten zuführen.

Aber – ist dieses Programm und Projekt nicht viel zu idealistisch, geradezu utopisch? Es berührt im Kern alle Bereiche der gesellschaftlichen Praxis, Politik, Recht, die normativen Grundlagen der Sozial- wie der Individualethik, die Ökonomie wie auch die Ebene der existentiellen Selbstverständnisse. Dies deshalb, weil das Projekt letztlich das Leben im Ganzen und sein Verständnis betrifft. Soviel ist sicher: die Problematik prägt mittlerweile auf vielfältige Weise den gesamtgesellschaftlichen Diskurs, aber oft auf unklare und ideologische Weise. Deswegen muss das anvisierte Aufklärungsprojekt sich der Schwierigkeiten und der Voraussetzungen seiner Realisierung besonders bewusst werden. Das betrifft die fundamentale Differenzierung der gesamtgesellschaftlichen Bedingungen des Alterns einerseits, die sozialethischen und individualethischen Bedingungen andererseits. Wir müssen sehr genau unterscheiden zwischen den sozialen und ökonomischen Bedingungen, unter denen der Alterungsprozess und die Hochaltrigkeit stehen und die wir politisch verbessern müssen, zum Beispiel durch Sicherung der Renten und der Krankenversorgung und durch die Aufwertung der Pflegeberufe. Hier sollte der Grundgedanke von John Rawls befolgt werden, der besagt, dass bei der Mittelvergabe die Schwächsten und Hilfsbedürftigsten am wenigsten von Einschränkungen betroffen sein sollten. Die Ebene der Individualethik betrifft das eigene, existentielle Selbstverständnis der Alternden, also das Selbstverständnis von uns allen. Hier gilt es, die Perspektive der Autonomie, der individuellen Selbstbestimmung der eigenen Lebensform zu vermitteln mit den genannten traditionellen Einsichten. Die Lebensbedingungen der fortgeschrittenen Moderne müssen daher in die Aufnahme der Traditionen der Gelassenheit, der Entsagung und der Weisheit eingehen, wenn wir diese Traditionen auf neue Weise verstehen und auf ihre Tragfähigkeit überprüfen wollen. In dem anvisierten Aufklärungsprojekt kann das Ziel nicht

sein, auf unmittelbare Weise ein existentielles Selbstverständnis wachzurufen, mit dem die tiefgreifenden normativen Aspekte und die lebensformkon-
stitutiven Dimensionen des Alterns unter Einschluss von Endlichkeit, Verletzlichkeit, Hilfsbedürftigkeit und Sterblichkeit mit einem Mal begreifbar
und bewältigbar werden. Vielmehr geht es darum, den Horizont dieser Problematik überhaupt erst bewusst zu machen und mögliche praktische Einstellungen und Haltungen zu ihr zu vermitteln, die sich als vernünftig bewährt
und als lebenstragend erwiesen haben. So, wie es in dem bislang auf die Pu-
bertät als Lebensstadium eingeschränkten Aufklärungsprojekt der Sexu-
alaufklärung um die Erlangung von *Reife* in diesem Lebensbereich ging, so
muss es im anvisierten Projekt um die Erlangung von Reife im Blick auf das
ganze, auch endliche, verletzliche, vergängliche und sterbliche Leben gehen.

Ein solches Aufklärungsprojekt muss sich der es störenden und verhin-
dernden Verdrängungen, Tabuisierungen und Ideologisierungen genauso
bewusst sein, wie dies bereits im Bereich der Sexualität erforderlich war.
Was ist meine Sexualität, wie gehe ich sinnvoll mit ihr um? – Was ist die
Sexualität des/der Anderen, wie gehe ich, gehen wir sinnvoll mit ihr um?
Wie lässt sich mein Altern, meine Hochaltrigkeit begreifen, wie gestalte ich
sie sinnvoll? Wie gehe ich sinnvoll mit dem/den Alternden und Hochaltrigen
und den Dementen bzw. dem *einzelnen* Dementen um? An dieser triftigen
Analogie wird sichtbar: Weder können Patentlösungen angeboten werden,
noch erreichen bestimmte Antworten die überkomplexe existentielle wie soziale Dimension der angesprochenen Bereiche. Weder lässt sich die gesellschaftliche Komplexität der mit ihnen verbundenen ökonomischen, rechtli-
chen, kulturellen und religiösen Kontexte und Implikationen in
vereinfachenden Modellen problemlos erfassen, noch lässt sich die Tiefendimension der alternden existentiellen Individuen mit den Patentrezepten
der verbreiteten Glücksratgeberliteratur erreichen. Negative Beispiele für
diese naheliegenden und suggestiven Pseudoantworten sind vermeintlich
wissenschaftlich abgesicherte demographische Hochrechnungen mit plakativ
verbreiteten Schlagworten („Rentnerschwemme", „Alterslawine", „Überalte-
rung"), auf der existentiell-individuellen Ebene sind es zum Einen die erwähnten katastrophischen Altersbilder, verbunden bereits mit suizidalen Perspektiven, zum Anderen die Bilder sportlicher, junggebliebener Konsumen-
ten und Reisenden im Sonnenlicht.

All diese Aspekte haben eine gewisse potentielle Berechtigung, aber sie
führen auch alle für sich genommen in die Irre. Gerade, weil keine Patentre-
zepte zur Verfügung stehen, ist das skizzierte Aufklärungsprojekt dringend
erforderlich und muss angegangen und auf den Weg gebracht werden. Als
Erziehungs- und Verständigungsprojekt muss es vor der Dissoziation und
Abspaltung der sozialethisch-politischen und der individualethisch-existen-
tiellen Ebene von einander ansetzen und so versuchen, diese Ebenen zunächst in der Reflexion auf einander zu beziehen und zu integrieren. Um diese Perspektive methodologisch, dialektisch und praktisch-philosophisch zu

eröffnen, muss versucht werden, das Aufklärungsprojekt zu konkretisieren und zu realisieren, in dem es in ein didaktisches Projekt transformiert wird. Welche Schritte sind auf der Basis welcher Texte, welcher praktischen Grundeinsichten und welcher die Dimensionen möglicher Sinnpotentiale und Lösungsmöglichkeiten eröffnenden Lebenserfahrungen möglich und nötig? In Gestalt eines Lehr- und Lesebuches zunächst im Kontext der Ausbildung der Ethiklehrerinnen und Ethiklehrer wird dieses Projekt im Umfeld meiner Forschungen gegenwärtig ausgearbeitet. Dieses Lehrbuch sollte aber auch geeignet sein, medizinethisch für die Pflegeberufe hilfreich zu sein sowie für jeden Betroffenen, der sich im Kontext des eigenen Alterns oder des Alterns von Mitmenschen praktisch zu orientieren sucht. Die Eröffnung und anspruchsvolle Fundierung des Problembewusstseins für eine Ethik des Alterns sowohl auf der Ebene des gesamtgesellschaftlichen Diskurses wie auch auf der existentiellen Ebene, sozial- wie individualethisch muss in einem solchen Lehrbuch im Zentrum stehen, um das Aufklärungsprojekt von Grund auf zu befördern. Entsprechend muss die fachwissenschaftliche wie philosophische Basis des zu erarbeitenden Lehrbuches interdisziplinär sowie vor allem transdisziplinär ausgerichtet sein und von der Medizin, Psychologie und Gerontologie über die Sozialwissenschaften bis zur praktischen Philosophie und Ethik alle relevanten Wissenschaften und Forschungsergebnisse auf verständliche Weise einbeziehen.

Einige abschließende Bemerkungen zur Demenz. Im Rahmen des von mir entworfenen Aufklärungsprojektes geht es – entgegen einseitigen Vorstellungen von Selbstbestimmung als Unabhängigkeit – um die Dimension der Anerkennung der Angewiesenheit auf die Mitmenschen seit Beginn des eigenen Lebens. Wir sind und bleiben abhängig von Formen kommunikativer Solidarität, und diese Abhängigkeit schmälert grundsätzlich nicht unsere Würde, wenn sie im hohen Alter stärker wird. Das heißt: Wir beziehen seit langer Zeit unser aller hochgradige Verletzlichkeit und definitive Endlichkeit nicht in unser normatives Selbstverständnis ein. Es gilt aber, die Aspekte der Personalität, Würde und Autonomie von Beginn an auch im Blick auf die Grenzsituationen des Lebens zu verstehen und zu begreifen. Daher muss in Aufklärung und Erziehung frühzeitig eine *Sensibilisierung* bereits der jungen Menschen dafür stattfinden, dass es bei Verletzlichkeit, Hilfsbedürftigkeit, Angewiesenheit auf kommunikative Solidarität und Endlichkeit wohl um ihre Mitmenschen, ihre Großeltern und Eltern zumal geht, aber genauso um *sie selbst*, um *ihre* Geschwister und Freunde, um *ihre* Generation. Verletzlichkeit und Endlichkeit, Altern und Sterben müssen ebenso in die Aufklärungsperspektive einbezogen werden wie die Sexualität.

Umso wichtiger ist im Kontext dieser Perspektive, dass auch bei fortgeschrittenen Formen der Demenz Wahrnehmungsfähigkeit und die Möglichkeit, Gefühle nonverbal zu kommunizieren, noch gegeben sind. Somit wird es auch möglich, Lebensqualität in neuen Formen sorgender gemeinsamer Praxis neu zu bestimmen. Auch die hochgradig Dementen sind und bleiben

fühlende Individuen mit gestischen und mimischen Weisen, sich zu artikulieren – sie sind und bleiben Menschen. Es geht hier darum, im gesamtgesellschaftlichen Aufklärungsprozess die noch verbreiteten pauschalen negativen
Zerrbilder zu überwinden, das heißt, bei aller Anerkennung schwerer Einschränkungen nicht zu fragen, was nicht mehr geht, sondern zu fragen, was
trotz allem immer noch möglich ist – zum Beispiel in Formen der Nähe und
Berührung. Es geht letztlich darum, die verletzlichen und endlichen Mitmenschen in das gemeinsame Leben zurückzuholen und aufzunehmen – und das
sind wir alle.

# Grenzenlos altern?
## Transkulturelle Altersbilder zwischen religiöser Rückbindung und säkularem Imperativ

*Klaus Hock*

Dieser Beitrag versucht speziell aus der Perspektive der Religionswissenschaft danach zu fragen, welche Einsichten sich aus der Beschäftigung mit Altersbildern in unterschiedlichen Religionen für die Frage nach dem Werden, der Entstehung und – sagen wir es ganz deutlich – der *Konstruktion* dieser Altersbilder ergeben, und entsprechend dann auch für die Frage der Konstruktion von Lebensqualität im Alter. Leider lässt sich nicht verleugnen, dass die Thematik Alter, Altern und Alte für die Religionswissenschaft bislang kaum eine Rolle gespielt hat. Die religionswissenschaftliche Beschäftigung mit diesem Gegenstand kann also nicht aus einer reichhaltigen Forschungstradition innerhalb der eigenen Disziplin schöpfen, sondern sieht sich mit Fragestellungen konfrontiert, die eher von außen an das Fach herangetragen werden. Zwar hat sich „in den letzten drei Jahrzehnten eine eigene Forschungsrichtung herausgebildet (…), die dem Zusammenhang von Alter/n und religiöser Deutung besondere Aufmerksamkeit schenkt. In der Religionsgerontologie fließen Erkenntnisse verschiedener Provenienz zusammen"[1] – doch es waren und sind vornehmlich Disziplinen wie die angewandte und empirische Religionspsychologie oder die Praktische Theologie, die sich mit diesen Fragen auseinandergesetzt haben, nicht die Religionswissenschaft.

In der Religionswissenschaft gibt es hier also eine deutliche Leerstelle, und es besteht offensichtlich Nachholbedarf im Bereich der religionswissenschaftlichen Auseinandersetzung mit Fragen des Zusammenhangs von Alter/n und Religion. Für den möglichen Beitrag der Religionswissenschaft zur Altersforschung muss dies allerdings nicht von Nachteil sein, denn zum einen kann der an dieser Thematik noch wenig geschulte Blick Dinge entdecken, die der professionellen Sichtweise zu entgehen drohen, weil sie im Alltagsgeschäft bisweilen aus dem Horizont geraten; und zum anderen vermag die der Religionswissenschaft eigene programmatische Distanz ganz grundsätzlicher Art gegenüber ihren Gegenständen rund um das enigmatische Phänomen „Religion" vielleicht neue Perspektiven zu eröffnen, die durch einen gewissen Verfremdungseffekt „blinde Flecken" gerontologischer Forschungen zum Thema „Religion und Alter/n" identifizieren lassen. Dieses Potenzi-

---

[1]  M. Kumlehn/Th. Klie/R. Kunz, Einleitung: Religionsgerontologie und Lebenskunst, in: Dies. (Hrsg.), *Praktische Theologie des Alterns*, Berlin u. a. 2009, 1–6, 2.

al ist dem hier vorliegenden Beitrag mit dem Begriff des Transkulturellen und mit dem Hinweis auf die Spannung zwischen Religiösem und Säkularem – verknüpft mit der Metapher der Rückbindung bzw. des Imperativs – markiert. Dabei wird es darum gehen, den potentiellen Beitrag der Religionswissenschaft zu diesem Forschungsfeld auch konkreter zu benennen und zu substantiieren.

Dies soll in drei Schritten geschehen: in einem ersten Teil wird exemplarisch aufgezeigt, wie die religionswissenschaftliche Beschäftigung mit dem Thema einige vermeintliche Selbstverständlichkeiten in Frage stellt – und zwar sowohl, was das Verhältnis von Alter und Religion in traditionellen Kontexten betrifft, als auch mit Blick auf die Frage nach den Transformationen dieses Verhältnisses in der Moderne. In einem zweiten Schritt sollen diese eher allgemeinen Beobachtungen an Beispielen aus islamisch geprägten Kontexten mit Schwerpunkt auf der Türkei konkretisiert werden – mit dem Ziel, aus einer religionswissenschaftlichen Perspektive heraus die eben erwähnten „blinden Flecken" zu identifizieren. Einige stichwortartige Anmerkungen werden zum Abschluss nochmals den potentiellen Beitrag religionswissenschaftlicher Perspektiven für religionsgerontologische Diskurse umreißen.

## Altersbilder in den Religionen

Herkömmliche Beschreibung der Bedeutung des Alters, des Alterns und der Alten in den Religionen sind bislang weitgehend von relativ klaren Bestimmungen ausgegangen: Religionen beziehen sich üblicherweise so auf das menschliche Leben, dass sie mit Bezug auf die physische Begrenztheit des Lebens auch das thematisieren, was in dieser Begrenztheit nicht aufgeht, sondern darüber hinausweist und somit das Vorfindliche in der einen oder anderen Form überschreitet.[2] Dabei geben die Religionen sehr unterschiedliche Antworten auf die Frage, was denn dieses „Mehr", was die Qualität dieses durch das Überschreiten eröffneten Bereiches ausmacht – je nachdem, ob sich der Mensch dann beispielsweise vor einem allmächtigen Schöpfergott zu verantworten hat, oder ob er mit dem Überschreiten dieser Grenze in neuer physischer Gestalt wiederkehrt bzw. aus der „Verstrickung" in die Welt des Physisch-materiellen befreit wird. Der erste Vorstellungskomplex ist

---

[2]   Hierzu und zum Folgenden vgl. K. Hock, Liminalität. Die Konstruktion von Alter als religiöse Statuszuweisung, in: M. Kumlehn/Th. Klie (Hrsg.), *Aging – Anti-Aging – Pro-Aging: Altersdiskurse in theologischer Deutung*, Stuttgart 2009, 157–175, 158–168 sowie K. Hock, (K)eine alte Geschichte? „Alter/n in den Religionen" – religionswissenschaftliche Anmerkungen, in: K. Baier/F. Winter (Hrsg.), *Alter und Altwerden in den Religionen*, Wien u. a. 2013, 20–46, 22–39.

zumeist mit den sog. „westlichen", der zweite mit den sog. „östlichen" Religionen konnotiert, womit zugleich fundamental unterschiedliche epistemologische und kosmologische Grundannahmen markiert wären. Aber die Religionsgeschichte kennt auch noch andere Modi, das Jenseits der Begrenztheit des Lebens zu konzeptualisieren, wie beispielsweise in einigen Traditionen des Daoismus, die Modelle einer linearen Transformation des irdischen Lebens hin zu einer auch physischen Unsterblichkeit entworfen haben. Hierauf wird weiter unten nochmals zurückzukommen sein.

Auffällig ist allerdings, dass sich selbst bei eher konservativen, auf traditionellen Evaluationen religionswissenschaftlichen Materials beruhenden Beschreibungen Spannungen, Ambivalenzen, Widersprüche, Brüche zeigen, die es verbieten, selbst innerhalb einzelner religiöser Traditionen von eindeutigen Positionierungen gegenüber dem Phänomen des Alters, der Alten oder des Alterns zu sprechen. Dies soll im Folgenden am Beispiel der großen religiösen Traditionen kurz skizziert werden.

In den *Traditionen der hebräischen Bibel* lässt sich eine durchgängige Ambivalenz beim Umgang mit Alter und Alten erkennen. Dies wird beispielsweise in den Weisheitsschriften greifbar, die wiederholt eine gewisse Skepsis gegenüber allzu positiven Erwartungen an das Alter zum Ausdruck bringen: Auch eine aus der Perspektive hohen, erfüllten Alters im Rückblick gezogene positive Lebensbilanz bleibt letztlich doch nur – eitel, und nicht selten überwiegt gegenüber der Freude übers gelungene Ganze eher eine melancholische Grundstimmung. Andererseits jedoch finden wir auch durchweg positive Aussagen über das Alter, dessen Erfahrungsreichtum hervorgehoben wird, oder das als Lebensphase erscheint, in der die Früchte eines erfüllten Lebens genossen werden können.

Wir finden in den Überlieferungen der hebräischen Bibel also sehr unterschiedliche Einstellungen gegenüber dem Alter, die sich aus ebenso unterschiedlichen Altersbildern speisen und zwischen zwei Extremen verortet sind: einer negativen und einer positiven Sicht. In der negativen ist das Alter mit Schwäche, Siechtum und Verfall assoziiert, und zwar in allen seinen körperlichen, geistigen und spirituellen Dimensionen. Dieses Altersbild wird beinahe prototypisch etwa durch Saul repräsentiert, der mit einem Suizid seine gesamte religiöse Lebensbilanz zu verspielen droht; das Alter avanciert beinahe zur Metapher des Scheiterns. In der positiven Sicht hingegen ist das Alter mit Aufbruch, Stärke, ja Triumph konnotiert. Dieses Altersbild findet sich etwa in den Erzählungen über Noah, Abraham oder Josua, allesamt Personen, die trotz (oder gerade wegen?) ihres fortgeschrittenen Lebensalters noch eine wichtige Beauftragung erhalten; das Alter erscheint da gleichsam als Metapher der religiösen Erfüllung. Zwischen diesen beiden Extremen gibt es zudem aber viele Perspektiven, die das Alter ambivalent erscheinen lassen – als etwas einerseits Erfülltes, andererseits dennoch Unabgeschlossenes, das auch (Ver-)Störendes, Irritierendes in sich trägt. Prototypisch repräsentiert wird diese Sicht etwa durch Moses, der das verheißene Land wohl erblicken, aber nicht mehr betreten darf, oder Isaak, der als erblindeter Greis betrogen wird.

Dieses breite Spektrum der Altersbilder zwischen den genannten Extremen findet sich dann ebenfalls in *christlichen Traditionen*. Allerdings werden aufgrund der spezifisch christlichen Aneignung der israelitisch-jüdischen Überlieferungen neue Akzente gesetzt. So stoßen wir etwa auf das Motiv der im fortgeschrittenen Alter erfolgten „Belohnung" für das geduldige Warten auf den Messias: Zacharias und Elisabeth erfahren hoch betagt durch die unerwartete Geburt eines Sohnes, Johannes, die vorweggenommene Bestätigung der Ankunft des Messias, und am Ende ihres Lebens sehen Simeon und Hanna in der Begegnung mit Jesus ihre Erwartungen verwirklicht.

Für *jüdische Überlieferungen* sind die Traditionen aus Tora und Talmud prägend geblieben. Entsprechend finden sich bis in die Gegenwart hinein die oben in aller Kürze skizzierten Grundmuster der Sicht auf das Alter. Gegenüber den im engeren Sinne religiösen Traditionen haben im Laufe der Jahrhunderte jedoch auch zunehmend jene Überlieferungen die Altersvorstellungen geformt, die vornehmlich auf das Judentum im Sinne einer ethnischen und kulturellen Identitätspositionierung Bezug nehmen.[3]

Hinsichtlich der textlichen Überlieferung *islamischer Traditionen* gibt es im Koran selbst nur wenige Verse, die explizit auf das Altern oder das Alter Bezug nehmen, und wenn, tun sie dies zumeist in Aufnahme jüdisch-christlicher Überlieferungen, ohne dass signifikant neue Akzente gesetzt würden; auch hier ist eine Vielfalt an Perspektiven auf das Alter/n zu verzeichnen. Innerhalb des Korans selbst lässt sich hinsichtlich dieser Vielfalt allerdings eine gewisse Entwicklung feststellen – von eher positiven Äußerungen über das Alter in den älteren Offenbarungen hin zu eher negativen in den spätkoranischen Passagen. Diese Veränderung spiegelt vielleicht die Erfahrung der frühislamischen Gemeinschaft wider, dass die führenden Gestalten der neuen Religion zunehmend „ins Alter" kamen und angesichts der damaligen Lebensbedingungen die damit verbundenen Gegebenheiten vornehmlich als Bürde betrachtet wurden. Grundsätzlich findet sich jedoch im Koran die auch in den jüdischen und christlichen Traditionen zu beobachtende Ambivalenz der Beurteilung des Alters. Einerseits erfahren die Alten aufgrund ihrer Lebensweisheit große Wertschätzung, andererseits werden sie als Belastung empfunden, da sie bei zunehmender Gebrechlichkeit der Unterstützung durch Familie und Gemeinschaft bedürfen.

Andere paradigmatische Konstellationen hinsichtlich religiös geprägter Altersbilder sind bei den sog. *„östlichen" Religionen* zu erwarten. Die in den *altindischen Texten* überlieferten Traditionen bringen zunächst eine Sicht auf das Leben – und damit auch auf das Alter/n – zum Ausdruck, die einmal als

---

[3]  Vgl. A. Glicksman/T. Koropeckyj-Cox, Aging among Jewish Americans: Implications for Understanding Religion, Ethnicity, and Service Needs, in: *The Gerontologist* 49/6 (2009), 816–827.

„praktischer Optimismus"[4] bezeichnet wurde. Im Verlauf der weiteren Entwicklung hat sich dann in den vedischen Religionstraditionen die Vorstellung durchgesetzt, dass der Mensch einem ewigen Kreislauf des Entstehens und Vergehens unterworfen ist, der auf dem Prinzip einer ewigen Ordnung (*dharma*) beruht. Entsprechend wird die eher positiv-pragmatische Einschätzung des Alters von einer tendenziell negativen abgelöst, da die Weltsicht zunehmend auf die Erfahrung des als leidvoll interpretierten Kreislaufs von Tod und Wiedergeburt fokussiert. Doch ähnlich wie in anderen Religionen lässt sich auch hier eine durchgängige Ambivalenz der Sicht auf das Alter feststellen, die in diesem Falle stark religiös konnotiert ist: Auf der einen Seite avanciert „Alter" aufgrund seiner zeitlichen Nähe zum Tod gewissermaßen zur Metapher für das Gefangensein im ewigen Kreislauf der Wiedergeburten (*samsara*) und wird mit dem Scheitern der Bemühungen, diesem zu entkommen, assoziiert. Auf der anderen Seite jedoch steht das Alter geradezu paradigmatisch für die Möglichkeit der Befreiung (*moksha*) aus dem ewigen Kreislauf, erlaubt doch der zunehmende Rückzug aus der Gesellschaft und aus den damit verbundenen Verpflichtungen gegenüber der Gemeinschaft, sich aus den Verstrickungen des *samsara* zu lösen und aus der ewigen Wiederkehr befreit zu werden.

Die Erkenntnis, dass das Alter als Metapher der Vergänglichkeit gut taugt, haben die *buddhistischen Traditionen* aufgenommen und beispielsweise in der Legende von den vier Ausfahrten des jungen Siddharta Gautama lehrhaft ausgedeutet. Nicht nur in dieser Überlieferung kommt der didaktische Zug des Buddhismus, dessen *dharma*-Verständnis in erster Linie auf die Lehre des Buddha verweist, zum Ausdruck, wobei hinsichtlich des Verständnisses von Alter und Altern wiederum eine durchgängige Ambivalenz zu erkennen ist: Alter/n steht einerseits für Leiden und Vergänglichkeit, andererseits annonciert es die Möglichkeit der Erlösung, der Befreiung aus dem ewigen Kreislauf von Entstehen und Vergehen durchs „Erlöschen" oder „Verwehen" (*nirvana*), wofür die Potentialität asketischen Lebenswandels im höheren Alter eine gute Voraussetzung bietet. Allerdings ist es nicht so, dass damit das Alter/n gewissermaßen religiös aufgeladen würde; es hat per se nicht mehr und nicht weniger Heilsrelevanz als alle anderen Lebensabschnitte, allerdings bietet die Möglichkeit, sich leichter als in anderen biographischen Phasen der Askese widmen zu können, gewisse Vorteile.

Mit Blick auf *hinduistische Traditionen* lässt sich ein ähnlicher Trend feststellen, Vorstellungen einer Heilsrelevanz des Alters grundsätzlich in Frage zu stellen oder zumindest stark zu relativieren. In diesem Zusammenhang spielt vielleicht auch eine Rolle, dass wir es bei dem, was als „Hinduismus" in den Blick kommt, mit einem Konglomerat durchaus widersprüch-

---

[4] G. R. Thursby, Islamic, Hindu, and Buddhist Conceptions of Aging, in: Th. R. Cole/D. D. van Tassel/R. Kastenbaum (Hrsg.), *Handbook of the Humanities and Aging*, New York 1992, 175–196, 183.

licher religionsgeschichtlicher Prägungen zu tun haben: Einerseits finden sich Konzeptionen wie *karma* (Tun-Ergehens-Zusammenhang), Reinkarnation, *moksha* (Befreiung aus dem Kreislauf der Wiedergeburten), *atman* (unvergängliches „Selbst") etc., die üblicherweise als „typisch hinduistisch" gelten, andererseits sind jedoch auch sog. „kleine Traditionen" wirksam, die vornehmlich dem Bereich ethnischer indischer Überlieferungen entstammen und in denen insbesondere Ahnenvorstellungen und Ahnenehrung prägend sind. Ahnenehrung und Wiedergeburtsvorstellungen stehen in einer gewissen Spannung zueinander, die sich theoretisch als Gegensatz von Linearität und Zyklizität konzeptualisieren lässt. Dabei bleibt es jedoch nicht bei einem bloßen Gegenüber, vielmehr interferieren die daraus resultierenden Nachtodvorstellungen miteinander und generieren so eine kontinuierliche, aber breit gespreizte Kontinuität von Konzeptionen des Lebens nach dem physischen Tod, die sich zwischen den beiden Polen entfalten. Linearität und Zyklizität gelten dabei gleichermaßen als „empirisch" fassbar – als kontinuierlicher Alterungsprozess einerseits, als regenerativer Prozess des Naturkreislaufs andererseits.[5] Doch der Vorgang des Alterns ist nicht nur je „empirisch" fassbar, sondern gilt in beiden Fällen auch als „natürlich". Gewichtigere Divergenzen ergeben sich erst dadurch, dass diese unterschiedlich konzeptualisierten Prozesse des Alterns auch kulturell und religiös je unterschiedlich gedeutet und entsprechend mit bestimmten Wertvorstellungen verknüpft werden. Dies wiederum hat Folgen für die Frage der theoretischen Würdigung des Alters und des praktischen Umgangs damit: Auf der einen Seite finden sich Traditionen wie der Vedanta oder stärker philosophisch orientierte Systeme, die hauptsächlich auf das Modell der Zyklizität Bezug nehmen, während Traditionen der Ahnenehrung sich vornehmlich am Modell der Linearität orientieren, mit dem die Annahme einer prozesshaften Nähe zwischen dem Alter und dem Tod als Stadium jenseits des unmittelbar physisch-irdischen Lebens einhergeht. Weitere Spannungen ergeben sich hinsichtlich der Frage, ob der Mensch mit seinem Tod „entpersönlicht" wird, wie dies insbesondere in brahmanisch orientierten Formen der Ahnenehrung der Fall ist, oder ob er seine Persönlichkeit und Individualität auch über den Tod hinaus, der dann zumeist als unumkehrbar und endgültig interpretiert wird, beibehält. Auch hier gibt es zwischen diesen beiden Polen eine Vielfalt unterschiedlicher Positionen, die je von religiöser Tradition oder kultureller Prägung bestimmt sind und entsprechend unterschiedlich ausfallen können.

Generell lässt sich jedoch auch für hinduistische Traditionen feststellen, dass das Alter als grundsätzlich ambivalent erscheint, und wie in den buddhistischen Überlieferungen repräsentiert es einerseits Vergänglichkeit – womit zugleich Tod und Wiedergeburt impliziert sind –, andererseits wird ihm aufgrund der Möglichkeit einer asketischen Lebensführung auch positives Potential mit Blick auf die Möglichkeit der Befreiung aus dem *samsara*

---

[5]   A. Michaels, *Der Hinduismus: Geschichte und Gegenwart*, München ²2012, 171.

zugesprochen, was besonders im hinduistischen *ashrama*-Modell zum Tragen kommt.[6] Doch letztlich bleibt die in diesem Modell potentiell angelegte Wertschätzung des Alters gebrochen bzw. wird letztlich auch in religiöser Hinsicht relativiert, zumal die Repräsentation von Linearität durch die wachsende Dominanz zyklisch orientierter Vorstellungen relativiert wird und das Alter somit bestenfalls als „Durchgangsstadium" in den Blick kommt.

Der soeben im Vorübergehen gegebene Hinweis auf die „kleinen Traditionen" sollte in Erinnerung rufen, dass wir vorsichtig dabei sein müssen, unseren Blickwinkel alleine auf bloß „religiöse" Prägungen von Altersbildern zu verengen. Vielerorts ist nämlich festzustellen, dass der *Prägung durch kulturelle Traditionen* in weitaus stärkerem Maße Bedeutung zukommen kann als durch im engeren Sinne „religiöse" Traditionen – ganz abgesehen davon, dass die Kategorie „religiös" in vielen Kontexten problematisch ist und die Übergänge von „kulturell" und „religiös" fließend sind.

Was sich exemplarisch belegen lässt, dürfte durchaus weit verbreitet und somit in gewissem Sinne allgemeingültig sein: Studien aus dem *südostasiatischem Kontext* belegen beispielhaft, dass es etwa zwischen philippinischen Christen und Muslimen keinen Unterschied beim Umgang mit Alter/n und Alten gibt. Für beide Religionsgruppen lässt sich dieselbe Familienstruktur feststellen, und die Gläubigen betonen hier wie dort die zentrale Bedeutung von familiärem Zusammenhalt und gegenseitiger Abhängigkeit:

> „Angehörige der älteren Generation gebührt Achtung seitens der jüngeren. Alter und gewisse Kenntnisse lokaler Überlieferungen, traditioneller Praktiken und therapeutischer Fähigkeiten festigen in gleicher Weise den gesellschaftlichen Status".[7]

Ähnliches gilt beispielsweise auch für die meisten *afrikanischen Kontexte.* Die Gemeinschaft der Lebenden mit den Toten – den „Lebend-Toten", wie John Mbiti sie bezeichnet hat[8] – bleibt über den Tod hinaus bestehen. In ihrer hierarchischen Verfasstheit nehmen dabei die Ältesten eine herausragende Stellung ein, und entsprechend haben sie für die „in dieser Welt" Lebenden besondere Bedeutung. Diese Grundkonstellation findet sich nicht nur im Zu-

---

[6]  Zwei der vier Lebensstadien beziehen sich auf das Alter: *Vanaprastha* (wörtlich: „der sich in den Wald zurückzieht") beschreibt einen Mann, der sich aus seinen familiären und sozialen Pflichten zurückzieht und als Eremit in der Einsamkeit lebt (in der Regel ca. ab dem 50. Lebensjahr), während *sannyasa* das Lebensstadium der „Entsagung" beschreibt, in dem der *Sannyasin*, der „die Welt völlig aufgegeben" hat, auf dem spirituellen Weg noch weiter fortgeschritten ist und allem Weltlichen ganz entsagt hat (vgl. hierzu etwa M. Bose, *Social and Cultural History of Ancient India*, New Delhi ²1998, S. 68–86). Frauen sind in diesem Modell nicht berücksichtigt.

[7]  Vgl. M. J. Mananzan, Religion, Kultur und Alter aus asiatischer Sicht, in: *Concilium* 27/3 (1991), 234–239.

[8]  J. Mbiti, *Afrikanische Religion und Weltanschauung*, Berlin 1974, 104–114; vgl. auch Th. Sundermeier, *Nur gemeinsam können wir leben. Das Menschenbild schwarzafrikanischer Religionen*, Hamburg ³1997.

sammenhang mit afrikanischen ethnischen („traditionellen") Religionen, sondern auch in afrikanischen muslimischen und christlichen Gemeinschaften. Hier wie dort spielen die Alten eine besondere Bedeutung, insbesondere hinsichtlich des Ziels, die Gemeinschaft der Lebenden und der Lebend-Toten zusammenzuhalten, wobei eine Art spirituelle Erinnerungskultur, die sich in der Ahnenehrung niederschlägt, für das Funktionieren der Gemeinschaft grundlegend ist.

Nach dieser äußerst verkürzten und vereinfachenden *Tour de Force* lässt sich in einem ersten *Zwischenresümee* Folgendes festhalten: In den Religionen wird dem Alter/n oftmals, wenngleich nicht durchgängig, eine gewisse religiöse Qualität zugemessen. Das verdankt sich der Tatsache, dass das Alter aufgrund seiner zeitbedingten Nähe zum Tod, zum „Anderen" des Lebens, und der damit einhergehenden Begrenzung durch das „Jenseits" seiner selbst besondere Aufmerksamkeit erhält. Die inhaltliche Bestimmung dieser Wertigkeit ist damit jedoch mitnichten eindeutig festgelegt, sondern durch eine breite Ambivalenz sowohl zwischen den Religionen als auch innerhalb einzelner religiöser Traditionen gekennzeichnet. Wie sich zeigen wird, gewinnen die Ambivalenzen an Gewicht, je mehr wir uns von Texttraditionen lösen und auf gegenwärtige Ausdrucksformen des Umgangs mit Alter, Altern und Alten in den Religionen zu sprechen kommen.

## Gesteigerte Ambiguitäten

Hat dieser Bezug auf eher allgemeine Beobachtungen des Themas „Alter/n in den Religionen" gezeigt, dass wir nicht mit statischen, festen Altersbildern in den Religionen zu tun haben, sondern dass diese durch hohe Spannungen, Ambivalenzen, Widersprüche und Brüche charakterisiert sind, wird der Befund beim Blick aufs Detail bestätigt. Dies soll im Folgenden an ausgewählten Schlaglichtern insbesondere aus dem asiatischen Bereich illustriert werden.

Die in der hinduistischen Tradition angelegte Spannung zwischen dem erwähnten Linearitäts- und Zirkularitäts-Modell findet sich auch in zeitgenössischen Diskursen wieder. In einem Beitrag des Magazins „Hinduism Today" kommen beide nebeneinander zu stehen. Da heißt es einerseits:

> "Growing old Growing old is an inevitable physical and mental transition that doesn't have to be painful or debilitating. We need to accommodate the needs of elders without their asking...",[9]

---

[9]   M. P. Mohanty, To Be Elderly in India: The Aged Suffer Silently as Materialism Steals their Traditional Seat of Honor, in: *Hinduism Today*, May 2007, web edition,

andererseits wird kurz darauf das Zirkularitäts-Modell bemüht, wenn zum selben Thema der Präsident einer indischen Entwicklungsorganisation mit folgenden Worten zitiert wird:

> „Our scriptures state that whatever thought that you have in the last moments influences your next birth. One should die with positive, noble and spiritual thoughts."[10]

Die bereits in der älteren indischen Tradition aufkommenden Ambivalenzen setzen sich also auch in der Moderne fort und werden lediglich verstärkt durch Herausforderungen gesellschaftlicher und ökonomischer Transformationsprozesse, die überkommene Altersbilder herausfordern und nochmals in neue Kontexte einstellen. Dies kann ein zweites Beispiel aus dem hinduistischen Kontext verdeutlichen.

Mag in den indischen Religionen das Verhältnis zu den alten Verwandten – namentlich den Eltern und Schwiegereltern – über Jahrhunderte hinweg von hoher Wertschätzung geprägt gewesen sein, stellen sich im modernen Indien neue Herausforderungen, die dies grundsätzlich zu unterminieren scheinen: Die gesellschaftlichen Umbrüche haben dazu geführt, dass die Verbände der Großfamilien ihrer Funktion als Pflege- und Versorgungssystem für Ältere zum Teil nicht mehr nachzukommen imstande sind. So musste die indische Regierung unter der Nomenklatur „Maintenance and Welfare of Parents and Senior Citizens Bill" ein Gesetz verabschieden, das die Vernachlässigung der alten Eltern unter Strafe stellt und Kinder zu Unterhaltszahlungen an ihre Eltern zwingen kann.[11] Zivilgesellschaftliche Organisationen wie etwa HelpAgeIndia, das als größtes nichtstaatliches Hilfswerk für die Rechte älterer Menschen eintritt,[12] oder staatliche Initiativen etwa in Gestalt von Programmen zum Aufbau von Alterswohnheimen, treten kompensatorisch das Erbe der Großfamilienverbände an.[13]

Dies wirft ganz grundlegende Fragen auf: Solche Maßnahmen, so gut und notwendig sie auch sind, reduzieren Lebensqualität im Alter offensichtlich auf ihre materielle Dimension; dies ist allerdings die mittelbare Folge eines religiös-moralischen Imperativs: der Forderung nach Wertschätzung für die Alten. Wenn die materielle Versorgung als Teil dieser Wertschätzung jedoch prekär wird, setzt ein widersprüchlicher Mechanismus ein – der übrigens nicht neu, also nicht nur ein Phänomen der Moderne ist: Scham über die Unfähigkeit, die religiös geforderte Wertschätzung materiell nicht untersetzen zu können, rufen Vernachlässigung oder gar Misshandlung geradezu erst

---

[10] http://www.hinduismtoday.com/modules/smartsection/item.php?itemid=4864 (Abruf am 28.06.2013).
Ebd.

[11] http://hslsa.nic.in/FAQ/THE%20MAINTENANCE%20&%20WELFARE%20OF%20PARENTS.PDF (Abruf am 28.06.2013).

[12] http://www.helpageindia.org (Abruf am 28.06.2013).

[13] http://oldagehomesinindia.blogspot.de (Abruf am 28.06.2013).

hervor – auf die dann das säkulare Recht mit Forderungen reagiert, die eigentlich im traditionellen religiösen Ethos begründet sein sollten, das seine Fundierung letztlich in der *ashrama*-Lehre hat und noch tiefer in indischen religiösen Traditionen verankert ist,

> „denen zufolge das Alter mit dem Stadium der Entsagung aller materielle Bestrebungen und der alleinigen Hinwendung zu Gott und spirituellen Anliegen verwoben ist. Die heiligen Schriften werden nicht müde, die große Bedeutung der spirituellen Praxis gerade in der letzten Lebensphase hervorzuheben. Dies soll die Praktizierenden in die Lage versetzen mit positiven und noblen Gedanken aus dem Leben zu scheiden. Dem liegt die weit verbreitete Vorstellung zu Grunde, dass die Gedanken, welche man im Augenblick des Todes hegt, Einfluss auf die nächste Wiedergeburt haben. Wenn der Alltag jedoch zu einem reinen Überlebenskampf verkommt, bleiben diese spirituellen Ideale und Ziele auf der Strecke.“[14]

Wir haben also nicht mit einem Gegenüber, sondern einer Verschränkung religiöser und säkularer Diskurse und Praktiken zu tun!

Doch die genannten Spannungen, Ambivalenzen, Widersprüche und Brüche in den Altersbildern finden nicht nur in der Herausforderung durch die Moderne ihre Entfaltung, sondern sind schon in weit zurückliegenden Jahrhunderten ganz konkret fassbar. Ein schlagendes Beispiel hierfür gibt ein Text aus dem 14. Jahrhundert, eine Anekdote, die uns in das Milieu des japanischen Tenno-Hofes führt:

> Der Ehrwürdige Jōnen vom Großen Westtempel bot mit gebeugtem Rücken und weißen Augenbrauen eine wahrhaft tugendhafte Erscheinung, als er einst den kaiserlichen Palast besuchte. „Welch erhabener Anblick!“ rief der Kanzler-zur-Mitte Saionji. „Er ist eben alt,“ bemerkte Suketomo angesichts der Bewunderung des Kanzlers. Tags darauf ließ Suketomo einen altersschwachen Köter, dem das Fell büschelweise ausgefallen war, hinter sich herführen. „Sein Anblick dünkt mich so erhaben,“ sagte er und ließ ihn dem Kanzler überbringen.[15]

Hier kommt das Alter in seiner vollkommenen Ambivalenz zur Darstellung: Ob es „erhaben und respekteinflößend“ oder „schwach und zugleich abstoßend“[16] erscheint, bestimmt sich durch den Kontext und ist völlig abhängig von der Repräsentation – einmal durch einen Hund, einmal durch einen hochrangigen Mönch –, wodurch das *tertium comparationis*, das Alter, als etwas erscheint, das nicht durch sich selbst und in sich selbst eine bestimmte Qualität trägt, sondern diese Qualität erst durch bestimmte Zuschreibungen erhält: als Teil einer großen, geachteten Tradition – der einer buddhistischen Schule –, bzw. als Ausdruck abstoßender, räudiger Verwahrlosung. An dieser Stelle kann nicht weiter auf die vielen Details eingegangen werden, die

---

[14]  E. Hofstätter, Alter und Altwerden in den Hindu-Religionen in: K. Baier/F. Winter (Hrsg.), *Alter und Altwerden in den Religionen*, Wien u. a. 2013, 48–64, 61f.

[15]  Zit. nach B. Scheid, Sich selbst (nicht) genügend. Das Alter aus Sicht buddhistischer Quellen des japanischen Mittelalters, in: Baier/Winter (Hrsg.), Alter, 76–102, 76.

[16]  Scheid, Sich selbst, 76.

der Wiener Japanologe Bernhard Scheid in seiner historisch orientierten
Analyse verschiedener Strata japanisch-buddhistischer Literatur als Antwort
auf die Frage nach ihrem Umgang mit dem Phänomen des Alters zutage gefördert hat. In der Summe kommt er zu einem Ergebnis, bei dem zwei Dinge
im Vordergrund stehen:

Erstens die Ambiguität des Alters zwischen Altersklage und gottgleicher,
respekteinflößender Erhabenheit und Enthobenheit, zwischen zwei Extremen
also, die jedoch nicht selten wie zwei Pole aufeinander bezogen sind. Das
Nichterreichen des Letzteren, des Ideals,

> „wird zum eigentlichen Inhalt der Altenklagen. Doch indem der klagende Alte
> sich selbst bezichtigt, sich nicht angemessen aus der Welt zurückziehen zu kön-
> nen, bekräftigt er das Ideal und erhält im Gegenzug einen Teil des dem Okina
> [einer göttlich-greisenhaften Gestalt; KH] gebührenden Respekts, wie wir zwi-
> schen den Zeilen lesen können."[17]

Zweitens ergibt sich ein seltsamer Befund aus dem in den Texten immer
wieder referierten Lob der Selbstgenügsamkeit, das eine durchweg positive
Konnotation zwischen Alter und religiöser Einkehr herstellt, die durch die
Ausübung religiöser Praktiken und Pflichten im Alter auf ideale Weise möglich wird. Dabei verblüfft jedoch, dass

> „sich dieses Bild vorzugsweise in weltlichen Schriften [findet], während es im
> Diskurs buddhistischer Theologen so selbstverständlich vorausgesetzt wird, dass
> viele Kleriker mahnen, ‚sich nicht erst im Alter dem Buddhismus zuzuwenden.'
> Aus der Sicht eines gläubigen Buddhisten des japanischen Mittelalters ist das
> Alter daher wohl am ehesten als ein Spezialfall der conditio humana schlechthin
> zu bewerten. Das Alter führt mit aller Deutlichkeit vor Augen, dass alles irdische
> Sein auf Leiden hinausläuft und dass daher der einzige Ausweg im Erkennen der
> illusorischen Natur weltlicher Begierden besteht. Sofern die Altersklagen der
> Dichter diese Einsicht befördern, lässt sich in ihnen sogar ein – mit Einschrän-
> kung – positiv besetztes Rollenbild von Alten herauslesen.[18]

Ein letztes Bespiel soll uns nochmals in die ostasiatische Religionsgeschichte
führen, diesmal in den Schnittbereich von daoistischen und konfuzianisti-
schen Traditionen. Eine der Besonderheiten daoistischer Traditionen ist in
der *xiân*-Konzeption zu sehen – der Konzeption des „Unsterblichen", so dass
in der Religionsforschung sogar zeitweise die Rede von einem spezifischen
„*xiân*-Daoismus" die Rede war.[19] Obgleich inzwischen als Konsens gelten
kann, dass die genannte Konzeption bei weitem nicht bloß auf Unsterblichkeit im landläufigen Sinne bezogen ist, sondern einerseits Langlebigkeit beschreibt, andererseits „semantisch weiter gefasst" ist und einen Zustand von
Vortrefflichkeit beschreibt, „der mitunter den Verfall und das Entschwinden

---

[17]  A. a. O., 98f.
[18]  A. a. O., 100.
[19]  L. Pokorny, Das Streben nach Unsterblichkeit. Neokonfuzianische Betrachtungen, in:
      Baier/Winter (Hrsg.), Alter, 103–121, 103.

des physischen Körpers überdauert",[20] sich zudem nicht selten auf einen nachtodlichen Status von „Unsterblichkeit" bezieht und schließlich nicht auf Unsterblichkeit an sich, sondern auf „Selbstkultivierung im Sinne einer ganzheitlichen … Transzendierung und Perfektionierung"[21] zielt, ist der Gedanke des Strebens nach Unsterblichkeit als integraler Bestandteil daoistischer Lehre und Praxis religionsgeschichtlich wirkmächtig geworden, hat er doch andere Traditionen zur Auseinandersetzung mit diesem weitreichenden Anspruch provoziert. Der Sinologe Lukas Pokorny hat in diesem Zusammenhang eine denkwürdige Kritik des im 16. Jahrhundert unserer Zeitrechnung wirkenden koreanischen Gelehrten Yulgok an diesem Konzept des *xiân*– koreanisch: *sinsŏn* – rekonstruiert, der als Vertreter des sog. Neukonfuzianismus die daoistischen Grundannahmen sich zu widerlegen anschickt. Von zentraler Bedeutung sind dabei die ontologischen Kategorien des *li* als Strukturprinzip allen Seins und des *ki*als (immanente) Aktualisierung des Seins:

> „Tag und Nacht sind der Weg [*to*道] von Tod und Leben. Der Tag bedingt die Nacht, das Leben bedingt den Tod. Das Leben des Menschen ist das Ansammeln von *ki*氣. Jener Tod ist das Zerstreuen von *ki*氣."

> „Wenn die Sonne geht, kommt der Mond. Wenn die Kälte geht, kommt die Hitze. Wenn es Gedeihen gibt, gibt es Verfall. Wenn es einen Anfang gibt, gibt es Ende: dass dies nicht das wahre *li*實理von Himmel und Erde ist, gibt es nicht."[22]

Innerhalb dieses neukonfuzianischen Deutungsrahmens wird die *sinsŏn*-Konzeption ad absurdum geführt. Denn mit *li* als Strukturprinzip allen Seins ist der Tod mit gesetzt, oder noch radikaler formuliert: Der Tod gehört kategorial zum Menschsein dazu. Da *ki* stets nur im Rahmen der durch *li* gesetzten Grundlagenwirkt, kann es den Tod nicht aufheben. Auch innerhalb des neukonfuzianischen Kategorienrahmens wird jedoch die Perspektive darauf eröffnet, in Anerkennung der von *li* gesetzten Grundstruktur durch die Lebenspraxis *ki*so zu kultivieren, dass es qua Veredelung zur Stärkung des menschlichen Seins beiträgt. Ganz konkret bedeutet das:

> „Tugendsames Handeln, Fühlen und Denken haben letztlich eine gesundheitsfördernde Wirkung, die in einem natürlichen Rahmen potentiell ein höheres Alter gewährleistet".[23]

Hier haben wir es mit einer religionsgeschichtlich äußerst bemerkenswerten Transformation zu tun, in der die fundamentale Kritik an einem bedeutsamen daoistischen Paradigma zu Differenzierungen führt und ein quasi säkularisierendes Potential freisetzt. Dabei werden nicht nur Ambivalenzen und Brüche in den Altersbildern religiöser Traditionen deutlich, sondern es zeigen sich

---

[20]  Ebd., Fußnote 4.
[21]  Pokorny, Streben, 104.
[22]  Zit. nach a. a. O., 109f.
[23]  Pokorny, Streben, 118.

Entwicklungen, in denen die Grenzen zwischen religiösen und völlig weltlichen Anliegen verschoben bzw. ganz neu in Beziehung zueinander gesetzt werden.

An dieser Stelle ist ein *zweites Zwischenresümee* zu ziehen. Zur Erinnerung: An den genannten Beispielen sollte exemplarisch aufgezeigt werden, wie die religionswissenschaftliche Beschäftigung mit dem Thema einige vermeintliche Selbstverständlichkeiten in Frage gestellt hat – und zwar sowohl, was das Verhältnis von Alter und Religion in traditionellen Kontexten betrifft, als auch mit Blick auf die Transformationsprozesse dieses Verhältnisses in der Moderne. Zunächst sind immer noch vorfindliche Annahmen, es gäbe in den religiösen Traditionen der Menschheit feststehende Altersbilder, die sich quasi unabhängig von ihren historischen und kulturellen Kontexten feststellen ließen, grundsätzlich zu revidieren. Wie wir gesehen haben, lassen sich sowohl in historischer als auch in zeitgenössischer Perspektive in vielen Bereichen Spannungen, Ambivalenzen, Widersprüche und Brüche feststellen, die es verbieten, von *eindeutigen* Altersbildern in den Religionen zu sprechen. Nicht erst in der Moderne, sondern bereits in früheren Phasen der Religionsgeschichte können wir Wandlungsprozesse nachzeichnen, die diese vermutete Statik der Altersbilder widerlegen.

Der hier eingebrachte Vorschlag besteht darin, diese Wandlungsprozesse als Transkulturation zu konzeptualisieren, wobei von folgendem Verständnis von Transkulturation auszugehen ist:

> „Transkulturation bezieht sich auf synthetisierende oder harmonisierende ebenso wie auf pluralisierende oder widersprüchliche, gegebenenfalls sich sogar gegenseitig neutralisierende oder ausschließende Prozesse der Übersetzung, Adaption, Rekonfiguration und Aneignung von Verhaltensweisen und Ausdrucksformen, die in der Begegnung zwischen Personen unterschiedlicher kultureller Provenienz erzeugt werden."[24]

In einem ersten Schritt sollte uns der Ertrag unserer stichprobenartigen Erhebung zur Warnung dienen, vorschnell essentialisierende Aussagen zu tätigen über das, was „die" Religionen an Altersbildern hervorgebracht haben; in einem zweiten Schritt können wir aber auch weiterfragen, inwieweit der Wissenschaftsdiskurs über Altersbilder in den Religionen bislang nicht zu sehr auf genau solche statischen und essentialisierenden Aussagen fixiert war – und aufgrund dieses Fixiert-Seins blinde Flecken aufweist. Dem soll nun in einem weiteren Schritt nachgegangen werden, indem der Blick auf Beispiele aus islamisch geprägten Kontexten mit Schwerpunkt auf der Türkei fokussiert wird, um dabei aus religionswissenschaftlicher Perspektive einige „blinde Flecken" des Umgangs mit der Thematik zu identifizieren.

---

[24]  K. Hock, Transkulturation und Religionsgeschichte, in: M. Stausberg (Hrsg.), *Religionswissenschaft*, Berlin/Boston 2012, 435–448, 440.

## Altersbilder muslimischer Pendelmigrant(inn)en

In diesem Bereich liegen die grundlegenden Defizite recht klar auf der Hand: Es fehlt ganz einfach an Studien zu islamischen Altersbildern, ja zum Thema Alter und Islam generell. Otfried Weintritt, der für den 6. Altenbericht die Expertise zum Thema „Altersbilder im Islam und unter Muslimen in Deutschland" erstellt hat, muss darüber hinaus konstatieren, dass in Studien zu muslimischen Migranten

> „religiöse Identität nur mit großer Zurückhaltung thematisiert wird. Die Religion wird als beeinflussender Faktor weitgehend ausgeklammert; es wird eher von national gebundenen Kulturen ausgegangen."[25]

Weiterhin bedauert er:

> „Entweder wird, wie zumeist in sozialwissenschaftlichen Untersuchungen in Bezug auf türkische Migranten, das Thema Religiosität im Alter gar nicht ange-sprochen ... oder es wird, wie gerade ausgeführt, festgehalten, dass zwischen beidem kein Zusammenhang bestehe. Muslimische Stimmen unterschiedlicher Provenienz äußern in dieser Hinsicht dagegen mehr oder weniger eindeutig, dass die Religiosität im Alter für Muslime einen hohen Stellenwert hat".[26]

Doch die Problematik der Frage nach islamischen Altersbildern zeigt sich bereits in historischer Perspektive: Einerseits lassen sich aus den Texten einige Aussagen über das Alter erheben und somit gewissermaßen „ver-textlichte Altersbilder" rekonstruieren, und Weintritts Studie benennt die bedeutsamsten Aspekte – so u.a. eine nicht-chronologische Bestimmung von „Alter"; die Ambivalenz von physischer Hinfälligkeit und Weisheit, wobei die Altersweisheit in einen engen Zusammenhang gestellt wird mit wachsen-der Religiosität im Alter; schließlich Reziprozitätsgedanke und Generatio-nenvertrag. Andererseits können wir wenig darüber aussagen, inwieweit die-se historisch erhebbaren textlichen Altersbilder die tatsächliche sozialgeschichtliche Entwicklung widerspiegeln – denn über Letztere wissen wir so gut wie gar nichts.

Ähnliches gilt für die Frage nach dem zeitgenössischen Umgang mit Al-ter/n und den damit in Zusammenhang stehenden Altersbildern: Auf textli-cher Ebene lassen sich Veränderungen im Umgang mit Alten – und damit auch Veränderungen in den Altersbildern – erkennen, so etwa in den Rechts-gutachten der Islamischen Rechtsakademie, eines untergeordneten Organs der Organisation der Islamischen Konferenz (OIC), das sich während seiner 12. Sitzungsperiode in Riad, Saudi Arabien (23.–28. September 2000) mit dem Thema „Rechte von Kindern und älteren Menschen" befasst hatte und

---

[25]   O. Weintritt, Altersbilder im Islam und unter Muslimen in Deutschland und Körper-bilder im Islam, in: F. Berner/J. Rossow/K.-P. Schwitzer (Hrsg.), *Individuelle und kulturelle Altersbilder*, Wiesbaden 2012, 231–287, 258.

[26]   Weintritt, Altersbilder, 262f.

dabei zu einer Reihe von Festlegungen gekommen war,[27] oder in der „Kuwait Declaration of the Rights of Elderly".[28] Dabei sind jedoch deutliche Spannungen erkennbar sowohl innerhalb dieser Texte selbst als auch im Verhältnis zu Stellungnahmen anderer Provenienz. Weintritt diagnostiziert eine Tendenz zur Bevorzugung eines dualen Versorgungssystems – d.h. einer Kombination aus intra-familiärer Versorgung mit unterstützenden Versorgungsdiensten – und konstatiert eine grundlegende Ablehnung von Altersheimen. Sozialempirische Studien sind jedoch dünn gesät; zwar zieht Weintritt Studien aus Pakistan, Ägypten und der Türkei zu Rate, es fragt sich jedoch, ob die behauptete eindeutige Bevorzugung intra-familiärer bzw. dualer Versorgungssysteme und die damit einhergehende Zurückweisung von Altenheimen hinreichend belegt werden können. Zumindest zeigen sich auch hier Widersprüche und Ambivalenzen, die nicht unter den Teppich gekehrt werden sollten.

Mit Blick auf die erste Generation türkisch-muslimischer Migranten in Deutschland fällt Weintritts Resümee allerdings relativ eindeutig aus:

> „Es wird des Weiteren betont, dass die familiale Lebensform dem islamischen Altersbild entspricht, da nur sie die Verwirklichung der darin enthaltenen Zielsetzung erlaube, die von muslimischer Seite gestellte Forderung nach islamischer Ausstattung der Altersheime, dass dort das Leben nach islamischen Grundsätzen geführt werden könne, erscheint vor diesem Hintergrund wie die maximal mögliche Annäherung an das nicht verwirklichbare Ideal."[29]

Dies setzt sich in der 2. Generation fort, die daran festhält,

> „dass Altersheime mit islamischen Werten beziehungsweise solchen der türkischen Kultur nicht zu vereinbaren seien. Es ist zu vermuten, dass diese Institution dabei symbolisch für vieles steht, was man eigentlich nicht akzeptieren möchte."[30]

Der Mangel an Studien – negativ –, aber auch jüngst erhobene Informationen – positiv – lassen ein komplexeres Bild vermuten. Dabei können wir uns insbesondere auf einige Beobachtungen beziehen, die im Rahmen eines Dissertationsprojekts an der Universität Rostock gemacht wurden, das unter anderem der Frage nach dem Einfluss der Religion auf die Altersbilder türkischer Transmigranten nachgeht – dazu gleich mehr. Im Folgenden werden – weiterhin unter Bezugnahme auf Weintritts Beobachtungen – einige Aspekte skizziert, die im Zusammenhang mit unserem Thema wichtig sind.

Da gibt es zunächst aus populären Traditionen genährte Vorstellungen, die recht prägend scheinen – namentlich die vom Verweilen im Grab, das als

---

[27]   http://www.onislam.net/english/ask-the-scholar/family/children-a-parenthood/170345.html (Abruf am 28.06.2013).

[28]   http://www.emro.who.int/images/stories/elderly/documents/Kuwait_Declaration.pdf (Abruf am 28.06.2013).

[29]   Weintritt, Altersbilder,268.

[30]   Weintritt, Altersbilder,268.

Zwischenphase zwischen physischem Tod und Jüngstem Gericht die Möglichkeit in sich birgt, die angehäufte Sündenlast zu reduzieren. Eine wichtige Rolle spielen dabei die Angehörigen, die durch ihr Verhalten – namentlich durch Besuche am Grab und Koranrezitationen oder Gebete – unterstützend dazu beitragen können, dass die Verstorbenen am Tag des Jüngsten Gerichts Strafmilderung erhalten. Hier haben wir es mit einem Verständnis zu tun, bei dem der Versorgungsdimension *nach* dem diesseitigen Leben konstitutive Bedeutung zukommt.

Ein weiterer Aspekt betrifft die Frage des osmanischen Erbes mit Blick auf Altersversorgungsinstitutionen: Über lange Zeit hin hat vornehmlich die Großfamilie als Versorgungsinstitution gedient. Diese Funktion erfüllt sie zu einem großen Teil auch heute noch. Auf der anderen Seite sind jedoch bereits im osmanischen Reich Altersversorgungsstrukturen bzw. wohltätige Institutionen jenseits der familienbasierten Unterstützungssysteme aufgebaut worden. Die Einrichtung solcher Anstalten – etwa in der Form von Stiftungen – war selbstverständlich religiös motiviert, nachdem sie aber einmal ihren Betrieb aufgenommen hatten, lief ihre auf institutionelle Funktionalität ausgerichtete Arbeit faktisch religionslos ab. Daneben existierten selbstverständlich auch weiterhin informelle soziale Unterstützungssysteme für Ältere; deren geschichtliche Entwicklung lässt sich jedoch aufgrund der Quellenlage nicht mehr ohne Weiteres rekonstruieren.

Mit dem vorhergehenden Punkt wurde zugleich ein weiterer wichtiger Aspekt benannt – der des laizistischen Prinzips. Hier ist allerdings Vorsicht und Differenzierungsvermögen geboten; denn einerseits hat die Republik Türkei im Zuge der Etablierung eines modernen Nationalstaates zwar umfassende Sozialreformen in Angriff genommen, die auf rein laizistischer Grundlage und völlig losgelöst von religiösen Vorstellungen durchgeführt wurden. Faktisch jedoch waren bereits zuvor sämtliche Versorgungsstrukturen aus dem religiösen Kontext in den säkularen transferiert worden, ohne dass dieser Vorgang von einer tiefergehenden ideologischen Reflexion begleitet worden wäre, und entsprechend wurden die traditionellen, ursprünglich religiösen Einrichtungen der Altersfürsorge – ihrer Struktur und Form nach islamischen Stiftungen – einfach der Verwaltungshoheit des laizistischen Staates unterstellt. Damit sind jedoch osmanische Traditionen und laizistische Neuerungen enger verknüpft, als der Systemwechsel vom Osmanischen Reich zum modernen Nationalstaat hätte vermuten lassen.

Im Zusammenhang mit dem Laizismus dürfte sodann auch das Phänomen stehen, dass hinsichtlich der Frage nach dem Umgang mit den Alten oftmals weniger auf islamische Traditionen als auf Werte aus der vorislamischen „säkularen" Turkkultur Bezug genommen wird: Achtung und Würde (*saygi* und *sheref*) avancieren so zum moralischen Referenzrahmen des Umgangs mit den Alten und inspirieren entsprechend auch gegenwärtige Altersbilder. Diese von Weintritt beobachtete Turkisierung der Altersbilder erscheint somit als Ausdruck laizistischer Rekonfiguration islamischer

Altersbilder, wodurch religiöse und laizistische Konstruktionen von Altersbildern auf widersprüchliche Weise aufeinander bezogen und ineinander verknüpft sind.

Als letzter Aspekt der Ausbildung islamischer Altersbilder sei auf den Faktor der Migration nach Deutschland – bzw. der Transmigration in Gestalt der Pendelmigration Älterer – verwiesen. Hier stoßen wir auf eine ganze Palette ausdifferenzierter Positionierungen, die mehr oder weniger alle mit Fragen des Alters, mit Problemen der Fürsorge und Pflege, aber auch mit der Ausformung von Altersbildern zu tun haben. Die durchgängige Ambiguität, ja Widersprüchlichkeit der diesbezüglichen Aussagen und Einstellungen ist auffällig. Einer der interviewten Migranten, der

> „gefragt wird, wie er sich seine Zukunft vorstellt, wenn er dauerhaft Hilfe brauche, stellt … wiederholt heraus, dass sich bei einer eventuellen langfristigen Pflegebedürftigkeit die eigenen Kinder in der Türkei um ihn kümmern werden. Außerfamiliäre, professionelle Hilfe lehnt er ab."[31]

Andererseits erklärt er auf die Frage, welche Versorgung er im Fall einer ernsthaften Erkrankung bevorzuge, er würde dann mit Gewissheit eine intensive medizinische Versorgung in einem deutschen Krankenhaus in Anspruch nehmen. Hinsichtlich der Frage der Fürsorge nach dem diesseitigen Leben wiederum wird von vielen Befragten eine klare Trennung zwischen eigener Familie und muslimischer Gemeinschaft auf der einen Seite, und der mit „Christen" in eins gesetzten deutschen Gesellschaft auf der anderen Seite konstruiert. In keinem anderen Bereich der Altersdiskurse wird von den Betroffenen selbst mit so manifest religiöser Bezugnahme argumentiert, und nirgendwo sonst wird so deutlich eine klare Abgrenzung zur deutschen Residenzgesellschaft gezogen.

Sarina Strumpen, die das Interview durchgeführt hat, aus dem soeben zitiert wurde, erklärt diese widersprüchliche Vielfalt der Positionen damit,

> „dass die Befragten einen eignen spezifischen Wohlfahrtsmix konzipieren, der Elemente sowohl des Herkunfts- als auch des Aufnahmekontextes aufgreift. Diesen Mix zu formulieren und zu legitimieren stellt sie vor mehr als begriffliche Herausforderungen, bei denen allgemeine Pflegemodelle, strukturelle Möglichkeiten und individuelle Veränderungen der persönlichen Erwartungen nicht reibungslos zusammenzubringen sind. … In einem anderen Punkt zeigt sich, dass (volks-)religiöse Dimensionen ein entscheidendes Motiv im Kontext des Pendelns darstellen. In der hier betrachteten ersten Einwanderergeneration ist jedoch die Abgrenzung zum Aufnahmekontext sehr stark…"[32]

---

[31]  S. Strumpen, Altern in fortwährender Migration bei älteren Türkeistämmigen, in: H. Baykara-Krumme/P. Schimany/A. Motel-Klingebiel (Hrsg.), *Viele Welten des Alterns. Ältere Migranten im alternden Deutschland*, Wiesbaden 2012, 411–433, 422.

[32]  Strumpen, Altern, 430. Sarina Strumpen arbeitet an der Interdisziplinären Fakultät der Universität Rostock im Department „Altern des Individuums und der Gesellschaft" zum Thema *„Religionsspezifische Altersbilder – religionsspezifische Altenpflege. Konstruktion von und Kommunikation über Alter in interreligiösen und inter-*

Diese Feststellung, die eine – wohl eher: mehrere – Problemanzeigen markiert, wollen wir hier einmal einfach so stehen lassen und zum Schluss eine vorläufige Antwort auf die mehrfach annoncierte Frage zu skizzieren versuchen, welche blinde Flecken im Wissenschaftsdiskurs über Altersbilder erkennbar sind, die durch eine religionswissenschaftlich informierte Perspektivierung stärker ins Blickfeld der Altersforschung generell rücken könnten. Ausgangspunkt ist dabei die Beobachtung, dass in der Auseinandersetzung mit Formen des Umgangs mit Alter/n und Altersbildern im deutschen Kontext türkisch-muslimische Migranten widersprüchlich reagieren: einerseits mit Gegenwehr und Abgrenzung, so namentlich bei der Frage der Versorgung nach dem Ende des diesseitigen Lebens in Gestalt der Fürsorge am Grab, andererseits mit entschiedener Bezugnahme auf und Akzeptanz von medizinischen Pflegeoptionen im Falle von Krankheit und krankheitsbedingter Pflegebedürftigkeit. Hier scheint sich eine neue Ambiguität anzukündigen, die in den Blick zu nehmen es notwendig macht, zwei Justierungen in der Altersforschung vorzunehmen:

Zum einen ist das zu überwinden, was in der Transnationalitätsforschung als „methodologischer Nationalismus" bezeichnet worden ist; dazu gehört nicht nur, mit Blick auf das Pendelverhalten türkischer Migranten die Kategorie der Transmigration mit allen daraus entstehenden Konsequenzen zur Anwendung zu bringen, sondern als transnational zu beschreibende Identitätspositionierungen, Orientierungsformen und Praktiken ins Zentrum der einschlägigen Forschungen zu rücken. Das ist bislang nur ansatzweise geschehen, und entsprechend fordert die bereits zitierte Sarina Strumpen entschieden,

> „den Herkunftskontext stärker als bisher üblich mit einzubeziehen. Dazu sollte nicht auf stereotype Schablonen von Nationalgesellschaften bzw. -kulturen zurückgegriffen werden, wie sie beispielsweise in Bezug auf die Türkei in Deutschland oftmals bestehen, sondern eine gleichwertige differenzierte Betrachtung auch der *anderen* Seite, mit ihren gegenwärtigen ambivalenten Veränderungsprozessen, sollte selbstverständlich sein. Auf diese Weise kann Altern als globales Phänomen in seinen Konstruktionen, Ausprägungen und Veränderungsdynamiken differenzierter und zusammenhängender aufgeschlüsselt werden."[33]

Der zweite Aspekt hängt damit unmittelbar zusammen; denn die transnationale Orientierung türkischer Migrant(inn)en ist gewissermaßen präfiguriert durch eine individuell vorgenommene ambivalente Verhältnisbestimmung von türkisch-islamisch-laizistisch und deutsch-säkular-christlich geprägten Kulturen, die zwischen Gegenwehr bzw. Abgrenzung und positiver Bezugnahme oder gar Internalisierung oszillieren kann. Wird der Fokus auf diese Prozesse gerichtet, die als Transkulturation zu beschreiben sind, tritt von

---

*kulturellen Kontexten"* mit Schwerpunkt auf der Frage nach dem Einfluss der Religion auf die Altersbilder türkischer Transmigrant(inn)en.

[33]     Strumpen, Altern, 429.

neuem in den Blick, dass neben der kemalistisch-laizistischen Dimension mit ihrer Inanspruchnahme primordialer Bezüge auf säkular-türkische Traditionen nicht nur der Islam und die islamische Volksfrömmigkeit, sondern auch der vielfältige Bezug auf christlich-abendländische wie auch säkular-mitteleuropäische Dimensionen konstitutiv sind. Ein großes Manko im bisherigen Wissenschaftsdiskurs liegt offenkundig darin, dass sowohl dem generellen Forschungsinteresse als auch dem Design konkreter Forschungen ein säkularer Imperativ zugrunde liegt, der a priori das Thema „Religion" ausklammert – bereits oben wurde konkret darauf verwiesen. Dieses Manko zu überwinden, stellt sich als besonders schwierig dar, da sowohl von der laizistischen Ideologie des türkischen Staates als auch von vielen Migrant(inn)en, die diese Sicht oftmals internalisiert haben, das Substrat religiöser Prägungen verdrängt oder verleugnet wird, obgleich es nach wie vor wirksam ist. Aber auch auf der Gegenseite, unter Forscherinnen und Forschern, die mit der Thematik „Altersmigration" befasst sind, findet sich gleichermaßen ein oftmals explizites Desinteresse an der Dimension des Religiösen. Entsprechend orientieren sich die Forschungsdesigns – gewissermaßen als nochmals ganz spezifische Ausprägung des methodologischen Nationalismus – weithin am hegemonialen Diskurs, der davon ausgeht, dass Religion eine zu vernachlässigende Größe ist, keine Rolle spielt, von den Betroffenen ohnehin nicht angesprochen wird oder in keinem Zusammenhang mit dem Thema Alter steht.

Die Aufgabe besteht also darin, sowohl den methodologischen Nationalismus als auch den säkularen Imperativ zu überwinden, um die Vielfalt und Ambiguität von Altersbildern wie auch den Prozess der Transformation dieser Altersbilder als transkulturelles Phänomen mit besonderer hermeneutischer Sensibilität zu rekonstruieren. Dabei sollte den Forschenden bewusst werden, dass sie selbst im Forschungsprozess als Akteure auftreten, also in diese Rekonstruktionsbemühungen aktiv intervenieren, indem sie ihre Selbstsicht in das Forschungsdesign einbringen. Verzerrungen entstehen dabei sowohl bei der unreflektierten Orientierung am säkularen Imperativ als auch bei der einseitigen Ausrichtung auf eine vielleicht gar noch essentialistisch konzeptualisierte vermeintliche religiöse Rückbindung an „den Islam".

# Epilog

Was die Religionswissenschaft in die Altersforschung einbringen kann, besteht zunächst, aber nicht nur, in ihrem *materialen Beitrag*. Dabei wird es insbesondere darum gehen, nicht nur deskriptiv überkomme Altersbilder der Religionen in den Blick zu nehmen, sondern in religionsgeschichtlicher Perspektive die Brechung tradierter Zuschreibungsmodelle von Alter/n im Kontext dynamischer Transkulturationsprozesse kritisch zu analysieren

Für den *Wissenschaftsdiskurs der Altersforschung* im Allgemeinen wiederum dürfte der besondere Beitrag der Religionswissenschaft darin bestehen, explizite oder subliminale religiöse (Selbst-)Deutungen in den Gegenstandsbereich gerontologischer Erkenntnisinteressen zu rücken. Selbst kulturwissenschaftliche, kultursensibel arbeitende Altersforschung hat hier offensichtlich einen blinden Fleck, indem mögliche religiöse Konnotationen weitgehend ausgeblendet oder – wie etwa an der weitgehend unhinterfragten Orientierung der Forschung am hegemonialen Deutungsanspruch kemalistisch-laizistischer Perspektiven musterhaft gezeigt werden kann – a priori gar nicht ins Blickfeld gelangen. Eine durch die Religionswissenschaft induzierte Überwindung des säkularen Imperativs vermag durchaus dazu beizutragen, hier den Horizont zu weiten, um die Besonderheiten der in den Religionen tradierten, aber transkulturell überformten Altersbilder in ihrer ganzen Tiefendimension auszuleuchten.

# Namen von Alten- und Pflegeheimen

*Petra Ewald, Stephanie Sieler*

Für zahlreiche alte Menschen ist der Eintritt in ihre letzte Lebensphase mit einem einschneidenden Ortswechsel verbunden – mit dem Verlassen ihres gewohnten häuslichen Umfeldes und der Übersiedlung in ein Alten- bzw. Pflegeheim. Das Profil dieser Einrichtungen wird durch Spezifika der Ausstattung, des Pflegekonzepts usw. bestimmt und erschließt sich erst bei eingehender Beschäftigung mit den einzelnen Häusern. Für die Präsentation der Heime im öffentlichen Raum (und wahrscheinlich auch für deren Wahrnehmung) dürfte zum einen das Erscheinungsbild der Örtlichkeit maßgeblich sein, zum anderen aber auch der Name der Einrichtung sowie die Art der durch diesen ausgelösten Assoziationen. Daher geht der folgende Beitrag der übergreifenden Frage nach, welcherart Botschaften die Namen heutiger deutscher Alten- und Pflegeheime übermitteln (zu den konkreten Leitfragen vgl. 3). Innerhalb der onomastischen Forschung betreten wir damit völliges Neuland, da bis heute keinerlei Untersuchungen zu dieser Namenklasse vorliegen.[1]

## 1. Merkmale von Eigennamen

Der folgende knappe Abriss konzentriert sich auf referentiell-funktionale Charakteristika von Namen und lässt deren hier irrelevante formativische sowie grammatische Besonderheiten außer Acht.

Wir gehen davon aus, dass die Wortart Substantiv in zwei große Subklassen zerfällt – zum einen die Gattungsbezeichnungen (auch: Appellativa), zum anderen die Eigennamen, kurz Namen (auch: Onyme, Propria).[2] Appellativa referieren auf Gattungen bzw. Gattungsvertreter und charakterisieren ihre Denotate, indem sie diesen qua Benennung die in ihrer lexikalischen Bedeutung gebündelten Merkmale zuordnen. So bezeichnet etwa das Appel-

---

[1]  Die Gründe für diese stiefmütterliche Behandlung liegen in der primär etymologischen Ausrichtung der traditionellen Namenkunde und der damit einhergehenden Konzentration auf die Deutung von Namen, d.h. auf die Ermittlung der namenbildenden Bausteine. In dieser Hinsicht unergiebige Namenklassen sind bis heute nur ansatzweise erforscht.

[2]  Konkurrierende Möglichkeiten der Subkategorisierung von Substantiven sollen hier nicht diskutiert werden.

lativum *Haus* in dem Satz *Das ist ein (kleines, modernes ...) Haus.* ein „als Unterkunft oder Arbeitsstätte dienendes Gebäude mittlerer Größe".[3] Daher besitzen Gattungsbezeichnungen eine ausgeprägte Extension, aber eine beschränkte Intension.

Demgegenüber referieren Eigennamen auf singuläre, individuelle Denotate, zeichnen sich also durch Monoreferenz aus, kraft derer sie die Namenträger identifizieren.[4] Neben der identifizierenden Leistung (die etwa auch KFZ-Schilder, Steuer- oder Personalnummern erbringen) kommt ihnen insofern auch eine individualisierende zu, als der Name das benannte Objekt als Individuum aus der Masse der Gattungsvertreter heraustreten lässt: „Bildlich gesprochen hebt der Name es auf die Bühne und beleuchtet es mit Scheinwerfern."[5] Im Gegensatz zu den Appellativa verfügen Eigennamen also über eine minimale Extension, der − mit Blick auf die schier unendliche Menge der einem Individuum eigenen Merkmale − eine maximale Intension gegenübersteht. So liegt es nahe, dass ideale Namen (z.B. *Hannover*, *Rostock*; *Leine* [Name eines Flusses], *Warnow*; *Ewald*, *Sieler*) ihre Träger nicht charakterisieren. Die Attribuierung „ideale" impliziert allerdings bereits, dass neben solchen prototypischen Vertretern des proprialen Bereiches auch weniger prototypische existieren, die wir der Peripherie zuordnen. Zwar besteht auch deren Hauptfunktion darin, den Namenträger zu identifizieren und zu individualisieren, allerdings zeichnen sie sich daneben durch eine mehr oder weniger ausgeprägte Charakterisierungsleistung aus; vgl. *Stephanie* (als Rufname auf das Merkmal ‚weiblich' verweisend), *Elbsandsteingebirge*, *Doberaner Straße*, *Zweites Deutsches Fernsehen*, *Gesellschaft für deutsche Sprache*. Wie sich zeigen wird (vgl. die Befunde unter 4), sind hier auch die Namen von Alten- und Pflegeheimen einzuordnen.

---

[3]  *Wahrig. Deutsches Wörterbuch.* 8., vollständig neu bearbeitete und aktualisierte Auflage, R. Wahrig-Burfeind (Hrsg.), Gütersloh/München 2006. Auch die folgenden Bedeutungsangaben sind diesem Wörterbuch entnommen.

[4]  Dass ein und dasselbe Namenformativ an unterschiedliche Namenträger gebunden sein kann, steht dieser Aussage nicht entgegen: Hier handelt es sich um Namenhomonymie. So referiert z.B. *Wilhelm Busch* nicht nur auf eine Person, sondern auch auf einen Zuglauf des 20. Jahrhunderts; vgl. D. Nübling/F. Fahlbusch/R. Heuser, *Namen. Eine Einführung in die Onomastik* (Narr Studienbücher), Tübingen 2012, 309.

[5]  Nübling et al., Namen, 20.

# 2. Besonderheiten der Namen von Alten- und Pflegeheimen

## 2.1 Einordnung in das Namengefüge

Eine Klassifizierung von Namen kann bei unterschiedlichen Merkmalen ansetzen. Prominentestes, auch den onomastischen Hand- und Lehrbüchern zugrunde liegendes Einteilungskriterium ist die Beschaffenheit der Namenträger, nach der sich das Nameninventar grob in folgende Klassen untergliedern lässt: Personennamen (Anthroponyme), Tiernamen (Zoonyme), Ortsnamen (Toponyme), Objektnamen (Ergonyme), Ereignisnamen (Praxonyme), Phänomennamen (Phänonyme).[6]

Zweifellos zählen die Namen von Alten- und Pflegeheimen zu den Ergonymen. Eine feinere Einordnung erweist sich allerdings als schwierig, weil innerhalb der namenkundlichen Forschung kein Konsens über die Subklassen von Ergonymen besteht. Für unseren Gegenstand, die Namen von Alten- und Pflegeheimen, erweisen sich besonders die Kategorie der Institutions- und die der Unternehmensnamen als relevant. – Versteht man den Begriff Institution in einem weiten Sinne, wie Vasil'eva[7] dies tut, handelt es sich bei Institutionen um „Einrichtungen ganz unterschiedlicher Art – so etwa Verwaltungsorgane, Bildungs-, Kultur-, Produktions-, Kult-, Erholungseinrichtungen sowie Vereine und Verbände"[8], und deren Namen erweisen sich damit als sehr heterogene, grundsätzlich offene Klasse. Die entscheidende Gemeinsamkeit ihrer vielfältigen Typen und Subtypen – neben etlichen anderen erwähnt Vasil'eva hier „c) Arbeitsstättennamen: Betriebs-, Geschäfts-, Firmennamen" und „f) Pflegeeinrichtungsnamen: Krankenhaus-, Pflegeheim-, Kurheimnamen"[9] – ergibt sich diesem Konzept zufolge aus der „künstlichen" Art ihrer Entstehung, der in einem spezifischen gesellschaftlichen Rahmen erfolgenden Setzung durch einen Namengeber, der vielfach mit dem Namenträger identisch ist.[10] Hier deuten sich grundsätzliche Probleme der Kategorisierung an, da die Namenklasse weniger an Besonderheiten des Namenträgers als an solchen der Namenentstehung festgemacht wird.

---

[6] Vgl. Nübling et al., Namen, 6–8. Eine alternative Einteilung der Namenklassen, die etwa auch Namen übernatürlicher Wesen/Objekte sowie literarische Namen gesondert berücksichtigt, findet sich in F. Debus, *Namenkunde und Namengeschichte. Eine Einführung*, Berlin 2012, 29.

[7] N. V. Vasil'eva, Institutionsnamen, in: A. Brendler/S. Brendler (Hrsg.), *Namenarten und ihre Erforschung. Ein Lehrbuch für das Studium der Onomastik*. Anlässlich des 70. Geburtstages von Karlheinz Hengst, Hamburg 2004, 605–621.

[8] A. a. O., 606.

[9] A. a. O., 617.

[10] Die „für institutionymische Namengebungsakte charakteristische[n] Merkmale" beschreibt Vasil'eva (Institutionsnamen, 607).

Dies hat zur Folge, dass Unternehmensnamen als eine Subkategorie der Institutionsnamen erscheinen. Wie Nübling et al. zu Recht bemängeln, geraten Institutionsnamen auf diese Weise jedoch „häufig zu einer Art Sammelbecken [...]. Insbesondere, weil eine allgemein anerkannte Definition ihres Objekts, der Institution (< lat. *institutio* ‚Einrichtung'), fehlt."[11] Im Sinne einer deutlicheren und konsequent auf das benannte Objekt ausgerichteten Abgrenzung der ergonymischen Subkategorien etablieren Nübling et al. das Kriterium der für den Namenträger maßgeblichen Zielstellung: Sie betrachten nur diejenigen Einrichtungen als Institutionen, „die dem Wohl oder Nutzen der Allgemeinheit dienen und [...] keine Gewinnorientierung aufweisen"[12], während Unternehmen „privatwirtschaftlich organisiert [sind] und [...] hauptsächlich nach Gewinn(maximierung) [im Original fett] trachten".[13]

Der Ansatz von Nübling et al. erscheint für unseren Gegenstand besonders fruchtbar und wird deshalb hier zugrunde gelegt: Mit Blick auf die unterschiedlichen Träger der Alten- und Pflegeheime – zum einen privatgewerbliche, zum anderen freigemeinnützige und kommunale (vgl. 3) – verorten wir diese im Schnittfeld von Unternehmens- und Institutionsnamen. Dies führt zu der interessanten Frage, ob und wodurch sich die Namen der eindeutig auf Gewinn ausgerichteten Heime in privat-gewerblicher Trägerschaft von den anderen Namen unseres Belegkorpus abheben.

## 2.2 Funktionen

Wie alle Namen stehen auch die von Alten- und Pflegeheimen primär im Dienste der Identifizierung und Individualisierung ihrer Träger, die sie – wie unten zu zeigen sein wird – zudem charakterisieren. Neben diesen bei Namen aus der Peripherie des proprialen Bereiches selbstverständlichen Funktionen kommen zumindest in Teilen unserer Namenklasse zwei weitere zum Tragen: Beispiele wie *Katharina-von-Bora-Haus*, *Pflegeheim Albert Schweitzer* oder *Pflegeheim Matthias Claudius* deuten darauf hin, dass Namen von Alten- und Pflegeheimen durchaus auch eine Erinnerungsfunktion erfüllen können, indem sie etwa dazu beitragen, das Andenken an prominente Persönlichkeiten zu bewahren. (Diese Funktion teilen sie mit anderen Institutionsnamen, primär denen von Bildungseinrichtungen, sowie den Namen von Straßen.) Anthroponymische Namenbausteine wie diese bewirken jedoch nicht nur eine Erinnerung an den Namenspatron, sondern verweisen auch auf diejenigen (durch diesen verkörperten) Werte, denen sich das benannte Heim besonders verpflichtet fühlt.[14] (Zu den Besonderheiten ihrer

---

[11]   Nübling et al., Namen, 287.
[12]   Ebd.
[13]   A. a. O., 277.
[14]   Aufgrund der Vielzahl von Merkmalen, die die Namenspatrone auszeichnen (vgl. 1), lassen sich diese Werte jedoch z.T. nicht exakt benennen.

Verteilung vgl. 4.3.) Insofern wirken Charakterisierungs- und Erinnerungs-funktion hier zusammen. Eine weitere Beispielgruppe – *Alloheim Senioren-Residenz „Schloss Westhusen", Senioren-Wohnpark Leipzig – Villa Auen-wald* – lässt mit Blick auf die enthaltenen Hochwertwörter (*Residenz, Schloss, Villa, Park*; vgl. genauer 4.1) keinen Zweifel daran, dass mit ihrer Hilfe das benannte Alten- oder Pflegeheim auch beworben werden soll. Eine derartige Werbefunktion ist vor allem bei den zu den Unternehmensnamen tendierenden Namen von Heimen in privat-gewerblicher Trägerschaft zu erwarten.[15]

## 2.3 Komponenten

Die folgende Analyse (vgl. 4) wird einzelne Bausteine der Namen von Alten- und Pflegeheimen fokussieren, Besonderheiten ihrer Verteilung sowie ihrer konkreten Versprachlichung zu erfassen versuchen.[16] Daher muss zunächst der Frage nachgegangen werden, aus welcherart Komponenten sich diese Namen zusammensetzen. Dabei interessiert uns – mit Blick auf unsere Ein-gangsfrage – nicht die Struktur der Namenbausteine (ob es sich etwa um Simplizia, Wortbildungsprodukte oder Wortgruppenlexeme handelt), son-dern das Benennungsmotiv, das hinter den einzelnen Komponenten ersicht-lich ist. – Wir fragen also danach, in welcher Hinsicht einzelne Namenbau-steine den Namenträger charakterisieren (sollen).

Eine verallgemeinernde Beschreibung der Komponenten unserer Na-menklasse gestaltet sich insofern schwierig, als keine gesetzlichen Vorgaben für die Beschaffenheit der Namen von Alten- und Pflegeheimen zu ermitteln waren, man also – anders als z.B. bei den Schulnamen[17] – nicht von einem festen, gesetzten Komponentenbestand ausgehen kann. Im Folgenden werden zunächst die Bausteine benannt, die in der Mehrheit unserer Korpusbelege (vgl. 3) auftreten, also für die Namen von Alten- und Pflegeheimen als ty-pisch und erwartbar gelten können. Allerdings muss, wie die angeführten Ausnahmen belegen sollen, keine dieser Komponenten zwingend im Namen enthalten sein. (Die Beispiele stammen aus unserem Korpus und werden – auch in ihrer Schreibung – unverändert übernommen; die jeweils relevanten Komponenten sind hier und im Weiteren durch Fettdruck hervorgehoben.)

---

[15] Vgl. in diesem Sinne auch Nübling et al., Namen, 277.

[16] Denkbar wäre darüber hinaus auch eine Untersuchung der Namen im Hinblick auf die Spezifika der Bausteinverknüpfung, auf die hier jedoch verzichtet wird.

[17] Gemäß den Schulgesetzen der Länder müssen Benennungen von Schulen zumindest die Schulart sowie den Standort der Schule zu erkennen geben, sodass innerhalb der Namen zwischen (gesetzten) Basiskomponenten und (in Grenzen frei wählbaren) Erweiterungskomponenten unterschieden werden kann; vgl. P. Ewald, *Grundschule Brüsewitz – Grundschule „Villa Kunterbunt" – Lessing-Grundschule*, in: *Beiträge zur Namenforschung* 47 (2012), H. 1, 1–32, 5.

1. Benennung des Trägers

- **DOMICIL** *Seniorenpflegeheim Kirchhofallee* (Trägername: *DOMICIL*)
- **Pro Seniore** *Residenz Dresden* (Trägername: *Pro Seniore*)
- **Malteser***stift St. Klara* (Trägername: *Malteser*)
- **Johanniter***haus „Am Mariannenpark"* (Trägername: *Johanniter*)

(Ausnahmen: *Benderstift* [Diakonie], *Papst-Johannes-Stift* [Caritas])


2. Benennung der Wohnstätte

- *Altenpflege***heim** *Wichernhaus*
- *Alten***zentrum** *Sankt Anno*
- *Malteser***stift** *St. Klara*
- *CURANUM Senioren***residenz** *„Am Mühlbach"*

(Ausnahmen: *Bonifatius WOHNEN MIT PFLEGE KÖLN-WIDDERSDORF*, *AWO WOHNpflege Elmshorn*)


3. Benennung der Adressaten/Bewohner

- **Alten-** *und Pflegeheim Bienengarten*
- **Senioren***zentrum Michaelshoven*
- *Katharina von Bora* **Betagten***haus*
- **Eltern***heim der Synagogen-Gemeinde Köln*

(Ausnahmen: *Haus Obere Hengsbach, Sophienheim*)


4. Benennung der Funktion

- *Senioren***pflege***heim Haus Stadtblick*
- *Senioren***wohn***anlage Schloss Osterstein*
- *AWO* **Service***haus Am Wohld*

(Ausnahmen: *Haus Monika, Ev. Altenzentrum Der gute Hirte*)

Neben diesen vier sehr häufig anzutreffenden Komponenten existiert eine bunt bestückte Kategorie von Bausteinen, die in kleineren Teilmengen unseres Korpus auftreten und die benannten Heime in vielerlei Hinsicht zusätzlich charakterisieren – u.a. im Hinblick auf ihre Lage, die Trägerschaft, Pflegeschwerpunkt bzw. -konzept, (werteverkörpernde) Namenspatrone oder die angestrebte Lebensqualität der Bewohner.[18]

5. Varia

- *Elisa Seniorenstift* **Köln**, *Stadtresidenz* **Leipzig-Gohlis**, *Seniorenheim* **Ebnerstraße**, *Pflegestation* **Pirnaisches Tor**, *Senioren-Wohnpark Dresden „Am Großen Garten"*, *Pflegezentrum* **Elbmarsch**

- *Ev. Altenzentrum Fritz-Heuner-Heim*, **Privates** *Alten- und Pflegeheim Magdalena Tallosy*

- *Villa Seerose* **Gerontopsychiatrisches** *Pflegeheim, Haus im Rosengarten GmbH – familiäre Seniorenpflege*

- *Wohn- und Pflegezentrum Haus* **Adam Ries**, *DRK Pflege- und Seniorenheim* **Clara Zetkin**, **Bodelschwingh-Haus**, **Papst-Johannes**-*Stift*

- *Residenz* **Ambiente**, *Altenpflegeheim* **„Sonnenschein"**, *SAH* **„Goldener Herbst"**, *Altenpflegeheim* **Geborgenheit**

# 3. Korpora und Leitfragen der Analyse

Die Basisdaten unserer Untersuchung wurden im Rahmen einer Magister-Arbeit erhoben.[19] Wir stützen uns im Weiteren primär auf das 466 Belege enthaltende, auf der Basis von Internet-Datenbanken[20] entstandene Korpus der Namen von Alten- und Pflegeheimen. Um eine möglichst breite regionale Streuung zu erreichen, wurden die Namen aller in den Datenbanken erfassten (und mittels einer zusätzlichen Internetrecherche als existent bestätigten) Heime der folgenden Bundesländer/Städte in das Analysekorpus aufgenommen:

---

[18] Letztere wird häufig metaphorisch ausgedrückt.

[19] St. Sieler, *Namen von Alten- und Pflegeheimen im regionalen und zeitlichen Vergleich*, Magister-Arbeit, Rostock 2012.

[20] Ausgangspunkt der Datensammlung waren die folgenden Heimdatenbanken: www.heimverzeichnis.de, www.wohnen-im-alter.de, www.deutsches-seniorenportal.de sowie www.aok.pflegeheimnavigator.de. Angaben zu den Heimen (vor allem zu deren Trägern) wurden z. T. mithilfe der Heim-Webseiten ergänzt (vgl. Sieler, Namen von Alten- und Pflegeheimen, 25).

## Regionale Verteilung der Korpusbelege[21]

- Schleswig-Holstein (Kiel, Lübeck, Flensburg, Elmshorn, Husum)

- Sachsen (Dresden, Leipzig, Zwickau, Görlitz, Annaberg-Buchholz)

- Nordrhein-Westfalen (Köln, Dortmund, Aachen, Paderborn, Siegen)

- Bayern (München, Augsburg, Ingolstadt, Passau, Hof)

Die auf diese Weise ermittelten Namen unseres Belegkorpus verteilen sich wie folgt auf die unterschiedlichen Trägergruppierungen:

## Verteilung der Heime nach Trägern

| | |
|---|---|
| - privat-gewerblich: | 164 (von 466) |
| - freigemeinnützig, konfessionslos: | 89 |
| - freigemeinnützig, katholisch: | 85 |
| - freigemeinnützig, evangelisch: | 74 |
| - freigemeinnützig, jüdisch: | 2 |
| - freigemeinnützig, ökumenisch/andere: | 2 |
| - kommunal: | 50 |

Bei der Nutzung dieses Belegkorpus sind folgende Tatsachen in Rechnung zu stellen:

1. Synchrone namenkundliche Untersuchungen, vor allem solche zur schwer überschaubaren und reich bestückten modernen Namenlandschaft, müssen sich auf eine begrenzte Anzahl von Quellen beschränken, um in einer vertretbaren Zeit realisierbar zu sein. Daher haben wir es in Kauf zu nehmen, wenn die genutzten Heimdatenbanken (vgl. Fußnote 20) Lücken aufweisen.[22] Auch andere Verwerfungen, die aus der ständigen Veränderung der Heim- und Namenbestände erwachsen, lassen sich nicht vermeiden.

2. Die zusätzlichen Internetrecherchen (s. oben) förderten häufig Diskrepanzen zwischen den in den Datenbanken aufgeführten Namen der Heime und den auf den Webseiten erscheinenden zutage. In diesen Fällen wurde die

---

[21]   Eine regionale Streuung der Korpusbelege soll es ermöglichen, lokale Namenbesonderheiten zu erfassen. Wie unsere Studie erbrachte, wird bei den Namen von Alten- und Pflegeheimen der Faktor Region jedoch eindeutig durch den Faktor Träger überlagert: Regionale Namenbesonderheiten lassen sich in erster Linie durch die Dominanz von Trägern (mit spezifischen Namenpräferenzen) erklären. Daher werden lokale Auffälligkeiten der Namenverteilung im Weiteren nicht berücksichtigt.

[22]   Auf der aktuellen offiziellen Webseite der Hansestadt Lübeck (www.luebeck.de, Zugriff 10.03.2013) finden sich etwa, zusätzlich zu den im Korpus enthaltenen, die folgenden Namen von SIE (städtischen Senioreneinrichtungen): *SIE Behnckenhof, SIE Dornbreite, SIE Elswigstraße.*

Namenvariante aus der Kontaktadresse der Webseite ausgewählt, bei der man eher davon ausgehen kann, dass es sich um die offizielle und verbindliche handelt.

3. Bei der Deutung der Befunde ist zu berücksichtigen, „dass der Großteil der Alten- und Pflegeheime Ketten angehört und somit vermutet werden kann, dass es bestimmte Namenbildungstendenzen und -häufungen gibt."[23] Dies verdeutlichen die folgenden, einzelnen Trägern zugeordneten Beispiele:

- Alloheim: *Alloheim Senioren-Residenz „Dortmund Körne"* (Dortmund), *Alloheim Senioren-Residenz „Schloss Westhusen"* (Dortmund), *Alloheim Senioren-Residenz „Bürgerwiese"* (Dresden)

- AWO (Schleswig-Holstein): *AWO WOHNpflege Elmshorn, AWO Servicehaus Friesischer Berg* (Flensburg), *AWO Servicehaus Fruerlund* (Flensburg), *AWO Servicehaus Sandberg* (Flensburg), *AWO Servicehaus Lübeck WOHNpflege* (Lübeck), *AWO Servicehaus Am Wohld* (Kiel), *AWO Servicehaus Boksberg* (Kiel), *AWO Servicehaus Ellerbek* (Kiel), *AWO Servicehaus Lübscher Baum* (Kiel), *AWO Servicehaus Mettenhof* (Kiel), *AWO Servicehaus Suchsdorf* (Kiel), *AWO Servicehaus Wellingdorf* (Kiel)

- Caritas (Ingolstadt, München): *Caritas-Altenheim St. Josef, Caritas-Altenheim St. Pius, Caritas-Altenheim St. Antonius, Caritas-Altenheim St. Franziskus, Caritas-Altenheim St. Michael, Caritas-Altenheim St. Willibrord, Caritas Haus St. Nikolaus*

- Diakonie (Leipzig): *Altenpflegeheim EMMAUS, Pflegeheim Albert Schweitzer, Pflegeheim Johann Hinrich Wichern, Pflegeheim Marienheim, Pflegeheim Marthahaus, Pflegeheim Matthäistift, Pflegeheim Matthias Claudius*

- Hansestadt Lübeck: *Altenpflegeheim Dreifelderweg, Altenpflegeheim Heiligen-Geist-Hospital, Altenpflegeheim Prassekstraße, Altenpflegeheim Schönböckener Straße, Altenpflegeheim Solmitzstraße*[24]

„Insgesamt kann […] gesagt werden, dass 415 von 466 Heimen Mitglieder von Pflegeheimketten beziehungsweise Organisationen, Unternehmen und Verbänden sind und somit vermutlich bestimmten Namenbildungsrichtlinien unterworfen sind, während die singulär existierenden Heime bei der Namenbildung wahrscheinlich größere Freiheiten genießen […]."[25] Einen nennenswerten Anteil singulärer Heime, die nicht an die Namengebungsnormen ei-

---

[23] Sieler, Namen von Alten- und Pflegeheimen, 30.

[24] Interessanterweise zeichnet sich in der Stadt Lübeck eine institutionenübergreifende Tendenz der Benennung nach Straßen ab, die auch die kommunalen Kindertagesstätten erkennen lassen; vgl. A. Nietz, *Die Namen von Kindertagesstätten in ausgewählten norddeutschen Städten*, Bachelor-Arbeit, Rostock 2012, 48, 58f.

[25] Sieler, Namen von Alten- und Pflegeheimen, 30.

ner Kette gebunden sind und bei denen folglich eine größere Namenvielfalt erwartet werden kann, finden wir lediglich bei den privat-gewerblichen Trägern (45 von 164, also 27,4%).[26]

Neben den Namen der Alten- und Pflegeheime wurden mittels einer E-Mail-Umfrage[27] Daten zu folgenden Fragen erhoben und in einem zweiten Korpus zusammengestellt:

– Warum haben Sie die Bezeichnung ... [z.B. *Seniorenzentrum*] zur Bezeichnung Ihrer Institution gewählt (statt *Altenheim, Seniorenresidenz* etc.)?

– Warum hat man sich gerade für den gewählten Namen ihrer Institution entschieden [z.B. *Altenzentrum Schwanenhaus*]? Was war die Motivation?

– Hatte Ihr Pflegeheim früher einmal einen anderen Namen? Wenn ja, wie lautete dieser, wann und warum wurde das Pflegeheim umbenannt?

Insgesamt nahmen Vertreter von 108 Heimen (z.T. beträchtliche) Zeit und Mühe auf sich, um unsere Fragen zu beantworten.[28] Dies halten wir (vor allem bei einer nicht innerhalb eines Netzwerkes erfolgenden Befragung wie der unseren) für einen bemerkenswert hohen Rücklauf, der davon zeugt, dass die Namen der Heime von Betreibern bzw. Personal als gründlicher Überlegungen wert angesehen und keineswegs für belanglos gehalten werden. Im Weiteren nutzen wir Zitate aus den E-Mail-Antworten[29], um markante Positionen zu einzelnen Namenbausteinen aufscheinen zu lassen. Die eingestreuten Meinungsäußerungen können und sollen aber nicht als repräsentativ für bestimmte Trägergruppierungen gelten.

Im Rahmen einer Pilotstudie wie der vorliegenden ist es nicht möglich, alle Merkmale von Heimnamen zu erfassen. Da wir primär an trägergeschuldeten Namenspezifika interessiert sind (vgl. 2.1), konzentrieren wir uns auf die Analyse der Namenbausteine, die solche Besonderheiten am ehesten erwarten lassen, und orientieren uns an den folgenden Leitfragen:

1. Wie wird die **Wohnstätte** in den Korpusbelegen benannt? Welche Besonderheiten zeigen sich im Hinblick auf die unterschiedlichen Träger? (Vgl. 4.1.)

---

[26]  Vgl. ebd.

[27]  Leider ließen sich nicht für sämtliche Heime unseres Namenkorpus die Kontaktdaten ermitteln, sodass auch nicht alle in die Umfrage einbezogen werden konnten.

[28]  Wir danken daher an dieser Stelle sehr herzlich allen Beteiligten, deren Antworten auf unsere Fragen uns einen Eindruck davon vermittelt haben, wie die Namen von Alten- und Pflegeheimen außerhalb der Linguistik, im Kreise der Heimvertreter, wahrgenommen werden.

[29]  Mitunter nehmen wir leichte orthographische bzw. grammatische Veränderungen vor. Als Urheber der Äußerung erscheint jeweils nur die Trägergruppierung, der das Heim angehört.

2. Wie werden die **Adressaten/Bewohner** in den Korpusbelegen benannt? Welche Besonderheiten zeigen sich im Hinblick auf die unterschiedlichen Träger? (Vgl. 4.2.)

3. Welche Auffälligkeiten in Frequenz und Verteilung lassen die **Varia-Komponenten** erkennen? (Vgl. 4.3.)

4. Welche Beweggründe für **Umbenennungen** zeichnen sich ab? (Vgl. 4.4.)

# 4. Befunde

## 4.1 Benennung der Wohnstätte

Insgesamt treten in unserem Belegkorpus die folgenden Heimartenbezeichnungen auf, deren Anteil an der Gesamtmenge jeweils prozentual angegeben wird: *Haus* (14,8 %), *Seniorenzentrum* (12,7 %), *Altenpflegeheim* (8,6 %), *Stift* (7,1 %), *Altenzentrum* (5,4 %), *Pflegeheim* (4,9 %), *Alten- und Pflegeheim* (4,5 %), *Seniorenheim* (4,1 %), *Seniorenresidenz* (4,1 %), *Altenheim* (3 %), *Seniorenhaus* (3 %), *Seniorenpflegeheim* (3 %), *Pflegezentrum* (1,7 %), andere Bezeichnungen (23,1 %).

Diese Daten sind für unsere Fragestellung allerdings noch nicht hinreichend aussagekräftig, da die Benennungen von Wohnstätten auf unterschiedliche Weise mit solchen der Adressaten/Bewohner bzw. der Funktion verknüpft sind, ein und dieselbe Wohnstättenbezeichnung also in mehreren Heimartbezeichnungen auftritt (vgl. *Heim* in *Altenpflegeheim, Pflegeheim, Alten- und Pflegeheim, Seniorenheim, Altenheim, Seniorenpflegeheim*). Daher wurden in einem zweiten Analyseschritt die Wohnstättenbezeichnungen aus den Heimartbezeichnungen herausgelöst und nach Trägern sortiert. Dabei erfassten wir sämtliche in einem Heimnamen enthaltenen Wohnstättenbezeichnungen, in den folgenden Beispielen also jeweils zwei: *Haus Aurelius SZB Aachen – Alten- und Pflege**heim**, Ev. Alten**zentrum** Fritz-Heuner-**Heim***. Unberücksichtigt blieben Wohnstättenbezeichnungen in Trägernamen (vgl. *CASA REHA, DOMICIL*) und in Akronymen (vgl. *SAH* für *Städtische Altenpflegeheime*).

Die folgende Tabelle gibt Aufschluss darüber, wie viele Belege der wichtigsten Wohnstättenbezeichnungen (*Residenz, Heim, Haus, Stift, Zentrum*) in den Namen der Alten- und Pflegeheime einzelner Trägergruppierungen auftreten. Die Prozentangaben beziehen sich auf die Gesamtheit der einer Trägergruppierung zugeordneten Wohnstättenbezeichnungen und markieren den Anteil der jeweiligen Benennung.

|  | *Residenz* | *Heim* | *Haus* | *Stift* | *Zentrum* | andere |
|---|---|---|---|---|---|---|
| **Privat-gewerblich** (192 Belege) | 22 (11,40%) | 47 (24,50%) | 47 (24,50%) | 13 (6,80%) | 30 (15,60%) | 33 (17,20%) |
| **Freigemein-nützig, kon-fessions-los** (101 Belege) | 3 (3,00%) | 25 (24,80%) | 35 (34,70%) | 1 (1,00%) | 30 (29,70%) | 9 (8,90%) |
| **Freigemein-nützig, ka-tholisch** (97 Belege) | − | 36 (37,10%) | 19 (19,60%) | 11 (11,30%) | 27 (27,80%) | 4 (4,10%) |
| **Freigemein-nützig, evanglisch** (95 Belege) | 1 (1,10%) | 34 (35,80%) | 28 (29,50%) | 14 (14,70%) | 12 (12,60%) | 6 (6,30%) |
| **Kommunal** (46 Belege) | − | 10 (21,70%) | 13 (28,30%) | 5 (10,90%) | 9 (19,60%) | 9 (19,60%) |

Tabelle: Verteilung einzelner Wohnstättenbezeichnungen auf Träger-gruppierungen

In Bezug auf die einzelnen Wohnstättenbezeichnungen ergibt sich das fol-gende Bild:
*Residenz* ist, als Baustein eines Alten- oder Pflegeheimnamens, metapho-risch zu deuten und dürfte vor allem an die erste der im Bedeutungswörter-buch (vgl. Fußnote 3) angeführten Bedeutungsvarianten anknüpfen: -„1 Sitz eines weltlichen od. kirchlichen Oberhaupts, Regierungssitz 2 Hauptstadt […] [<mlat. *residentia*,Wohnsitz' , zu lat. *residere* 'sitzen'; → *residieren*]".
Damit signalisiert die Bezeichnung eine herausgehobene Position sowohl des Heimes als auch seiner Bewohner, was sie − wie die klare Favorisierung durch privat-gewerbliche Träger belegt − besonders geeignet macht, zu Wer-bezwecken eingesetzt zu werden, etwa um auf bauliche Besonderheiten zu verweisen:

„Den Namen Residenz haben wir gewählt, weil unsere Einrichtung einmal eine stationäre Pflege sowie einen Mietbereich vorhält und sich in der Architektur von anderen Pflegeheimen unterscheidet." (Heim in freigemeinnützig konfessi-onsloser Trägerschaft)

Etliche Stellungnahmen von Heimvertretern verweisen indessen auf deutliche Vorbehalte gegenüber der Bezeichnung und den durch diese ausgelösten Assoziationen:

> „Seniorenresidenz vermittelt das Gefühl, in ein sehr nobles, sehr komfortabel eingerichtetes Haus zu kommen. Diese (angenommene) vornehme Lebensweise ist unserem derzeitigen Klientel fremd und baut eher Hemmnisse auf. Es entsteht auch auf Grund dieser Tatsache die Frage bei den Senioren: ‚Kann ich mir diese Residenz leisten?' Aus diesen beiden Ausschlüssen heraus haben wir uns für ‚Seniorenheim' entschieden." (Heim in freigemeinnützig konfessionsloser Trägerschaft)

> „Bezeichnungen wie Seniorenresidenz u.ä. beinhalten keine anderen Wohnformen, sondern nur vermeintlich wohlklingendere Umschreibungen." (Heim in freigemeinnützig konfessionsloser Trägerschaft)

> „Nichts Absurderes, als die alten Menschen im hohen Alter auch noch in eine ‚Residenz' zu platzieren." (Heim in freigemeinnützig konfessionsloser Trägerschaft)

Die in der Namenklasse etablierteste Wohnstättenbezeichnung *Heim* – in der Bedeutung „Wohnstätte für einen bestimmten Personenkreis" (vgl. Fußnote 3) – rangiert bei allen Trägergruppierungen auf den vorderen Plätzen. Ihre herausragende Position in den Namen von gemeinnützig katholischen und evangelischen Heimen dürfte damit zusammenhängen, dass es sich bei den Namenträgern hier häufig um Traditionshäuser handelt, bei denen der Namenbaustein *Heim* einer in ihrer Gründungszeit unangefochten herrschenden Namenbildungsnorm entspricht. In den folgenden Meinungsäußerungen von Heimvertretern zeigt sich das der Traditionspflege geschuldete Bedürfnis nach einer Bewahrung des Namenbausteins, aber auch dessen jüngere Belastung mit eher negativen Assoziationen:

> „Das Haus existiert seit 1978, es ist ein eingeführter Name, der bisher nicht zur Diskussion stand." (Heim in freigemeinnützig katholischer Trägerschaft)

> „Andere Bezeichnungen zu modern." (Heim in freigemeinnützig katholischer Trägerschaft)

> „Die Bezeichnung Altenheim wurde bewusst gewählt. Auch der Heimrat steht zu dieser Bezeichnung." (Heim in freigemeinnützig katholischer Trägerschaft)

> „Seniorenzentrum haben wir gewählt, da das Wort Heim nicht vorkommen sollte, da es allgemein sehr negativ besetzt ist und auch weit davon entfernt, wie wir eine Altenhilfeeinrichtung betreiben. Gemeint also in Richtung ‚Beheimatung', aber nicht wie früher in Richtung ‚Aufbewahrung'." (Heim in freigemeinnützig konfessionsloser Trägerschaft)

> „Die Benennung ‚Heim' ist nicht mehr zeitgemäß. Wird assoziiert mit ‚Unterbringung' in ‚Verwahranstalt', abgeschoben sein." (Heim in freigemeinnützig konfessionsloser Trägerschaft)

Bei den folgenden Wohnstättenbezeichnungen besteht zumindest die Möglichkeit, dass diese spezifische Merkmale der benannten Wohnstätten signa-

lisieren. So kann z.B. die Komponente *Haus* anzeigen, „dass das Pflegeheim
Teil einer Pflegeheimkette ist, besonders wenn es am selben Standort (Stadt,
Stadtteil) oder beim selben Träger mehrere Heime gibt"[30], vgl. *Kieler Stadtkloster, Andreas-Gayk-Haus*; *Kieler Stadtkloster, Friederica-von-
Ellendsheim-Haus*; *Kieler Stadtkloster, Haus Schwentineblick*; *Kieler Stadtkloster, Lisa-Hansen-Haus*; *Kieler Stadtkloster, Prof. Weber-Haus*. Daneben
wird der Baustein *Haus* jedoch, wie die folgenden Meinungsäußerungen zeigen, auch bewusst gewählt, um ein ganz spezielles Bild des Namenträgers
entstehen zu lassen:

> „Mit der Bezeichnung Seniorenhaus wollen wir das Gefühl von wohnlicher At-
> mosphäre vermitteln. Wir wollen uns nicht als Unterbringungsmöglichkeit alter
> und kranker Menschen verstehen. Vielmehr wollen wir unsere Bewohner auf ih-
> rem letzten Lebensweg würdevoll und mit Respekt begleiten." (Heim in kom-
> munaler Trägerschaft)

> „Seniorenhaus war meine persönliche Auswahl zur Gründung von 1989/90, da
> noch keine Einrichtung im Umkreis sich so genannt hat, da gab's nur Stifte und
> Seniorenzentren u.ä. Und es war klar, dass zur Neugründung auch ein anderer
> Name benutzt wird, der nicht unbedingt zu einem damaligen Alten- oder Pflege-
> heim passte – und weil dieses Haus anders werden sollte, ein Haus für Senioren
> eben." (Heim in privat-gewerblicher Trägerschaft)

Die Komponente *Stift* – "**1** mit gestiftetem Grundbesitz u. Vermögen ausge-
stattete, einem geistl. Kollegium gehörende, kirchl. Zwecken dienende An-
stalt, z.B. Kloster **2**<früher>**2.1** Erziehungsanstalt (für Mädchen) **2.2** Altersheim (bes. für adlige Damen)" (vgl. Fußnote 3) – verweist z.T. ebenfalls auf
entsprechende Merkmale bzw. einen entsprechenden Ursprung des Heims,
was die besonders hohen Werte bei freigemeinnützig katholischen und evangelischen Einrichtungen erklärt:

> „Wir sind die Gesellschaft freiwilliger Armenfreunde, die 1793 von Kieler
> Kaufleuten gegründet wurde, um die damals in Kiel herrschende Hungersnot zu
> mindern. Dafür wurde eine ‚Volksküche', eine ‚Mädchenschule', die ‚Kieler
> Spar- und Leihkasse' u.a. gegründet. Gut 100 Jahre später wurde das Kaiser
> Wilhelm I. Stift gegründet, das heute als Alten- und Pflegeheim genutzt wird."
> (Heim in freigemeinnützig konfessionsloser Trägerschaft)

Es stellt sich jedoch die Frage, ob *Stift* nicht auch frei gewählt wird, um dem
Namenträger Merkmale wie Alter oder Exklusivität zuzuschreiben. (Dies
könnte nur eine eingehende Beschäftigung mit den als *Stift* benannten Heimen und ihrer Historie erweisen.)
Auch die Wohnstättenbezeichnung *Zentrum* ist z.T. durch spezifische
Merkmale des Heims, speziell das Angebot vielfältiger Dienstleistungen,
motiviert:

> „Die Einrichtung ist nicht nur ein Heim, sondern bietet darüber hinaus Tages-
> pflege, Ambulante Pflege, Betreutes Wohnen, Beratungsstellen für Senioren im

---

[30]    Sieler, Namen von Alten- und Pflegeheimen, 54.

Stadtteil, öffentlichen Cafébetrieb sowie einen Mehr-Generationen-Treffpunkt an – daher die Begrifflichkeit 'Zentrum'." (Heim in freigemeinnützig konfessionsloser Trägerschaft)

Daneben wird sie jedoch offensichtlich auch ihrer besonderen ästhetischen Qualitäten wegen eingesetzt:

„Zum anderen empfanden wir die Bezeichnung moderner als alternative Bezeichnungen." (Heim in freigemeinnützig katholischer Trägerschaft)

„Seniorenzentrum ist ein schönerer Begriff als z.B. Pflegeheim oder Altenheim." (Heim in freigemeinnützig konfessionsloser Trägerschaft)

In der Rubrik **„andere (Wohnstättenbezeichnungen)"** sind die folgenden Belege zusammengefasst:

**privat-gewerbliche Träger** (33 Belege, = 17,2%):

*Anlage* (2), *Domizil* (3), *Einrichtung* (3), *Hof* (5), *Nest* (1)[31], *Pension* (2), *Palais* (1), *Park* (7), *Schloss* (1), *Sitz* (2), *Station* (1), *Villa* (5)

**gemeinnützig konfessionslose Träger** (9 Belege = 8,9%)

*Anlage* (2), *Einrichtung* (2), *Hof* (1), *Schloss* (1), *Sitz* (2), *Wohnstätte* (1)

**gemeinnützig katholische Träger** (4 Belege = 4,1%)

*Einrichtung* (4)

**gemeinnützig evangelische Träger** (6 Belege = 6,3%)

*Anlage* (1), *Carrée* (1), *Einrichtung* (2), *Hof* (1), *Sitz* (1)

**kommunale Träger** (9 Belege = 19,6%)

*Einrichtung* (3), *Hof* (1), *Park* (3), *Sitz* (2)

Wiederum heben sich hier die Namen von Heimen privat-gewerblicher Träger aus dem Gesamtinventar heraus – zum einen durch die Vielfalt der Wohnstättenbezeichnungen, zum anderen durch den auffallend hohen Anteil solcher (werbewirksamer) Benennungen, die dem Heim bzw. seinen Bewohnern besondere Qualitäten zuweisen (wie *Domizil*, *Palais*, *Park*, *Schloss*, *Sitz* und *Villa*).

---

[31] Die Wohnstättenbezeichnung *Nest* ist hier insofern als Ausreißer zu betrachten, als man sie primär in Namen von Kindertagesstätten findet; vgl. die *Kita „Spatzennest"* und die *Kita „Dünennest"* in Rostock (vgl. Nietz, Die Namen von Kindertagesstätten, 29).

## 4.2 Adressaten/Bewohner

Bei der Bezeichnung der Adressaten/Bewohner konkurrieren in den Namen unseres Korpus, sieht man von Ausreißern wie *Betagte* oder *Eltern* ab, erwartungsgemäß die Lexeme *Alte* und *Senioren*. Die Benennung *Senioren*, offensichtlich erst seit dem letzten Drittel des 20. Jahrhunderts als Synonym zu *Alte* gebräuchlich, erweist sich als semantisch besonders interessant: Angelika Linke zufolge referierte diese zunächst auf „Objekte von psychischer wie physischer Betreuung"[32], später (vor allem innerhalb von Komposita) auch auf Senioren „als Handelnde, als Repräsentanten einer gesellschaftlichen Gruppe [...], die sich nicht ausschließlich durch spezifische Bedürfnisse, sondern auch (oder gerade) durch spezifische Angebote und Aktivitäten auszeichnet."[33] Diesen neuen Gebrauch bestätigen auch die Befunde der Untersuchung von Sibylle Germann zu Benennungen für ältere Menschen in der „Zeitlupe" (ausgewählte Jahrgänge 1923 bis 2001), einer von der schweizerischen Stiftung Pro Senectute herausgegebenen Zeitschrift: „Die Verwendung von *Senior* für die Kategorie der ÄLTEREN MENSCHEN ist eine relativ junge Erscheinung [...]. Auch in der ‚Zeitlupe' tritt *Senior* in dieser Verwendung zum ersten Mal in den 70er-Jahren auf. Seither ist die Bezeichnung mehrheitlich an Kontexte der Aktivität und des Engagements gebunden, so dass gefolgert werden kann, dass diese Altersprädikation in erster Linie auf die Jüngeren unter der hier interessierenden Sozialkategorie angewendet wird, also tendenziell subkategorisierende Funktion übernimmt."[34] So finden sich denn auch im aktuellen Bedeutungswörterbuch (vgl. Fußnote 3) die folgenden Einträge:

– *Senior*: „[...] **2** älterer Mann, Rentner [...]"

– *Seniorin*: „[...] **1** ältere Frau, Rentnerin [...]"

Der Komparativ *älterer* benennt hier nicht, wie in Vergleichen, eine stärkere Ausprägung des Merkmals alt, sondern bezieht sich auf das Antonym des Adjektivs, also auf *jung*: „Ein älterer Herr ist älter als ein junger, aber noch keineswegs ein alter".[35] Da das (in der heutigen Gesellschaft wenig geschätzte) Merkmal des Altseins im (euphemistischen) Lexem *Senioren* – anders als in *Alte* – zurücktritt, ist diese Bezeichnung besonders geeignet, die Adressa-

---

32  A. Linke, Senioren. Zur Konstruktion von (Alters-?)Gruppen im Medium Sprache, in: A. H. Buhofer (Hrsg.), *Spracherwerb und Lebensalter*. Unter Mitarbeit von L. Hofer, H. Schneider, T. Tschui und E. L. Wyss, Tübingen/Basel 2003, 21–36, 29.

33  A. a. O., 31.

34  S. Germann, *Vom Greis zum Senior. Bezeichnungs- und Bedeutungswandel vor dem Hintergrund der „Political Correctness"*, Hildesheim [u. a.] 2007, 207.

35  *Duden. Die Grammatik*, 7., völlig neu erarbeitete und erweiterte Auflage, Dudenredaktion (Hrsg.) (Duden Band 4), Mannheim [u. a.] 2005, 379.

ten/Bewohner von Heimen positiv darzustellen[36]: „Seit den sechziger Jahren des 20. Jahrhunderts hat es sich eingebürgert, ältere Menschen jenseits der 60 Jahre als *Senioren* zu bezeichnen. Das ist als sprachliche ‚Aufwertung' gedacht, um Wörter wie ‚Alte' zu vermeiden, die als nicht mehr zeitgemäß gelten. Dementsprechend ist aus dem Alten- oder Altersheim ein *Seniorenheim* oder eine *Seniorenresidenz* geworden."[37]

Die Auskünfte von Heimvertretern deuten darauf hin, dass für die Wahl des Namenbausteins *Senioren* z.T. Altersbesonderheiten der Adressaten/Bewohner maßgeblich sind, diese aber auch erfolgt, um negative Assoziationen auszuschließen:

> „Im Sprachgebrauch hat sich [...] der Begriff ‚Senior' durchgesetzt, man spricht kaum noch von den ‚Alten'. Wir haben auch Bewohner, die nicht alt sind, also auch 50–60-jährige, da passt der Begriff ‚Senior', gleichgestellt als Ruheständler, besser." (Heim in freigemeinnützig konfessionsloser Trägerschaft)

> „Der Begriff Senioren wird verwendet, weil ‚alt' inzwischen einen negativen Beigeschmack hat und von den Senioren selbst abgelehnt wird." (Heim in freigemeinnützig konfessionsloser Trägerschaft)

Unsere Korpusbelege zeigen die folgende Verteilung der Namenkomponenten *Alte* und *Senioren*:

---

[36] Dabei wird ein aus dem Blickwinkel der Political Correctness augenscheinliches Problem in der öffentlichen Diskussion bislang nicht thematisiert: Anders als beim Baustein *Alte*, der Menschen beiderlei Geschlechts benennt(*der/die Alte*, Plural *Alte*, *die Alten*), existiert zum Maskulinum *Senior* (Plural *Senioren*) die feminine Form *Seniorin* (Plural *Seniorinnen*). Will man in Heimnamen Frauen wie Männer gleichermaßen berücksichtigen, können Namenbausteine wie *Seniorenheim* oder *Seniorenzentrum* somit schwerlich akzeptiert werden. Nicht von ungefähr überschreibt die (offensichtlich besonders auf sprachliche Gleichbehandlung von Frauen und Männern bedachte) Stadt Lübeck die entsprechende Rubrik ihrer offiziellen Webseite mit „SENIORINNENEINRICHTUNGEN DER HANSESTADT LÜBECK", vgl. www.luebeck.de, (Abruf am 28.06.2013).

[37] Wahrig. Deutsches Wörterbuch, 1349.

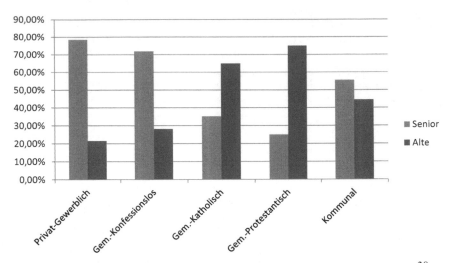

Abb.: *Alte* und *Senioren* in Namen von Heimen unterschiedlicher Träger[38]

Als aufschlussreich erweist sich hier zunächst die Verteilung auf Heime kon-
fessioneller und solche nicht-konfessioneller Träger: In den Namen von
Heimen in freigemeinnützig katholischer und evangelischer Trägerschaft
dominiert eindeutig die Bezeichnung *Alte* – zum Teil sicherlich bewahrt im
(älteren) Traditionsnamen, möglicherweise aber auch in bewusster Abkehr
vom modischen, mit religiösen Wertmaßstäben kaum vereinbaren Bestreben,
das Merkmal des hohen Lebensalters euphemistisch zu verhüllen. Dass bei
den Namen von Heimen privat-gewerblicher Träger der Anteil von *Senioren*
besonders hoch und der von *Alte* besonders niedrig ausfällt, offenbart wiederum klar deren Werbefunktion.

## 4.3 Varia

Aus dieser Gruppe heben sich rein quantitativ sehr klar toponymische Bausteine heraus, die in 200 Namen unseres 466 Belege umfassenden Korpus
auftreten[39]. Neben den dominierenden Namen von Siedlungen (hier: Städten), Stadtteilen oder Straßen finden sich durchaus auch solche von Gewäs-
sern oder Erhebungen, vgl. *Park carpe diem **Aachen**, Seniorenzentrum*
***Dortmund-Kirchlinde**, **Altstadt**zentrum **Sebastianstraße**, Seniorenzentrum*
*An der **Weißen Elster**, Seniorenpflegeeinrichtungen am **Schottenberg***. Zweifellos befördert eine Positionierung im Raum die Identifizierung und Indivi-

---

[38] Diese (leicht bearbeitete) Graphik ist der folgenden Quelle entnommen: Sieler, Namen von Alten- und Pflegeheimen, 65.

[39] Vgl. Sieler, Namen von Alten- und Pflegeheimen, 78.

dualisierung eines Alten- oder Pflegeheimes. Möglicherweise baut man bei der Nutzung solcher Namenbausteine aber auch auf deren Potential, mit der Benennung vertrauter Örtlichkeiten bei Bewohnern/Adressaten ein Gefühl der Geborgenheit auszulösen. Deutet das Toponym auf ein attraktives oder idyllisches Umfeld der Örtlichkeit hin, steht es zudem im Dienste der Werbefunktion, vgl. *Seniorenzentrum im **Kaiserviertel***, *Pflegeheim Dresden Am **Elbufer***. Eine Lokalisierungsfunktionen übernehmen neben den Toponymen auch Namen von Pfarrgemeinden sowie benachbarten Bauwerken – vgl. *Caritas-Altenheim **St. Franziskus*** (München), *Senioren-Residenz **Mühlentor***(Lübeck), *Vitanas Senioren Centrum **Am Blauen Wunder*** (Dresden) – sowie die (nur vereinzelt und ausschließlich im Norden begegnenden) mundartlichen bzw. fremdsprachlichen Namenbausteine – vgl. *AWO Servicehaus **Am Wohld*** (Kiel), *Senioren-Pflegeheim „**Huus** Moorschift"* (Husum), ***Dansk Alderdomshjem Flensborg***.

Während sich die verortende Bausteine enthaltenden Namen relativ gleichmäßig über alle Trägergruppierungen zu verteilen scheinen, zeichnen sich bei den anthroponymischen deutliche Unterschiede ab. Unsere Korpusbelege lassen innerhalb dieser Varia-Gruppe die folgenden Subkategorien erkennen:

1. indirekt, d.h. als Teil von Namen anderer Klassen (Straßen-, Häusernamen usw.) übernommene Anthroponyme

   *ASKIR Ambulante & Stationäre Kranken- und Intensivpflege Reiners „**Zille**-Haus"* (Heinrich-Zille-Straße 8), *CURA Seniorencentrum Husum Villa **Spethmann***

2. Rufnamen ohne offensichtlichen Bezug auf einen konkreten Namenspatron

   *MATERNUS Altenpflegeheim „**Angelika**-Stift"*, *Haus **Andrea***

3. Name des aktuellen/früheren Inhabers/Betreibers

   *Seniorenresidenz Am See **KRABBES**, **Michael Bethke** Seniorenwohnen Haus Reicker Blick*

4. (als solche markierte) Namen von Heiligen[40], prominenten Geistlichen usw.

   *Altenzentrum **St. Hildegard**, Altenzentrum **Bruder-Jordan**-Haus*

5. Namen anderer regional bzw. überregional bekannter Persönlichkeiten

---

[40] Eine genauere Überprüfung der einzelnen Heime müsste erbringen, inwieweit diese Namen denen benachbarter bzw. zugeordneter Kirchen bzw. Pfarrgemeinden entnommen sind.

***Gertrud-Völcker**-Haus*, *AWO Senioren- und Pflegeheim „**Albert Schweitzer**"*

Anthroponymische Bausteine der dritten Gruppe finden sich vorrangig in Namen von Heimen privat-gewerblicher Träger, solche der vierten Gruppe bei Heimen in freigemeinnützig katholischer Trägerschaft. Weniger auf der Hand liegend ist die Verteilung von Anthroponymen der (relativ reich bestückten) fünften Subklasse, die wir daher (in Teilen unseres Korpus) gesondert erfassen. Dabei interessiert uns wiederum besonders, ob sich Spezifika der Namen von Heimen in privat-gewerblicher Trägerschaft abzeichnen, die wir im Weiteren den Namen von Heimen gemeinnützig konfessionsloser Träger gegenüberstellen.

6. Namen anderer regional bzw. überregional bekannter Persönlichkeiten[41]

–   in Namen von Heimen privat-gewerbliche Träger: gesamt 7 Namen (von 164) = 4,3%[42]

–   in Namen von Heimen gemeinnützig konfessionsloser Träger: gesamt 33 Namen (von 89) = 37,1%[43]

Unsere Befunde – 4,3% vs. 37,1% – lassen darauf schließen, dass derartige anthroponymische Namenbausteine in Namen von Heimen mit privat-

---

[41]   Bei wenigen Belegen, etwa bei *Seniorenresidenz **Christian Runkel***, war es trotz aufwändiger Recherchen nicht möglich, den (angenommenen) Namenspatron dingfest zu machen, sodass die Zugehörigkeit zu dieser Namengruppe zwar wahrscheinlich, aber nicht verifizierbar ist.

[42]   *Kursana Domizil Siegen **Theodor-Keßler**-Haus*, *Seniorenresidenz **Christian Runkel**, PHÖNIX-Seniorenzentrum Haus **Graf Tilly** GmbH*, ***Gertrud-Völcker**-Haus*, ***Günter-Lüdgens**-Haus*, ***Magda-Theede**-Haus*, ***Viktor-Scheffel**-Haus Alten- und Pflegeheim Tschapke GbR*

[43]   *AWO Seniorenzentrum **Christian-Dierig**-Haus*; ***Fritz-Kistler**-Haus*; ***Horst-Salzmann**-Zentrum Neuperlach Seniorenwohn- und Pflegeheim*; *Seniorenzentrum **Betty-Pfleger**-Heim*; ***Erna-David**-Seniorenzentrum*; ***Karola-Zorwald**-Seniorenzentrum*; ***Minna-Sattler**-Seniorenzentrum*; *AWO **Marie-Juchacz**-Altenzentrum*; *Seniorenzentrum **Arnold-Overzier**-Haus*; *Seniorenzentrum **Theo-Burauen**-Haus*; ***Fritz-Fries**-Seniorenzentrum*; *AWO Senioren- und Pflegeheim „**Albert Schweitzer**"*; *AWO Seniorenzentrum „**Prof. Rainer Fetscher**"*; *AWO Seniorenzentrum **Clara Zetkin**; AWO Seniorenzentrum **Dr. Margarete Blank**"*; *Seniorenzentrum „**Marie-Anne Clauss**"*; *Begegnungs- und Seniorenzentrum „**Minister Stein**"*; ***Norbert Burger** Seniorenzentrum*; *ASB Seniorenpflegeheim „**Willy Stabenau**"*; *DRK Pflege- und Seniorenheim **Clara Zetkin**; DRK Altenpflegeheim „**Dr. Dorothea Christiane Erxleben**"*; *DRK Pflegewohnanlage **Käthe-Bernhardt**-Haus*; *DRK Senioren- und Pflegezentrum im Park **Erika-Gerstung**-Haus*; *Wohn- und Pflegezentrum Haus **Adam Ries**; Wohn- und Pflegezentrum Haus **Louise Otto-Peters**; Seniorenzentrum **Kaiser Wilhelm I** Stift*; *Banater Seniorenzentrum **Josef Nischbach**; Kieler Stadtkloster, **Andreas-Gayk**-Haus*; *Kieler Stadtkloster, **Friedrica-von-Ellendsheim**-Haus*; *Kieler Stadtkloster, **Lisa-Hansen**-Haus*; *Kieler Stadtkloster, **Prof. Weber**-Haus*; *KWA **Georg-Brauchle**-Haus*; *KWA **Luise-Kiesselbach**-Haus*

gewerblicher Trägerschaft kaum eine Rolle spielen – vermutlich aufgrund ihres nur begrenzten Werbepotentials. In deutlichem Kontrast dazu nutzen Heime in gemeinnützig konfessionsloser Trägerschaft ihre Namen dagegen ganz bewusst dazu, mit dem Träger bzw. dem Haus besonders verbundene Persönlichkeiten im öffentlichen Gedächtnis zu verankern, wie u.a. die folgenden Erklärungen aus E-Mail-Antworten belegen:

> Marie-Anne Clauss war „einige Jahre techn. Leiterin des Arbeiter-Samariter-Bundes in München. Zu ihrem Andenken wurde unser Seniorenzentrum nach ihr benannt."

> „Luise Kiesselbach (u.a. Stadträtin in München und Mitbegründerin des Bayrischen Paritätischen Wohlfahrtsverbandes) baute in den Jahren 1926–1928 die Senioreneinrichtung für Münchner Bürger, die auch heute noch ihren Namen trägt."

## 4.4 Umbenennungen

Die (für unsere Erhebung eher peripheren) Fragen, wie häufig die Namen von Heimen geändert wurden und welche Gründe dafür maßgeblich waren, lassen sich mithilfe der vorhandenen Daten nicht valid beantworten, da lediglich für 154 der insgesamt 466 unserer Korpus-Heime namengeschichtliche Informationen zu ermitteln waren. „Von den 154 Heimen wurden 99 Einrichtungen nie einer Namensänderung unterzogen. Von diesen 99 Heimen befinden sich 37 auf dem Gebiet der ehemaligen DDR (entsprechend Sachsen) sowie 61 Heime auf dem Gebiet der BRD in den Grenzen von 1989 [...]. 36 der 37 Heime in Sachsen, die nie umbenannt wurden, wurden in den Jahren 1990 bis 2011 gegründet und [ihre Namen] haben somit keine Aussagekraft für die Heimnamensgebung in der DDR. [...] Bei den ‚Westheimen' wurden 41 von 61 Einrichtungen zwischen 1990 und 2011 gegründet."[44]

Betrachtet man die 55 Heime, für die ein (z.T. mehrfacher) Namenwechsel belegbar ist, zeigen sich die folgenden Auffälligkeiten, die angesichts der dünnen Datenbasis aber nicht verallgemeinert werden können: Fünf der 13 sächsischen Heime enthielten den DDR-spezifischen Baustein *Feierabendheim*[45], der durchgängig durch eine andere, weniger belastete Heimartbezeichnung ersetzt wurde.

---

[44]  Sieler, Namen von Alten- und Pflegeheimen, 89.

[45]  Dieses Kompositum enthält die Konstituente *Feierabend* („Arbeitsschluss"; vgl. Fußnote 3), die die letzte Lebensphase metaphorisch benennt. Sie korrespondiert insofern mit den ebenfalls DDR-spezifischen Bezeichnungen *Arbeiterveteran* („alter, verdienstvoller Vertreter der Arbeiterbewegung, alter, verdienstvoller Arbeiter"; *Handwörterbuch der deutschen Gegenwartssprache.* In zwei Bänden, von einem Autorenkollektiv unter der Leitung von G. Kempcke, Berlin 1984, 72) und *Veteran der Arbeit*, als alle diese Bezeichnungen das menschliche Leben als ein in erster Linie berufstätiges fassen.

„Zur Wendezeit war das Wort Feierabendheim verpönt." (Heim in privat-
gewerblicher Trägerschaft)

Auch bei den 42 übrigen, in Schleswig-Holstein, Nordrhein-Westfalen und
Bayern liegenden Heimen erscheint bemerkenswert, „dass sich bis auf vier
Ausnahmen im Zuge der Umbenennung immer die Heimartenbezeichnung
geändert hat. Dies ist zum einen mit den Trägerwechseln zu erklären (die
neuen Träger führen neue Bezeichnungen ein, da sie eine andere Einrich-
tungsart etablieren), zum anderen wird bei gleichbleibendem Träger oder
Betreiber das Konzept bzw. die Funktion der Einrichtung erweitert oder vollständig ausgetauscht. In einigen Fällen wurde auch angegeben, dass man sich
nicht mehr mit der altmodisch gewordenen Bezeichnung identifizieren kann
und deshalb eine zeitgemäße gewählt hat, wie zum Beispiel im Fall der Bezeichnungen *Feierabendhaus* und *Rentnerwohnheim*, welche durch die neutrale Bezeichnung *Haus* und durch *Pflegeheim* ersetzt wurden. Außerdem
wurde auch angegeben, dass die schwierige Handhabbarkeit des Namens
[…] ein Grund für die Wahl einer neuen, kürzeren Bezeichnung war (*Haus*
statt *Altenzentrum mit Hospiz, Tagespflege und physikalischer Therapie*)."[46]

# 5. Fazit und Ausblick

Wie unsere Pilotstudie erbrachte, charakterisieren die Namen von Alten- und
Pflegeheimen ihre Träger auf mannigfaltige Weise: Zum einen enthalten sie
Bausteine, die sich relevanten Merkmalskategorien (wie Träger, Wohnstätte,
Adressaten/Bewohner, Zweck oder Positionierung im Raum) zuordnen lassen und daher grundsätzlich als motiviert gelten können. Zum anderen trans-
portieren die zur Versprachlichung dieser Bausteine genutzten Lexeme zusätzliche Informationen über das benannte Heim, zu denen wir auch solche
über die dominierenden Ziele der Träger rechnen. In beiderlei Hinsicht heben
sich die Namen von Heimen in privat-gewerblicher Trägerschaft aus unserem Gesamtkorpus heraus: Namen von regional oder überregional bekannten
Persönlichkeiten werden hier vergleichsweise selten als Namenkomponenten
genutzt, da diese eher im Dienste der Erinnerung an den Namenspatron stehen, als eine werbewirksame Präsentation des Heims zu befördern. Bei der
Versprachlichung der frei wählbaren Bausteine zeigt sich eine klare Präfe-
renz von besondere Qualitäten signalisierenden Hochwertwörtern (wie *Residenz* oder *Senioren*), die in den Namen von Heimen anderer Trägergruppierungen eine geringere oder gar keine Rolle spielen. Damit bestätigt der
Befund die onomastische Ergiebigkeit der Differenzierung von Unterneh-

---

[46]   Sieler, Namen von Alten- und Pflegeheimen, 91.

mens- und Institutionsnamen, deren Grenze offenbar durch die Namen von Alten- und Pflegeheimen verläuft.

Unsere Pilotstudie konnte lediglich eine (partielle) Beschreibung des heutigen Nameninventars anstreben, sodass wichtige der für das Thema „Lebensqualität (im) Alter" bedeutsamen Fragen unberücksichtigt bleiben mussten: Welche Wirkung entfalten die Namen mit ihren oben beschriebenen besonderen Merkmalen? – Wie werden sie insbesondere von älteren oder alten Menschen als den potentiellen oder tatsächlichen Bewohnern der Heime wahrgenommen? Und auf dieser Grundlage: Welcherart Namenbausteine oder namenbildende Lexeme erscheinen besonders geeignet, die Identifizierung der Bewohner mit ihrem künftigen oder tatsächlichen Lebensbereich zu befördern? Bei der noch ausstehenden Beschäftigung mit der Namenwirkung sowie den Anforderungen an Namen von Alten- und Pflegeheimen ist auch zu bedenken, dass beides sich – wie das Alter(n) selbst – in einem ständigen Wandel befindet, den das folgende, unseren Beitrag abschließende Zitat sehr eingängig beschreibt:

> „Früherer Name war ‚Alten- und Pflegeheim Lindenhof'. Ein typischer Einrichtungsname damals (Birkenhof, Eichenhof, Waldfrieden) – aber hier stehen kaum Linden und es war auch kein Hof. Man unterstellte wohl, dass alte Menschen sich zu Ruhe und Natur hingezogen fühlten und dass Bäume und ‚Höfe' das am besten verkörpern könnten. So könnten diese häufigen ‚Wald-und-Wiesen'-Namen von Senioreneinrichtungen entstanden sein. Heute wollen alte Menschen zumeist gerne dort alt werden, wo sie auch zuvor gelebt haben. Die meisten leben in Städten. Da haben Waldfrieden und Höfe wenig Platz. [...] Das Bild des Alterns und die alten Menschen verändern sich." (Heim in freigemeinnützig konfessionsloser Trägerschaft)

# Die Lebensqualität alter Menschen aus ärztlicher Sicht

*Klaus Hager, Katharina Klindtworth, Nils Schneider*

## 1. Einleitung

In Anbetracht von nicht umkehrbaren körperlichen Veränderungen, Multimorbidität und Einschränkungen im Alltag ist im höheren Lebensalter eine möglichst hohe Lebensqualität ein wichtiges und zum Ende des Lebens hin vielleicht das einzige sinnvolle Ziel. Was aber verbirgt sich hinter dem Begriff „Lebensqualität", wie ist sie mess- und beeinflussbar und wie verändert sich die Lebensqualität mit zunehmendem Alter?

Lebensqualität (LQ, Quality of life, QOL) ist die subjektive Wahrnehmung einer Person von ihrer Stellung im Leben in Beziehung zur Kultur und in Bezug auf die Wertesysteme, in denen sie lebt, sowie auf ihre Ziele, Erwartungen, Standards und Anliegen im Leben (WHO, 1993).

Die Lebensqualität gründet sich also auf die Wahrnehmung eines Menschen (subjektiv) mit seinen jeweiligen Erwartungen an das Leben im Rahmen der aktuellen Wertesysteme, die in unterschiedlichem Umfang von seiner Umwelt erfüllt werden. Der kulturelle Rahmen beeinflusst dabei den Erwartungshorizont. Lebensqualität wird zudem durch die Differenz zwischen den Erwartungen eines Menschen und der tatsächlich vorhandenen Realität bestimmt[1]. Die Erwartungen des Menschen werden sich zudem im Verlauf des Lebens wandeln, sie sind dynamisch. Ein junger Mensch wird andere Ziele und Erwartungen haben als ein alter Mensch. Im höheren Alter wird die Gesundheit in der Einschätzung der Lebensqualität beispielsweise eine größere Rolle spielen als in der Jugend, in der Gesundheit in der Regel vorausgesetzt wird. Die Lebensqualität ist die Summe verschiedener Parameter, sie ist multidimensional. Die Lebensqualität kann sich aber auch abrupt ändern, z.B. aufgrund eines schweren Verlustes oder einer plötzlichen ernsten Erkrankung. Die Lebensqualität ist somit

– subjektiv,

– kulturabhängig,

– multidimensional und

---

[1]    K. C. Calman, Quality of life in cancer patients-an hypothesis, in: *Journal of Medical Ethics* 10 (1984), 124–127.

– dynamisch.

Dabei sind einerseits objektive Faktoren (z.B. materielle Verhältnisse, Wohnsituation), andererseits auch subjektive Faktoren wichtig. Bei den subjektiven Faktoren bestehen positive und negative Aspekte bzw. Erwartungen an die Zukunft (Abb. 1). Ein Gefühl der Zufriedenheit kann die Lebensqualität steigern, Sorgen und Ängste sie vermindern. Die objektiven materiellen Voraussetzungen stellen dabei nur einen Faktor dar. Trotz schlechter objektiv vorhandener Faktoren, z.B. schlechter Wohn- oder materieller Bedingungen, kann im individuellen Fall durchaus eine hohe Lebensqualität empfunden werden.

Eine hohe Lebensqualität ist in der Regel mit einer entsprechend hohen Lebenszufriedenheit verknüpft. Deshalb werden im Folgenden die Begriffe „Lebensqualität" und „Lebenszufriedenheit" nicht genauer differenziert.

Neben der individuell empfundenen Lebensqualität der einzelnen Menschen mit ihrer subjektiven Einschätzung, werden regelmäßig auch Lebensqualitätsindizes publiziert, die sich ausschließlich auf objektive Kriterien wie Kaufkraft, Zugang zum Gesundheitssystem usw. beschränken. Der „Quality of Life Index" für einzelne Länder[2] ist ein Beispiel hierfür. Deutschland belegte darin hinter der Schweiz den zweiten Platz. Diese Indizes müssen nicht zwangsläufig mit der tatsächlichen, empfundenen Lebensqualität ihrer Bewohner korrelieren.

# 2. Lebensqualität im medizinischen Bereich

Wie oben dargestellt, ist Lebensqualität ein philosophisches, politisches, ökonomisches und sozialwissenschaftliches Konstrukt, das erst seit den 60er Jahren des vergangenen Jahrhunderts als Begriff in der Pflege und Medizin gebräuchlich wurde. Die Thematisierung der Lebensqualität fand frühzeitig vor allem in jenen Bereichen Eingang, in denen die Betrachtung des Patienten über das rein medizinisch-mechanistische Denken hinausgehen musste, also beispielsweise in der Palliativmedizin. Wenn am Lebensende die kurativen Möglichkeiten erschöpft sind, dann konzentriert sich die Sorge um den Patienten auf die Erleichterung der quälenden Symptome und eben auf die Aufrechterhaltung einer guten Lebensqualität.

Bei der medizinischen, gesundheitsorientierten Lebensqualität (Health Related Quality of Life, HRQoL) wird der komplexe Begriff der Lebensqualität vielfach auf die vier nachfolgenden Komponenten fokussiert[3]:

---

[2]   http://www.numbeo.com/quality-of-life/rankings_by_country.jsp     (Abruf    am 12.8.2013).

[3]   M. Bullinger, Gesundheitsbezogene Lebensqualität und subjektive Gesundheit, in: *Psychotherapie Psychosomatik Medizinische Psychologie* 47 (1997), 76–91.

- körperliche Verfassung,

- psychisches Befinden,

- soziale Beziehungen,

- funktionale Kompetenz.

Dabei bezeichnet „funktionale Kompetenz" im Wesentlichen die Selbständigkeit bei Alltagsverrichtungen.

# 3. Altern

Altern ist ein lebenslanger Vorgang, der individuell unterschiedlich verläuft und zu kontinuierlichen physischen, psychischen und sozialen Veränderungen führt. Dieser Vorgang kann zwar in vielfältiger Weise beeinflusst werden (z.B. Lebensstil, Krankheiten, Training), er ist aber letztlich unumkehrbar. Im hohen Alter werden, analog der Situation in der Palliativmedizin, die medizinischen Möglichkeiten geringer und die Erhaltung der Lebensqualität tritt zunehmend in den Vordergrund. Im Unterschied zur Palliativmedizin findet dieser Vorgang im Rahmen des Alterns langsam und über Jahre hinweg statt, während sich z.B. bei Krebserkrankten die palliative Phase auf Wochen bzw. Monate beschränkt.

Typischerweise treten im hohen Alter zunehmend Krankheiten auf (Multimorbidität), damit einhergehend Einschränkungen in den körperlichen Funktionen sowie im Alltag. Körperliche Veränderungen können schon frühzeitig wahrgenommen werden, eine Lesebrille kann z.B. bereits im fünften Lebensjahrzehnt fällig werden. Die Veränderungen verlaufen langsam, so dass man oft erst in der Rückschau feststellt, dass zehn Jahre früher die körperlichen Funktionen noch besser waren. Der langsame Verlauf lässt aber auch Zeit für die Anpassung.

Zusätzlich zum körperlichen Abbau müssen soziale und psychische Veränderungen bewältigt werden, z.B. der Austritt aus dem Berufsleben oder der Tod des Lebenspartners. In der letzten Lebensphase muss zunehmend Hilfe für den Alltag bis hin zu Pflege in Anspruch genommen werden. Eine Veränderung der Wohnsituation, z.B. ein Umzug in ein Altenheim, kann notwendig werden.

Aktuell wird in der Regel erst ab einem Alter von etwa 75-80 Jahren eine Grenze erreicht, bei der die Kraft soweit nachgelassen hat, dass die Bewältigung des Alltags schwierig wird. Bis dahin kann die Lebensführung häufig wie in jüngeren Jahren fortgesetzt werden, also an Freizeitaktivitäten teilgenommen, Hobbys nachgegangen und konsumiert werden („junge Alte"). Erst bei Auftreten von Krankheiten, Behinderungen und funktionellen Einschränkungen wird sich die Situation spürbar ändern („alte Alte").

Die Gruppe der „alten Menschen" ist damit heterogen. Studien, die vor allem 60-70jährige einschließen, untersuchen somit nicht die Situation des tatsächlich alten Menschen.

# 4. Lebensqualität im höheren Lebensalter

Jeder Mensch ist gefordert sich während des gesamten Lebens an die mit dem Alter zunehmenden Veränderungen anzupassen und diesen mit Anpassung (adaptation) und Widerstandsfähigkeit (resilience) zu begegnen. Gelingt das Trauern um die verlorenen Fähigkeiten und kann die Situation des Alterns in die eigenen Erwartungen integriert werden, so wird sich der individuelle Erwartungshorizont anpassen und die Lebenszufriedenheit wird größer sein, als wenn man mit den durch das Altern hervorgerufenen Verlusten hadert und die geänderten Lebensbedingungen im Alter nicht annehmen kann.

Wenn man beispielsweise Schmerzen aufgrund von abgenutzten Gelenken empfindet, so kann dies in einem gewissen Rahmen akzeptiert werden, da man Schmerzen im hohen Alter erwartet und hinnimmt. Die Lebensqualität wird höher sein, wenn man die Schmerzen als Teil des Lebens akzeptiert. Natürlich sind hierfür auch Vorbilder nötig, also z.B. alt gewordene Eltern, die diesen Prozess erfolgreich durchlaufen haben.

Zieht man eine positive Bilanz des Lebens, ist das Leben „gelungen", so wird man im Alter zufriedener sein. Objektive Gegebenheiten (Rente, Wohnsituation, familiäres Umfeld) sind natürlich ebenfalls wichtig, doch kann auch hier die Lebensqualität als höher angegeben werden, als es aufgrund der Höhe der Rente und der Wohnsituation zu vermuten wäre.

Wie später dargelegt wird, gelingt einem Großteil der alten Menschen dieser Prozess, die Folgen des Alterns werden in den Erwartungshorizont integriert und die Lebensqualität wird trotz zunehmender Beschwerden auch im hohen Alter als zufriedenstellend empfunden. Trotz schlechter Gesundheit und bestehender Hilfebedürftigkeit kann dennoch eine relativ hohe Lebenszufriedenheit vorliegen (Zufriedenheitsparadoxon).

# 5. Gesellschaftliche Faktoren

Wie eingangs erwähnt, wird auch der kulturelle Hintergrund, z.B. das Wohlstandsniveau der alten Menschen, eine Rolle spielen. Eine Verarmung im Alter wird sich sicherlich negativ auf die Lebensqualität auswirken. Ein breites Angebot an Wohnformen im Alter wird hingegen zur Steigerung der Lebensqualität ebenso beitragen wie Bildungs- und Betätigungsangebote für alte Menschen.

Zwei Aspekte sollen noch erwähnt werden. Das Bild des alten Menschen in der Gesellschaft wird die Lebensqualität im Alter ebenfalls prägen. Weist dieses Bild stark negative Züge auf bzw. wird das hohe Alter in der Gesellschaft als sehr negativ bewertet, so ist die Gefahr groß, dass der Einzelne dies in sein Selbstbild übernimmt und seine Situation im Alter ebenfalls als schlecht oder minderwertig einschätzt. Wird im Gegenteil der alte Mensch in einer Gesellschaft geachtet, so wird diese Akzeptanz seine Zufriedenheit und Lebensqualität steigern.

Ein weiterer wichtiger Faktor für die Lebensqualität in westlichen Gesellschaften ist die Selbstbestimmtheit. Ein gesellschaftliches Umfeld, das eine solche Selbstbestimmtheit zulässt und Wahlmöglichkeiten anbietet, wird die Lebensqualität seiner (alten) Mitbürger ebenso verbessern.

# 6. Fremdeinschätzung der Lebensqualität

Eingangs wurde bereits darauf hingewiesen, dass die Lebensqualität nur von der jeweiligen Person selbst beurteilt werden kann. Dennoch wird es immer wieder zu Situationen kommen, in denen die Lebensqualität anderer Menschen beurteilt werden muss. Vor schwerwiegenden medizinischen Entscheidungen kann auch die Lebensqualität eines Patienten in die Abwägung einbezogen werden. So könnte z.B. die Lebensqualität eines pflegeabhängigen Heimbewohners als schlecht bewertet werden und möglicherweise ein Argument für den Verzicht auf eine Reanimation oder die Gabe eines Antibiotikums darstellen.

Diese Fremdeinschätzung der Lebensqualität ist problematisch. Betrachtet man einen alten Menschen mit vielen Erkrankungen bzw. Einschränkungen, so kann leicht der Eindruck entstehen, dass dessen subjektiv empfundene Lebensqualität sehr eingeschränkt sein müsse. Dies kann aber sehr im Gegensatz zur tatsächlich empfundenen Lebensqualität stehen. Ein praktisches Beispiel wäre ein alter Mensch, der sich in seiner Wohnung nur noch schwer selbst versorgen und die Wohnung nicht mehr verlassen kann. Er könnte ein leichteres und freieres Leben in einer Seniorenresidenz mit Fahrstuhl, Zugang zum Außengelände, regelmäßigen Mahlzeiten und Kontaktmöglichkeiten haben. Ob ein Umzug aber tatsächlich seine Lebensqualität verbessert, oder ob die Selbstbestimmtheit des Lebens in den gewohnten Lebensbezügen einen höheren Wert besitzt, kann definitiv nur der Betroffene selbst entscheiden. Gegenübertragungen von eigenen Urteilen auf einen anderen Menschen sind daher auch im Hinblick auf die Lebensqualität eine Falle und sollten vermieden werden.

# 7. Lebensqualität bei Demenz

Es gibt allerdings Situationen, in denen die Fremdeinschätzung die einzige Möglichkeit darstellt, sich ein Urteil von der Lebensqualität eines Menschen zu bilden. Dies ist beispielsweise bei Patienten mit schwerer Demenz der Fall.

Für diesen Fall wurde eine ganze Reihe von Fragebögen entwickelt, die die Lebensqualität bei Demenzpatienten untersuchen[4]. Mit H.I.L.D.E., dem Heidelberger Instrument zur Erfassung der Lebensqualität Demenzkranker, existiert für diesen Bereich auch ein deutsches Instrument[5]. Das Prinzip dieser Fragebögen besteht darin, dass sie die Lebensqualität aufgrund von Einschätzungen des Patienten zu relevanten Lebensbereichen strukturiert bewerten. Dazu zählen z.B. der körperliche Zustand, die Wohnverhältnisse, die Möglichkeiten sich zu beschäftigen, der soziale Kontext usw.

# 8. Die Messung der Lebensqualität

Nachdem nun viel über den Begriff der Lebensqualität spekuliert wurde, stellt sich die Frage, wie die Lebensqualität tatsächlich zu bestimmen bzw. zu messen ist.

Auch ohne eine Definition von Lebensqualität zu kennen, kann jeder etwas mit dem Begriff anfangen und sich spontan zu seiner persönlichen Lebensqualität äußern bzw. diese auch konkret bewerten. Wenn man sich mit der Frage nach der eigenen Lebensqualität konfrontiert, dann wird man bei der Introspektion feststellen, dass die augenblickliche Befindlichkeit eine große Rolle spielt (z.B. aktuelle Sorgen oder Krankheiten), aber auch die mittelfristige Lebenssituation (z.B. finanzielle Absicherung, Lebenspartner). Ein langfristiger, lebensbilanzieller Aspekt, die Einschätzung der Zukunft sowie die eigene Persönlichkeit werden ebenfalls einen Einfluss ausüben.

Um die komplexe Situation zu operationalisieren und wissenschaftlich untersuchbar zu machen, wurden Befragungsinstrumente mit unterschiedlicher „Tiefe" entwickelt (Tab. 1). Nachfolgend sollen einige der Instrumente beispielhaft genannt werden.

Natürlich lassen sich neben diesen sehr formalisierten Instrumenten die Wahrnehmungen zur Lebensqualität auch individuell in einer freieren Inter-

---

[4]    R. E. Ready/B. R. Ott, Quality of Life measures for dementia, in: *Health and Quality of Life Outcomes*1 (2003), 11, doi:10.1186/1477-7525-1-11.

[5]    S. Becker/R. Kaspar/A. Kruse, Die Bedeutung unterschiedlicher Referenzgruppen für die Beurteilung der Lebensqualität demenzkranker Menschen, in: *Zeitschrift für Gerontologie und Geriatrie,* 39 (2006), 350–357.

viewform erheben. Lebensqualität kann so z.B. auch im seelsorgerlichen Gespräch erfragt werden.

## 8.1 Lebensqualität als globales Ergebnis

Die Lebensqualität lässt sich als globales Maß erfassen, beispielsweise mit visuellen bzw. numerischen Analogskalen. Ein Beispiel hierfür ist der Wohlfahrtssurvey (WS), eine repräsentative Befragung der deutschen Bevölkerung zur Messung der individuellen Wohlfahrt und Lebensqualität[6]. Er wurde in Abständen bis 1998 durchgeführt. Im Wohlfahrtssurvey wurde beispielsweise hinsichtlich der Lebenszufriedenheit gefragt: *„Was meinen Sie, wie zufrieden sind Sie – alles in allem – heute mit Ihrem Leben. Bitte sagen Sie es mir anhand dieser Liste (Skala von 0-10)“.*

Auch relativ global fragt die *„Satisfaction with Life Scale“* (SWLS) die Lebenszufriedenheit ab[7]. Die Anweisung dazu lautet etwa: *„Es folgen fünf Aussagen, denen Sie zustimmen bzw. die Sie ablehnen können. Bitte benutzen Sie die folgende Skala von 1-7, um Ihre Zustimmung bzw. Ablehnung zu jeder Aussage zum Ausdruck zu bringen.*

1 – starke Ablehnung (extrem unzufrieden)

2 – Ablehnung (unzufrieden)

3 – leichter Ablehnung (eher unzufrieden)

4 – weder Ablehnung noch Zustimmung (neutral)

5 – leichte Zustimmung (eher zufrieden)

6 – Zustimmung (zufrieden)

7 – starke Zustimmung (extrem zufrieden)“.

Die entsprechenden Fragen lauten:

–   „In den meisten Punkten ist mein Leben meinem Ideal nahe.

–   Meine Lebensbedingungen sind hervorragend.

–   Ich bin zufrieden mit meinem Leben.

–   Ich habe bisher die wichtigen Dinge, die ich mir vom Leben wünsche, auch bekommen.

–   Wenn ich mein Leben noch einmal leben könnte, würde ich fast nichts ändern.“

---

[6]   http://www.gesis.org/fileadmin/upload/dienstleistung/daten/umfragedaten/wohlfahrt ssurvey/0_Einltg.pdf (Abruf am 12.8.2013).

[7]   http://internal.psychology.illinois.edu/~ediener/SWLS.html (Abruf am 12.8.2013).

Die erreichten Punkte werden dann addiert und können so z.B. in einer Querschnittsuntersuchung zwischen einer Gruppe pflegender und nichtpflegender Angehöriger verglichen werden. Die allgemein gestellten Fragen beinhalten u.a. Aspekte von Wunsch und Wirklichkeit, von objektiven Lebensbedingungen sowie von bilanziellen Überlegungen.

## 8.2 Gesundheitsbezogene Lebensqualität

Über diese globale Einschätzung hinaus kann auch die Zufriedenheit mit der Gesundheit bewertet werden.

Ein Beispiel für ein globales Maß ist der EQ VAS, eine visuelle Analogskala von 0-100, die im Rahmen des EQ-5D abgefragt wird und für die der Befragte seinen Gesundheitszustand am Tage der Erhebung auf einer 20 cm langen Skala von 0-100 markieren soll[8].

Der EQ-5D wurde 1987 von der EuroQol-Gruppe als Selbstbewertungsinstrument für Patienten entwickelt. Der Gesundheitszustand wird dabei in fünf Dimensionen beschrieben: 1. Beweglichkeit und Mobilität, 2. die Fähigkeit, für sich selbst zu sorgen, 3. alltägliche Tätigkeiten, 4. Schmerzen und körperliche Beschwerden sowie 5. Angst, Niedergeschlagenheit.

Für Tumor- oder Palliativpatienten wird die Lebensqualität von Besonderheiten determiniert, z.B. von Schmerzen oder Atemnot am Lebensende. Daher werden Messinstrumente zur Einschätzung der Lebensqualität für einzelne Patientengruppen mit speziell dafür entwickelten Fragebögen arbeiten, in denen kritische Punkte (z.B. Übelkeit) gezielt abgefragt werden. Ein Beispiel ist der FACT-G (Functional Assessment of Cancer Therapy - General Version). Darin werden gezielte Fragen zu den Dimensionen körperliche Verfassung, psychisches Befinden, soziale Beziehungen und funktionale Kompetenz gestellt[9]. So werden beispielsweise zur körperlichen Verfassung sieben Fragen gestellt. Unter anderem muss die Aussage „Ich habe Schmerzen" auf einer Skala von 0-4 Punkten bewertet werden. Der allgemeine Fragebogen, der für alle Krebspatienten verwendet werden kann, wurde in eine größere Zahl Fragebögen für spezielle Tumorarten differenziert, z.B. den FACT-E für Patienten mit Speiseröhrenkrebs, in dem dann zusätzlich zu speziellen Problemen bei dieser Krebsart gefragt wird.

Für alte Menschen entwickelte beispielsweise die Weltgesundheitsorganisation (WHO) einen Fragebogen (WHOQOL-Old), der die Besonderheiten alter Menschen berücksichtigt[10]. Es existiert ein WHOQOL-100 Fragebogen sowie ein WHOQOL-Bref, eine gekürzte Version. Der WHOQOL-100 ist

---

[8]    R. Rabin/F. de Charro, EQ-D5: a measure of health status from the EuroQol Group, in: *Annals of Medicine* 33 (2001), 337–343.
[9]    http://www.facit.org/FACITOrg/Questionnaires (Abruf am 12.8.2013).
[10]   http://library.cph.chula.ac.th/Ebooks/WHOQOL-OLD%20Final%20Manual.pdf (Abruf am 12.8.2013).

untergliedert in sechs Facetten (facets), die für die Lebensqualität des alten Menschen als wichtig angesehen werden. Es handelt sich um sensorische Möglichkeiten, Autonomie, Vergangenheit-Gegenwart-Zukunft, soziale Teilhabe, Tod und Sterben sowie Intimität.

Neben dem Inhalt der Bewertungsinstrumente kann auch deren Gradierung unterschiedlich sein und z.B. die Messbereiche von „0-10", „1-7", „gut-neutral-schlecht" oder *„sehr gut, gut, weniger gut, zufriedenstellend, schlecht"* umfassen, um nur einige Beispiele zu nennen. Aus dieser Abstufung folgen dann etwas unterschiedliche Aussagen bei der Auswertung der Befragung.

Aufgrund des eingangs geschilderten dynamischen Aspekts der Lebensqualität haben die Skalen immer einen bestimmen Zeitbereich, z.B. die Lebensqualität während der letzten vier Wochen (z.B. WHOQOL-Bref) bis hin zur Lebensqualität am Tag der Erhebung (z.B. EQ-5D).

Es ist sicher nachvollziehbar, dass, je nach den Erhebungsschwerpunkten und Gradierung der jeweiligen Skala, etwas andere Ergebnisse gefunden werden können. Prinzipiell korrelieren die Erhebungsinstrumente aber miteinander.

Möchte man im Rahmen einer wissenschaftlichen Studie die Lebensqualität mit erfassen, so muss aus der Vielzahl der verfügbaren Erhebungsskalen jenes Bewertungsinstrument ausgewählt werden, das die Besonderheiten der Studie bzw. der untersuchten Menschen am besten abbildet.

# 9. Ergebnisse von Messungen der Lebensqualität im Alter

In einer ersten Einschätzung würde man vielleicht vermuten, dass die Lebensqualität bzw. die Lebenszufriedenheit mit dem Alter in Anbetracht zunehmender Krankheiten und Einschränkungen sinkt.

In einer Befragung von Personen über 60 Jahren in Österreich gaben jedoch 55% an mit ihrer Lebensqualität „sehr zufrieden" zu sein, nochmals 39% waren „eher zufrieden"[11]. Somit waren in dieser Erhebung 94% (!) der Befragten älteren und alten Menschen mit ihrer Lebensqualität eher bis sehr zufrieden. Dabei kann allerdings eingewendet werden, dass nur ein Viertel der Befragten über 75 Jahre alt war.

In einer anderen Studie mit 80jährigen ambulanten Patienten wurde die Lebenszufriedenheit in 57% als positiv sowie in 25% als neutral bezeichnet,

---

[11]  http://www.lebensspuren.net/medien/pdf/Lebensqualitaet%20im%20Alter.pdf (Abruf am 12.8.2013).

lediglich in 18% der Fälle wurde die Lebensqualität als schlecht beschrieben[12].

Im Wohlfahrtssurvey schätzten ältere Menschen ihre Lebensqualität als ähnlich hoch ein wie jüngere Personen[13]. So bewerteten 18-34jährige die augenblickliche Lebensqualität in Westdeutschland 1998 mit 7,7 (Skala von 0-10), 35-59jährige ebenfalls mit 7,7 und 60jährige bzw. ältere mit 7,8. Allerdings wurden bei dieser Befragung die Gruppe der älteren Menschen nicht weiter differenziert und die Gruppe der älteren Menschen begann bereits ab 60 Jahren.

In der „Satisfaction with Life Scale" berichteten 60-69jährige in 68,5% über eine Zufriedenheit („eher" bis „extrem") mit dem Leben sowie 68,7% der 70-79jährigen und 72,9% der 80-85jährigen[14].Auch in dieser Erhebung bestätigt sich somit die Beobachtung, dass mit zunehmendem Alter die Lebenszufriedenheit nicht schlechter wird.

In einer weiteren Studie wird resümiert, dass das Alter die Lebensqualität nicht negativ beeinflusst[15]. In einer Untersuchung desselben Autors wird die Lebensqualität im Alter zwischen 50 und 100 Jahren gemessen. Die Lebensqualität steigt nach dem 50. Lebensjahr erst einmal an und erreicht den höchsten Wert mit 68(!) Jahren, um dann bis ins hohe Alter hinein langsam und mit zunehmender Spannbreite abzunehmen[16].

Aus diesen Beispielen wird deutlich, dass der überwiegende Teil der älteren und alten Menschen mit der jeweiligen Lebenssituation zufrieden ist und die Lebensqualität bzw. die Lebenszufriedenheit relativ gut erhalten bleibt, wobei eine gewisse Abnahme im hohen Alter aber realistisch ist.

Wird allerdings die Zufriedenheit im Bereich der Gesundheit untersucht, dann finden sich schon erhebliche Veränderungen mit dem Alter.

Im Wohlfahrtssurvey wurde auch um eine Einschätzung der eigenen Zufriedenheit mit der Gesundheit auf einer Skala von 0-10 gebeten[17]. Diese Frage bewerteten 18-34jährige in Westdeutschland 1998 mit 8,4, 35-59jährige ebenfalls mit 7,3 und 60jährige bzw. ältere mit 6,5. Die Zufriedenheit mit der eigenen Gesundheit sank mit zunehmendem Alter also spürbar ab.

---

[12] F. M. Xavier/M. P. Ferraz/N. Marc et al., Elderly people's definition of quality of life, in: Revista Brasileira Psiquiatria 25(2003), 31–39.

[13] http://www.gesis.org/fileadmin/upload/dienstleistung/daten/umfragedaten/wohlfahrt ssurvey/0_Einltg.pdf (Abruf am 12.8.2013).

[14] Aus einem Vortrag: http://www2.uni-frankfurt.de/436995/Schulz-Hausgenoss.ppt.

[15] G. Netuveli/D. Blane, Quality of life in older ages,in: British Medical Bulletin85 (2008), 113–126.

[16] G. Netuveli/R. D. Wiggins/Z. Hildon et al., Quality of life at older ages: evidence from the English longitudinal study of aging (wave 1), in: Journal of Epidemiology & Community Health60 (2006), 357–363.

[17] http://www.gesis.org/fileadmin/upload/dienstleistung/daten/umfragedaten/wohlfahrt ssurvey/0_Einltg.pdf (Abruf am 12.8.2013).

Im EQ VAS sank in einer Untersuchung der Mittelwert (Skala von 0-100) von 87,0 Punkten bei 18-29jährigen kontinuierlich auf 72,5 bei 80jährigen und älteren ab, war damit aber auch bei den 80jährigen und älteren noch relativ hoch[18]. In dieser Studie mit dem EQ-5D sank der Anteil der Probanden, die keine Probleme mit Schmerz und körperlichen Missempfindungen hatten, von 83,9% bei 18-29jährigen auf nur noch 39,7% bei 80jährigen und älteren. Keine Probleme bei der Mobilität hatten 95,4% der 18-29jährigen, jedoch lediglich 43,3% der 80jährigen und älteren.

Hier wird noch einmal der eingangs schon erwähnte Widerspruch deutlich zwischen einer als zunehmend schlechter empfundenen Gesundheit und Mobilität einerseits, jedoch einer als vergleichsweise gut bezeichneten Lebensqualität andererseits.

Bei alten Menschen, die eine gute Lebensqualität empfanden, wurden Gesundheit, Familie, Rente, Beschäftigung und Freunde hervorgehoben[19]. Bei alten Menschen jedoch, die eine negative Lebensqualität angaben, war vor allem die Gesundheit ausschlaggebend.

Die Erfassung der Lebensqualität mit den skizzierten Instrumenten unterliegt auch Beschränkungen. So können sich die Bedürfnisse und Wünsche alter bzw. kranker Menschen nur im Rahmen der vorgegebenen Fragen artikulieren. Um die individuellen Bedürfnisse besser kennenzulernen, können auch offene oder strukturierte Interviewtechniken eingesetzt werden[20].

# 10. Lebensqualität, Lebenserwartung und weitere Faktoren

Eine als schlecht empfundene Lebensqualität ist mit einer reduzierten Lebenserwartung verbunden. Diese Beobachtung ist bereits aus der Berliner Altersstudie sowie aus anderen Untersuchungen bekannt. In einer Studie aus 2012 wurde dies erneut bestätigt. Alte Menschen, die ihre Lebensqualität als unterdurchschnittlich einschätzten, wiesen ein mehr als doppelt so hohes Sterberisiko auf als Menschen mit einer als durchschnittlich empfundenen Lebensqualität. Menschen hingegen, die ihre Lebensqualität als überdurch-

---

[18] P. Kind/P. Dolan/C. Gudex et al., Variations in population health status: results from a United Kingdom national questionnaire survey, in: *British Medical Journal* 316 (1998), 736–741.

[19] Ebd.

[20] M. G. Gerlich/K. Klindtworth/P. Oster et al., "Who is going to explain it to me so that I understand?" Health care needs and experiences of older patients with advanced heart failure, in: *European Journal of Ageing* 9(2012), 297–303.

schnittlich gut einstuften, hatten ein um ein Drittel geringeres Sterberisiko[21]. Plakativ ausgedrückt lebt derjenige, der mit seiner Lebenssituation zufrieden ist, länger und umgekehrt.

Hohe Bildung oder gute materielle Voraussetzungen führen in der Regel zu einer größeren Zufriedenheit.

Aus Studien mit onkologischen Patienten weiß man, dass die Lebenszufriedenheit kurz vor dem Tod abnimmt[22]. Auch bei alten Menschen scheint die Lebenszufriedenheit in den Jahren vor dem Tod nachzulassen[23]. Natürlich lässt sich daraus nicht ersehen, ob die Lebensqualität wegen der sich verschlechternden Gesundheit als geringer angesehen wird, oder ob eine als gering empfundene Lebensqualität die Widerstandsfähigkeit vermindert und daher Krankheit und Tod die Türe öffnet.

Die Lebensqualität sinkt mit Zunahme der Anzahl von Erkrankungen[24] bzw. mit Zunahme der Anzahl der Krankheitssymptome[25]. Weiterhin sinkt die Lebenszufriedenheit mit zunehmender depressiver Stimmung[26]. Bewohner in Pflegeheimen schätzen ihre Lebensqualität in der Regel schlechter ein als zuhause lebende alte Menschen. In einer finnischen Studie wurde zwar ein ähnliches Ergebnis erzielt, wobei die Bewohner im Pflegeheim allerdings auch älter und kränker waren. Wenn man den Gesundheits- und funktionellen Zustand sowie andere Faktoren mit einbezieht, dann waren die im Pflegeheim lebenden Personen tendenziell sogar zufriedener als die zuhause Lebenden[27].

Positive und negative Ereignisse können die Lebensqualität beeinflussen, doch stellt sich die ursprüngliche Lebensqualität nach einigen Monaten oder Jahren in der Regel wieder ein. Die Veränderungen werden in den schon mehrfach zitierten Erwartungshorizont aufgenommen. Die Wiederherstellung einer als gut empfundenen Lebensqualität kann daher auch als Lebens-

---

[21]   G. Netuveli/H. Pikhart/M. Bobak et al., Generic quality of life predicts all-cause mortality in the short term: evidence from British Household Panel Survey, in: *Journal of Epidemiology & Community Health* 66 (2012), 962–966.

[22]   J. M. Giesinger/L. M. Wintner/A. S. Oberguggenberger et al., Quality of life trajectory in patients with advanced cancer during the last year of life, in: *Journal of Palliative Medicine* 14(2011), 904–912.

[23]   D. Gerstorf/N. Ram/U. Lindenberger et al., Age and Time-to-Death Trajectories of Change in Indicators of Cognitive, Sensory, Physical, Health, Social, and Self-Related Functions, in: *Developmental Psychology* 2013.

[24]   K. I. Kim/J. H. Lee/C. H. Kim, Impaired health-related quality of life in elderly women is associated with multimorbidity: results from the Korean National Health and Nutrition Examination Survey, in: *Gender Medicine* 9 (2012), 309–318.

[25]   V. T. Chang/H. T. Thaler/T. A. Polyak et al., Quality of life and survival: the role of multidimensional symptom assessment, in: *Cancer* 83(1998), 173–179.

[26]   E. Chachamovich/M. Fleck/K. Laidlaw et al., Impact of major depression and sub-syndromal symptoms on quality of life and attitudes toward aging in an international sample of older adults, in: *Gerontologist* 48(2008), 593–602.

[27]   http://www.ceps.eu/book/institutionalisation-and-quality-life-elderly-people-finland (Abruf am 12.8.2013).

leistung des Einzelnen verstanden werden, seine Lebensqualität so positiv wie möglich zu gestalten. Negativ ausgedrückt könnte man auch sagen, dass sich der Einzelne mit seinen Lebensbedingungen „abfindet" und das Beste daraus macht, was aber auch als Leistung zu verstehen ist.

# 11. Möglichkeiten der Verbesserung der Lebensqualität alter Menschen

Letztlich werden viele Interventionen und Behandlungen beim alten Menschen Auswirkung auf seine Lebensqualität haben. Ein Training über 12 Wochen mit Tai-Chi-Übungen verbesserte beispielsweise die Lebensqualität von älteren thailändischen Frauen[28]. In einer anderen Untersuchung, die übrigens den WHOQOL-OLD einsetzte, verbesserte körperliche Aktivität die Lebensqualität alter Menschen, wobei beispielsweise ein gutes Hören und Sehen sowie soziale Teilhabe wichtige Faktoren waren[29]. Mit einer Intervention im Rahmen einer Promotionsarbeit in Deutschland zur Mund- und Zahnhygiene in Pflegeheimen konnte eine Verbesserung des EQ-5D bzw. des EQ VAS erreicht werden. Der Mittelwert des EQ VAS nahm von 47,66 auf 51,38 signifikant zu[30].

Da die Altersveränderungen mit ihren Folgen nur eingeschränkt zu beeinflussen sind, muss der alte Mensch versuchen sich an die Defizite anzupassen oder sie mit Hilfsmitteln bzw. Hilfspersonen zu kompensieren. Gerade hier können auch technische Hilfen nützlich sein. Unter „*Ambient Assisted Living*" (AAL) werden altersgerechte Assistenzsysteme verstanden, die ein gesundes und unabhängiges Leben, vorzugsweise in den eigenen vier Wänden, gewährleisten sollen. Auch mit solchen AAL-Systemen wird sich die Lebensqualität alter Menschen messbar verbessern lassen[31].

Die in der politischen Diskussion bekannte Sicherstellung der materiellen Versorgung vor allem alter Frauen, wird deren Lebensqualität sicherlich positiv verändern. Die Förderung von Betätigungsmöglichkeiten auch im hohen Lebensalter (z.B. ehrenamtliche Tätigkeiten) ist eine weitere Mög-

---

[28] P. Intarakamhang/P. Chintanaprawasee, Effects of Dao De Xin Xi exercise on balance and quality of life in Thai elderly women, in: *Global Journal of Health Science* 4 (2012), 237–244.

[29] H. A. Figueira/A. A. Figueira/S. A. Cader et al., Effects of a physical activity governmental health program on the quality of life of elderly people, in: *Scandinavian Journal of Public Health* 40 (2012), 418–422.

[30] K. Kirschner, *Erhebung des allgemeinen Gesundheitszustandes bei institutionalisierten Alten und Pflegebedürftigen der Landeshauptstadt München nach dezentraler, mobiler zahnärztlicher Betreuung*, Dissertation 2009, LMU München, Medizinische Fakultät.

[31] http://www.aal-deutschland.de (Abruf am 12.8.2013).

lichkeit zur Verbesserung der Lebensqualität. Doch muss auch der Rückzug aus Verpflichtungen ohne Abwertung der Person möglich sein. Die Einrichtung von differenzierten Wohnformen im Alter wird dazu führen, dass Wahlmöglichkeiten sowie Selbstbestimmtheit und damit die Lebenszufriedenheit bzw. Lebensqualität größer werden. Gerade die Selbstbestimmtheit kann dazu beitragen, dass der alte Mensch Verluste und Beschwerden zufriedenstellender verarbeiten kann.

Aus diesen wenigen Beispielen wird deutlich, dass die Lebensqualität im Alter durch eine große Zahl gesellschaftlicher wie persönlicher Maßnahmen beeinflusst werden kann.

## 12. Sinnhaftigkeit der Messung der Lebensqualität im medizinischen Alltag

Ist die Messung der Lebensqualität tatsächlich eine Maßnahme, um die Sinnhaftigkeit von Therapien in der täglichen medizinischen Praxis bei alten Menschen nachzuweisen? Möchte man einen Kraftzuwachs im Alter erreichen und dadurch Stürze vermindern, so wird man den Erfolg der Maßnahmen doch eher durch Kraftmessungen und durch die Häufigkeit von Sturzereignissen dokumentieren. Hingegen wird sich die Umgestaltung des Tagesablaufs in einem Altenheim mit dem Ziel der Verbesserung der Zufriedenheit der Bewohner sicherlich gut mit einem Erhebungsinstrument zur Lebensqualität nachweisen lassen. Die Nützlichkeit der Messung der Lebensqualität hängt also von der Fragestellung ab.

Lassen sich aus der Erfassung der Lebensqualität im individuellen Fall konkrete Folgerungen für die medizinische Behandlung ableiten? Ist ein alter Mensch nach einer schweren Erkrankung pflegebedürftig geworden, so wird die Lebensqualität schlechter sein als vor der Erkrankung, jedoch bei einer Verbesserung der Selbständigkeit wieder ansteigen. Für die konkrete Behandlung wird man aber die Defizite im Alltag analysieren und ein darauf ausgerichtetes Training der Selbständigkeit mit konkreten Maßnahmen und Hilfen formulieren müssen. Ein Messinstrument für die Alltagsaktivitäten wie der Barthel-Index wird die Situation konkreter abbilden als die Frage nach der Lebensqualität. Andere Erhebungen, z.B. Gehgeschwindigkeit, Selbständigkeit, Depressionserfassung, Erfassung der geistigen Leistung oder weitere, in der Geriatrie bekannte Assessmenttests, weisen auf konkrete Probleme hin, die wiederum mit daraus ableitbaren konkreten Maßnahmen zu behandeln sind. Für konkrete Interventionen scheint daher eine vielen Einflüssen ausgesetzte Lebensqualität nicht konkret genug zu sein.

Trotz dieser Einwände ist die Erfassung der Lebensqualität natürlich für Studien und Interventionen bei alten Menschen ein wichtiger, weil ganzheitlicher Aspekt. Daher bestehen besonders im Rahmen von wissenschaftlichen Untersuchungen viele Bereiche, in denen die Lebensqualität als messbarer Parameter einen wichtigen Beitrag leisten kann. So unterstützt das Bundesministerium für Bildung und Forschung (BMBF) mit einer Förderlinie *"SILQUA-FH Soziale Innovationen für Lebensqualität im Alter"* Projekte, die sich für eine Verbesserung der Lebensqualität einsetzen[32].

# 13. Zusammenfassung

Die Verbesserung der Lebensqualität im hohen Alter stellt angesichts zunehmender und unumkehrbarer körperlicher Einschränkungen einen wichtigen Aspekt der Behandlung alter Menschen dar. Die Einschätzung der Lebensqualität ist dabei subjektiv, kulturabhängig, multidimensional und dynamisch. Sie umfasst sowohl objektive Gegebenheiten wie auch subjektive Faktoren. Die Messung ist mit einer Vielzahl von Instrumenten mit unterschiedlicher Detailgenauigkeit möglich. Für besondere Patientengruppen (z.B. Demenz) wurden darüber hinaus Fremdeinschätzungsinstrumente entwickelt.

Die Lebensqualität bzw. die Lebenszufriedenheit nimmt bei älteren und alten Menschen, trotz einer deutlich schlechteren Einschätzung ihrer Gesundheit sowie trotz zunehmender Beschwerden und Schmerzen, vergleichsweise gering ab (Zufriedenheitsparadoxon). Eine Erklärung wäre, dass die Altersveränderungen in den Erwartungshorizont integriert werden, der alte Mensch sich an seine Situation im Laufe des Alterns anpasst und seine Lebensqualität aufrechterhält. Insgesamt sind etwa ¾ der Menschen, auch im hohen Alter, mit ihrer Lebensqualität zufrieden. Neben der Gesundheit üben viele Faktoren (z.B. Depression) einen Einfluss auf die empfundene Lebensqualität aus. Eine schlechte Lebensqualität ist mit einem kürzeren Überleben korreliert.

Verbesserungen der Lebensqualität im Alter können mit vielen Maßnahmen erreicht werden. Da die Gesundheit ein wichtiger Faktor für eine gute Lebensqualität im Alter ist, kann jeder Einzelne seine Lebensqualität im hohen Alter durch einen gesunden Lebensstil zu beeinflussen versuchen. Seitens der Gesellschaft können beispielsweise der Zugang zu Bildung, gute materielle Lebensbedingungen und vielfältige Wahlmöglichkeiten zum Erhalt der Selbstbestimmtheit des eigenen Lebens für alte Menschen dessen Lebensqualität positiv beeinflussen. Die Gesellschaft kann zudem durch einen wertschätzenden Umgang mit alten Menschen zu einer Verbesserung der Lebensqualität im Alter beitragen.

---

[32]   http://www.bmbf.de/de/13214.php (Abruf am 12.8.2013).

Tab. 1: Befragungsmöglichkeiten zur Lebensqualität im Alter

globale Fragen
  o   zur Lebensqualität bzw. zur Lebenszufriedenheit
Instrumente mit besonderen Schwerpunkten
  o   objektive Faktoren
  o   subjektive Faktoren
gesundheitsbezogene Lebensqualität
  o   körperliche Verfassung, psychisches Befinden, soziale
      Beziehungen, funktionale Kompetenz
auf spezielle Patientengruppen ausgerichtete Fragen zur Lebensqualität
  o   für Krebspatienten (z.B. FACT-G)
  o   für alte Menschen (z.B. WHOQOL-Old)

Abb. 1: Objektive und subjektive Faktoren der Lebensqualität (nach[33])

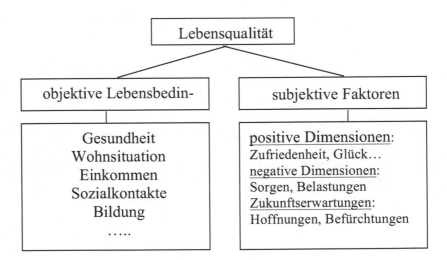

---

[33]   M. Schäfers, *Lebensqualität aus Nutzersicht: Wie Menschen mit geistiger Behinderung ihre Lebensqualität beurteilen*, Berlin 2008.

# Lebensqualität und Technik.
# Ethische Perspektiven auf einen
# biopolitischen Diskurs

*Arne Manzeschke*

Die elektronische Robbe Paro liegt im Schoß eines Menschen mit dementiellen Einschränkungen, er streichelt sie, und sie quittiert dies mit einem leisen Brummen und einem Blick aus großen schwarzen Knopfaugen. Der Mensch lächelt und hat – vermutlich – positive Gefühle. Ein Pflegeroboter reicht einem bettlägerigen alten Menschen das Getränk an. Eine größere Unterhaltung lässt sich zwar nicht mit ihm führen, aber er reagiert angemessen auf die formulierten Wünsche und antwortet höflich und sinnvoll. Ein Herzinfarktpatient wird mit seinem Herzschrittmacher permanent monitiert – in Zeiten von Handy und Internet kein technisches Problem mehr – und hat so eine größere Bewegungsfreiheit und Sicherheit hinsichtlich seines Infarktrisikos. Drei Beispiele, wie technische Assistenzsysteme das Leben von älteren Menschen verändern und zu ihrer Lebensqualität beitragen können.

Drei Beispiele, die aber auch nötigen, genauer hinzuschauen, was hier geschieht. Die Debatte um Lebensqualität im Alter betrifft nicht nur alte und pflegebedürftige Menschen sowie ihre Angehörigen, sondern unsere ganze Gesellschaft quer durch alle Generationen. Die drei Beispiele werfen die Frage auf, was wir darunter verstehen (wollen), wenn wir von Lebensqualität im Alter sprechen und uns – zumindest teilweise – für eine technologisch basierte Antwort entscheiden.

Dieser Beitrag beleuchtet in einem ersten Abschnitt den sozialpolitischen Hintergrund der Entwicklung, die es überhaupt angezeigt erscheinen lässt, „altersgerechte Assistenzsysteme" als Instrument der Sorge für Menschen im Alter zu entwickeln und einzusetzen (1.). In einem zweiten Abschnitt werde ich in Ansätzen den Stand der technischen Entwicklung und seine technologischen Bedingungen schildern (2.). Der dritte Abschnitt untersucht die Verbindung von Technik und Lebensqualität im Alter und die dieser Verbindung zugrunde liegenden ethischen Implikationen (3.). Der vierte Abschnitt beschäftigt sich aus der Warte der Ethik mit dem Begriff der Lebensqualität und den Einträgen, die er aus Technik und Ökonomie erhält (4.). Der fünfte und letzte Abschnitt resümiert die vorgestellten Überlegungen und kommt zu dem Schluss, dass der Begriff der Lebensqualität in seinen derzeitigen Fassungen überdeterminiert und für die ethische Debatte um Lebensqualität im Alter nur sehr bedingt geeignet ist. In einem Ausblick werden Ansätze zu seiner weiteren Ausarbeitung gezeigt (5.).

# 1. Sorge für Menschen im Alter

Die Sorge für Menschen, die für sich selbst nicht mehr oder nur noch in Teilen sorgen können, wird in unserer Gesellschaft als eine öffentliche Aufgabe begriffen.[1] Dementsprechend werden sozialpolitische Anstrengungen unternommen, um diese Aufgabe so gut wie möglich zu erfüllen. Diese Sorge für Menschen im Alter wird im Zuge des demographischen Wandels zu einem immer komplexeren und aufwändigeren Geschehen. Die dreifache Alterung der Industriegesellschaften – die Zahl der älteren Menschen nimmt relativ und absolut zu, sie erreichen außerdem ein immer höheres Lebensalter und befinden sich gegenüber den nachfolgenden Generationen in einer quantitativ immer stärkeren Position[2] – wirft schwerwiegende ethische, politische und ökonomische Fragen auf, wie die Gesellschaften den steigenden Versorgungsbedarf mit weniger Fachkräften und bei geringer werdenden Beitragszahlungen zu Kranken- und Pflegeversicherung schultern sollen. Zugleich sind die Ansprüche, Erwartungen und die Sensibilität im Umgang mit Schwachen, Alten und Bedürftigen gewachsen.[3] Ihnen gerecht zu werden und zugleich mit politischen Entscheidungen für die zahlenmäßig größere Generation der Älteren den Jüngeren nicht die eigenen Entwicklungschancen zu verbauen, erscheint derzeit als eine der großen politischen und ethischen Herausforderungen.

Die Einführung der Pflegeversicherung 1995 hat auf der einen Seite effektive Verbesserungen für Menschen im Alter erreicht, auf der anderen Seite hat sie aber auch den enormen Bedarf sichtbar gemacht, der in unserer Gesellschaft besteht – und darüber hinaus wohl auch weitere Ansprüche geweckt.[4]In jedem Fall hat die Pflegeversicherung den paradoxen Effekt gezei-

---

[1]  „Die pflegerische Versorgung der Bevölkerung ist eine gesamtgesellschaftliche Aufgabe", heißt es programmatisch in § 8 Abs. 1 SGB XI. Auf die semantische Nähe und Differenz der Begriffe ‚Sorge' und ‚Versorgung' kann hier nur ansatzweise hingewiesen werden. Während *Versorgung* im Folgenden stärker den institutionellen und logistischen Charakter betont, wird mit dem Begriff der *Sorge* die zwischenmenschliche, soziale und moralische Dimension angesprochen.

[2]  So bereits H.-P. Tews, Alter und Altern in unserer Gesellschaft, in: H. Reimann/ H. Reimann (Hrsg.), *Das Alter. Einführung in die Gerontologie*, Stuttgart 1994, 42–74; vgl. auch: K. Weber/S. Haug, Demographische Entwicklung, Rationierung und (intergenerationelle) Gerechtigkeit – ein Problembündel der Gesundheitsversorgung, in: J. C. Joerden/J. N. Neumann, (Hrsg.), *Medizinethik 5. Studien zur Ethik in Ostmitteleuropa* (Bd. 8), Frankfurt u. a. 2005, 45–74; P. Gruss (Hrsg.), *Die Zukunft des Alterns. Die Antwort der Wissenschaft. Ein Report der Max-Planck-Gesellschaft*, München 2007.

[3]  Eine innerfamiliäre, rein private Regelung, bei der die alten Menschen zum Beispiel von ihren Kindern ins ‚Austraghäuschen' abgeschoben werden, erscheint heute nicht mehr akzeptabel.

[4]  H. Klages, Die Dynamik gesellschaftlicher Anspruchshaltungen: Ein sozialpsychologisches Prozeßmodell, in: H. Klages/G. Franz/W. Herbert, *Sozialpsychologie der*

tigt, dass die Institutionalisierung der Unterstützung und Pflege im Alter weiter vorangeschritten ist, und im Gegenzug die sozialen Bindungen in den familiären Beziehungen sich verändert, vielleicht sogar ermäßigt haben.[5]

Die Pflegeversicherung ist von Anbeginn an als ‚Teilkaskoversicherung' angelegt worden, so dass zur Absicherung des individuellen Pflegerisikos auch privat vorgesorgt werden sollte.[6] Dieses *mixtum compositum* schuf eine für den deutschen Sozialstaat neue Verbindung aus staatlicher Teilabsicherung, privater finanzieller Vorsorge und (Weiter-)Mobilisierung privater sozialer Ressourcen. Während die anderen vier Säulen der sozialen Absicherung (Unfall-, Kranken-, Arbeitslosigkeit- und Rentenversicherung) als *bedarfs*orientierte Absicherungen den Einzelnen bisher von weiteren Sicherungsmaßnahmen weitgehend freistellten und auch das soziale Umfeld (insbesondere die Familie) nicht zu zusätzlichen Leistungen heranzogen, ist die Pflegeversicherung von Anfang an anders konzipiert worden – und wurde damit wegweisend für eine neue Gestalt der Sozialstaatlichkeit; denn auch in den anderen Sektoren der sozialen Sicherung setzen sich seitdem Mischsysteme aus öffentlicher und privater Vorsorge und Sorge durch.[7] Man mag diesen Wandel als Abkehr von staatlichem Paternalismus begrüßen oder den Rückzug der öffentlichen Hand aus Teilen der Daseinsvorsorge beklagen, in jedem Fall verändert sich auf diese Weise das Verständnis von sozialen Handlungen wie Pflege, Unterstützung, Hilfe, und dies hat wiederum Konsequenzen für die Qualität dessen, was in diesen Handlungen artikuliert und angezielt wird – und was letztlich als „Lebensqualität" gesellschaftlich und individuell vorgestellt wird.

Ein weiteres Spezifikum der Pflegeversicherung ist es, dass sie der familiären, nicht-professionellen Pflege strukturell den Vorzug gibt.[8] Sabine Bar-

---

*Wohlfahrtsgesellschaft. Zur Dynamik von Wertorientierungen, Einstellungen und Ansprüchen*, Frankfurt/New York 1987, 178–203.

[5] Zum Problem der Institutionalisierung sozialer Beziehungen vgl. I. Illich, *In den Flüssen nördlich der Zukunft. Letzte Gespräche über Religion und Gesellschaft mit David Cayley*, München 2006, bes. 72–83; kritisch darauf aufbauend: A. Manzeschke, Ressourcen der Barmherzigkeit. Eine fundamentalethische Besinnung auf die Erfahrung des Nächsten, in: *Nächstenliebe und Organisation. Zur Zukunft einer polyhybriden Diakonie in zivilgesellschaftlicher Perspektive*, hrsg. im Auftrag der Wissenschaftlichen Gesellschaft für Theologie von H. Schmidt/K. Hildemann, Leipzig 2012, 169–189.

[6] Vgl. St. Blüher/M. Stosberg, Pflege im Wandel veränderter Versorgungsstrukturen: Pflegeversicherung und ihre gesellschaftlichen Konsequenzen, in: K. R. Schroeter/ Th. Rosenthal (Hrsg.), *Soziologie der Pflege. Grundlagen, Wissensbestände und Perspektiven*, Weinheim/München 2005, 177–192.

[7] N. Rose, Tod des Sozialen? Eine Neubestimmung der Grenzen des Regierens, in: U. Bröckling/S. Krasmann/Th. Lemke (Hrsg.), *Gouvernementalität der Gegenwart. Studien zur Ökonomisierung des Sozialen*, Frankfurt 2000, 72–109.

[8] Diese Tatsache scheint der zu widersprechen, wonach die Einführung der Pflegeversicherung zu einer Ermäßigung der familiären Banden geführt habe. Es entspricht der gesellschaftlichen Wirklichkeit wohl am ehesten, dass beide Tendenzen gleicherma-

tholomeyczik hat das die „Janusköpfigkeit" des Pflegebegriffs genannt: Einerseits ist die professionelle Pflege in den vergangenen Jahren gestärkt und
als eigene Profession neben der Medizin gewürdigt und aufgewertet worden;
sie hat durch Professionalisierung und Akademisierung einen starken Schub
erhalten. Andererseits ist sie nach Sozialgesetzbuch (SGB) XI weiterhin eine
Tätigkeit, die auch von anderen, nicht-professionellen Kräften ausgeübt werden kann. Ja, das Grundverständnis von Pflege, das mit der Einführung der
Pflegeversicherung proklamiert wurde, lautet: Pflege kann von jedem bzw.
jeder erbracht werden – und soll auch so erbracht werden. Primär sind es –
nach diesem Verständnis – die Angehörigen, welche die Pflege verrichten,
und nur aus Kapazitäts-, nicht aus Kompetenzgründen kann hier noch professionelle Pflege hinzugezogen werden.[9]

Im Zuge der Weiterentwicklung der Pflegeversicherung (Pflegeleistungs-
Ergänzungsgesetz (PflEG) und Pflegequalitätssicherungsgesetz (PQsG) von
2002, Pflege-Weiterentwicklungsgesetz (PWEG) von 2008 sowie Pflege-
Neuausrichtungsgesetz (PNG) von 2013) hat man versucht, dem demographischen Wandel und damit einerseits der begrenzten ökonomischen Leistungsfähigkeit der staatlichen Absicherung im Bereich von Pflegeleistungen
und andererseits den ‚neuen', hochaltrigen Krankheitsbildern, insbesondere
der Demenz, Rechnung zu tragen. Ein wichtiger Aspekt ist in diesem Zusammenhang die stärkere Orientierung an der ambulanten Leistungserbrin-
gung. Menschen sollen bei Bedarf im Alter so lange wie möglich in ihrer
häuslichen Umgebung unterstützt und gepflegt werden. Das würde nicht nur
deren Willen mehrheitlich entsprechen, es wird auch als die kostengünstigere
Alternative angesehen gegenüber einer vollstationären Unterbringung.[10]

Hier kommen nun sogenannte ‚altersgerechte Assistenzsysteme' ins
Spiel, die zum einen dazu beitragen sollen, dass Menschen mit Pflege- und
Unterstützungsbedarf so lange wie möglich in ihrem häuslichen Umfeld le-

---

ßen wirksam sind – und damit die Pflegearrangements dilemmatisch strukturieren:
zentrifugale Kräfte (Auflösung der klassischen (Groß-)Familiensettings, steigende
Mobilitätsanforderungen, Sandwichposition derer, die Kinder und Eltern zugleich
versorgen sollen) wie zentripetale Kräfte (Finanzierungsnöte für Pflegearrangements,
gesellschaftliche Sensibilität, moralische Forderungen) wirken hier gleichzeitig.

9 „Für die zu Hause gepflegten Personen – und das sind nach wie vor die meisten –
bedeutet dies, dass beruflich ausgeübte Pflege eigentlich nur vorgesehen ist, wenn die
Angehörigen diese aus Kapazitätsgründen und weniger aus Kompetenzgründen nicht
selbst leisten können. Damit wird Pflege zu einer Unterstützungsleistung, die jeder
kann, wenn er nur will"; S. Bartholomeyczik, Professionelle Pflege heute. Einige
Thesen, in: S. Kreutzer (Hrsg.), *Transformationen pflegerischen Handelns. Institutionelle Kontext und soziale Praxis vom 19. bis 21. Jahrhundert*, Göttingen 2010, 133–
154, 141. Diese Konstruktion wirft immer wieder Probleme für die Qualität der Pflegeleistungen auf, die im Folgenden noch zu bedenken sein werden.

10 Zahlen und Fakten zur Pflegeversicherung. Statistik. Bundesministerium für Gesundheit, Mai 2010; http://www.bmg.bund.de/fileadmin/dateien/Downloads/Statistiken/
Pflegeversicherung/Zahlen_und_Fakten/Zahlen_und_Fakten_05_2013.pdf (Abruf am
29. 6. 2013).

ben können sollen. Zum anderen sollen diese technischen Assistenzsysteme den bereits jetzt spürbaren Fachkräftemangel kompensieren helfen. Insgesamt sollen sie zu einer Steigerung der Lebensqualität beitragen, wie es die Definition des Bundesministeriums für Bildung und Forschung (BMBF) für AAL-Produkte programmatisch formuliert:

> Unter „Ambient Assisted Living" (AAL) werden Konzepte, Produkte und Dienstleistungen verstanden, die neue Technologien und soziales Umfeld miteinander verbinden und verbessern mit dem Ziel, die Lebensqualität für Menschen in allen Lebensabschnitten, vor allem im Alter, zu erhöhen. Übersetzen könnte man AAL am besten mit „altersgerechte Assistenzsysteme für ein gesundes und unabhängiges Leben".[11]

## 2. Technische Assistenz im Alter

Technische Assistenzsysteme werden nicht nur für den Bereich altersbedingter Einschränkungen konzipiert. Bei den Automobilen sind zum Beispiel in den vergangenen Jahren immer mehr assistive Systeme verbaut worden, um Fahrer in ihrer Sicherheit oder ihrer Fahrleistung zu unterstützen. Im Bereich der Unterhaltungs- oder auch der Haustechnik haben zahllose Anwendungen den Weg in den Alltag gefunden und bieten ihre ‚Dienste' als komfortable Life-Style-Produkte für jedermann an. Auch sie haben das Ziel, die Lebensqualität zu steigern – ohne allerdings auf einen defizitär ausgelegten Unterstützungsbedarf zu reagieren.

Altersgerechte Assistenzsysteme lassen sich hinsichtlich ihrer Funktion, ihres Einsatzortes und ihrer Invasivität unterscheiden. So gibt es Assistenzsysteme, die eine temporäre oder permanente Monitoringfunktion haben und bestimmte Daten hinsichtlich Schwellwertabweichung kontrollieren. Das können einfach Raumtemperaturfühler sein, das können aber auch Messsysteme für Vitalparameter der unterstützten Person sein (Atemfrequenz, Blutdruck, Blutzucker o. a.). Andere Systeme haben eine Alarmfunktion: wenn zum Beispiel der Hausnotrufknopf gedrückt wird oder der Sturzsensor in dem speziellen Fußbodenbelag einen Sturz erkennt. In diesem Fall werden entsprechende Interventionskaskaden ausgelöst, bei denen nach Identifizierung der genaueren Umstände Nachbarn, Pflegepersonal oder Notärzte mobilisiert werden. Wieder andere Systeme unterstützen die Menschen bei ihrer Kommunikation, bei häuslichen Verrichtungen oder mit Erinnerungsfunktionen für Termine, Medikamenteneinnahme o. ä. Schließlich werden derzeit auch Assistenzsysteme entwickelt, die nicht unmittelbar der Person dienen, die Unterstützungsbedarf hat, sondern den Personen, die sie unterstützen sol-

---

[11]    BMBF, *Assistenzsysteme im Dienste älterer Menschen. Innovationen für ein selbstbestimmtes Leben*, in: http://www.aal-deutschland.de (Abruf am 29. 6. 2013).

len. Es werden zum Beispiel Dokumentationssysteme für Pflegekräfte entwickelt, die anhand von Handgelenksmanschetten die ausgeführten Pflegetätigkeiten erkennen und automatisch dokumentieren. In einem anderen Projekt wird eine Weste für Pflegekräfte mit kraftunterstützenden Sensoren und Aktoren entwickelt, um Fehlbewegungen vorzubeugen und bei schwergewichtigen Patienten zusätzliche Kraft zu gewinnen.[12]

Altersgerechte Assistenzsysteme lassen sich auch über ihren Einsatzort spezifizieren. Es macht technisch und sozial einen Unterschied, ob ein Assistenzsystem in der Umgebung der zu unterstützenden Person eingerichtet ist, ob es am Körper getragen wird oder ob es sogar in den Körper implantiert wird.[13] Mit dem Einsatzort verändert sich die Invasivität der Assistenz, und auch die dabei erhobenen Daten haben einen unterschiedlichen Charakter. Die Debatte um Lebensqualität dürfte in Zukunft immer stärker von diesen erhobenen Daten abhängen, wobei der Datenschutz grundsätzlich eine ‚schlanke' Datenerhebung nahelegt[14], während Sicherheits- und Steuerungsbedürfnisse eher zu einer Ausweitung der Datentypen und -mengen tendieren.

---

[12]  Vgl. hierzu einen Ausschnitt der aktuell vom BMBF geförderten Projekte: http://www.mtidw.de/service-und-termine/publikationen/projektgalerie (Abruf am 29. 6. 2013); außerdem: BMBF/VDE Innnovationspartnerschaft AAL (Hrsg.), *Ambient Assisted Living (AAL). Komponenten, Projekte, Services. Eine Bestandsaufnahme*, Berlin/Offenbach 2011.

[13]  Die meisten derzeit entwickelten Assistenzsysteme haben ihren Ort in der Umgebung oder am Körper der zu unterstützenden Person. Als implantierte Assistenzsysteme können etwa der Herz- oder der Hirnschrittmacher (vgl. hierzu A. Manzeschke/ M. Zichy, *Therapie und Person. Ethische und anthropologische Aspekte der tiefen Hirnstimulation*, Münster 2013) gewertet werden, aber auch mikroprozessorgesteuerte Prothesen, die künftig nicht nur über Muskel-, sondern auch über Gehirnimpulse gesteuert werden sollen, fallen in diese Kategorie.
      Aktuell werden bei Menschen mit Orientierungsverlust (z. B. Demenz) Armbänder o. ä. mit einem Chip zur Ortung bzw. zur automatischen Türsperrung (gegen Weglauftendenzen) verwendet. Da aber diese Menschen solche Armbänder auch ablegen können, ist es nicht abwegig, über implantierte Chips nachzudenken.
      Es liegt in der Dynamik des technischen Fortschritts, dass die Mensch-Maschine-Schnittstelle immer intensiver beforscht und bearbeitet wird und folglich die Differenz von Mensch und Maschine, von Organischem und Technischem immer stärker zum Verschwinden gebracht wird; vgl. hierzu K. Wiegerling, *Philosophie intelligenter Welten*, München 2011.

[14]  Vgl. hierzu die datenschutzrechtliche Begleitstudie zu AAL-Systemen: ULD (Unabhängiges Landeszentrum für Datensicherheit Schleswig-Holstein) (2010): *Juristische Fragen im Bereich altersgerechter Assistenzsysteme*, in: http://www. aal-deutschlandde/deutschland/dokumente/20110215-Juristische%20Fragen%20im%20 Bereich%20altersgerechter%20Assistenzsysteme.pdf (Abruf am 29. 6. 2013).

# 3. Technik und „Lebensqualität"

Es erscheint als eine recht banale Tatsache, dass Technik die Leistungsfähigkeit und den Komfort menschlichen Lebens steigern und umgekehrt menschliche Einschränkungen, Unfähigkeiten oder Mängel ausgleichen kann. Arnold Gehlen hat diesen grundlegenden Zug menschlicher Existenz so gefasst, dass der Mensch als evolutionäres „Mängelwesen"[15] gar nicht ohne technisches Handeln in seiner Umwelt überleben könnte. Der Mensch hat gewissermaßen schon immer Natur kulturell-technisch bearbeitet, um sie sich nutzbar zu machen bzw. sich vor ihren Gefährdungen zu schützen. Im Zuge dieser Bearbeitung wird Technik zu einem Teil der menschlichen *Lebenswelt*, das heißt, sie bleibt in der Alltagswahrnehmung unthematisch, selbstverständlich, solange sie als Technik gut funktioniert. Erst ihr Nichtfunktionieren oder das Ausbleiben der erwarteten technischen Leistung lässt sie selbst zum Thema und zum Problem werden.[16]

Grundlage aller technischen Assistenzsysteme ist die Informations- und Kommunikationstechnologie mit Ansätzen des *ubiquitous computing*.[17] Dem liegt der Gedanken zugrunde, praktisch alle Gebrauchsgegenstände des alltäglichen Lebens über Internetschnittstellen (IPv6-Adressen) miteinander zu verbinden und sich so den eigenen Lebensraum informatisch zu erschließen.[18]

---

[15]  A. Gehlen, *Der Mensch. Seine Natur und seine Stellung in der Welt*, Bonn 1950, 40.

[16]  Technik als Lebenswelt wird vor allem in der phänomenologischen Tradition zum Thema; vgl. zusammenfassend A. Kaminski, *Technik als Erwartung. Grundzüge einer allgemeinen Technikphilosophie*, Bielefeld 2010, bes. 137–160.
An dieser Stelle sei auf ein grundlegendes ethisches (und möglicherweise erkenntnistheoretisches) Problem von einer unauffälligen, weil diskret im Hintergrund verbliebenden Technik hingewiesen: In dem Maße, in dem einem Individuum nicht mehr bewusst ist, dass und in welchem Maße die Technik sein Leben bestimmt, kann es in einem ersten Schritt zu einem Wahrnehmungsdefizit hinsichtlich dieser Bestimmung, und in einem zweiten Schritt zu einem Reflexionsdefizit über die in solcher Weise bestimmte Wirklichkeit kommen; vgl. K. Wiegerling, Zum Wandel des Verhältnisses von Leib und Lebenswelt in intelligenten Umgebungen, in: P. Fischer/A. Luckner/U. Ramming (Hrsg.), *Die Reflexion des Möglichen. Zur Dialektik von Erkennen, Handeln und Werten*, Münster 2012, 225–238.

[17]  Vgl. E. Steinhagen-Thiessen/A. Dietel, Die zukünftige Stellung des „alten" Menschen in der Gesellschaft – Müssen wir grundsätzlich umdenken?, in: W. Niederlag/H. U. Lemke/E. Nagel/O. Dössel (Hrsg.), *Gesundheitswesen 2025. Implikationen, Konzepte, Visionen*, Dresden 2008, 45–57.

[18]  B. Robben/H. Schelhowe (Hrsg.), Begreifbare Interaktionen – Der allgegenwärtige Computer: Touchscreens, Wearables, Tangibles und Ubiquitous Computing. Bielefeld 2012; M. Friedewald/O. Raabe/P. Georgieff u. a., *Ubiquitäres Computing. Das „Internet der Dinge" – Grundlagen, Anwendungen, Folgen*, Berlin 2010.
IPv6-Adressen sind Internet-Protokoll-Adressen, die anhand von 128 Bit dargestellt werden und somit $2^{128}$ Adressen möglich machen. Die aktuellen IPv4-Adressen sind nahezu erschöpft und würden für ein „Internet der Dinge" beileibe nicht ausreichen.

Der Grundgedanke des *ubiquituous computing* und damit auch der altersgerechten Assistenzsysteme ist es, in der jeweiligen Lebenswelt technische Services zu erbringen, welche die Lebensqualität ihrer Nutzer erhöhen. Die informatisch erschlossenen Wohn- oder Lebenswelten sollen möglichst dezent und unauffällig von technischen Geräten durchwoben sein, welche jederzeit kommunikativ verfügbar sind und unaufdringlich, aber zielgerichtet ihre Aufgaben erfüllen. Hierzu gehört auch eine nutzerspezifische Adaptivität der Geräte, die im Verlauf der Kommunikation mit ihren Nutzern deren Anforderungen, Vorlieben und Gewohnheiten erkennen und darauf ihren Service einstellen (z. B. eine bestimmte Sitzposition im Auto, eine definierte Raumtemperatur, besondere Lichtverhältnisse oder ein bestimmter Musikgeschmack). Im Bereich altersgerechter Assistenzsysteme können außerdem bestimmte Tagesroutinen identifiziert und Abweichungen davon als Hinweis auf Probleme und mögliche Interventionen gewertet werden.

*Ambient Assisted Living*, wie die altersgerechten Assistenzsysteme in der ersten Förderlinie des BMBF auch genannt worden sind, entspricht einer solchen informatisch erschlossenen Lebenswelt, die zum Ziel hat, die Lebensqualität der hilfe- oder pflegebedürftigen Bewohner in ihrer Häuslichkeit so zu erhalten oder gar zu steigern, dass ein Umzug in eine stationäre Betreuungseinrichtung aufgeschoben oder sogar vermieden werden kann.[19]

Der Begriff „Lebensqualität" bezeichnet jedoch in diesem Feld ganz verschiedene Befindlichkeiten bzw. Zielzustände. Lebensqualität kann sowohl den komfortablen Zusatznutzen für Menschen bezeichnen, etwa das Navigationsgerät im Auto, welches Kartenlesen, nach dem Weg fragen oder Ortskenntnis überflüssig werden lässt. Lebensqualität kann aber auch die Sphäre des Wohlbefindens und der Sicherheit bezeichnen, die ein älterer Mensch erfahren kann, wenn Leuchtmarkierungen seinen nächtlichen Toilettengang sturzfrei halten. Man kann freilich argumentieren, dass sich mit dem Alter die Bedürfnisse ändern, und deswegen Lebensqualität an anderen Kriterien festgemacht wird, letztlich aber beide Formen von Lebensqualität auf der gleichen Linie liegen: Wohlbefinden, Bereicherung der bisherigen Lebenssituation, Erweiterung der individuellen Handlungsmöglichkeiten. Aus ethischer Perspektive liegt der kategoriale Unterschied zwischen den beiden angeführten Formen von Lebensqualität meines Erachtens darin, dass die erste auf *Bedürfnis* und die zweite auf *Bedürftigkeit* beruht. Der Begriff der Lebensqualität ist eher geeignet, diese Grenze verschwimmen zu lassen.

Mit der Entwicklung und Einführung von altersgerechten Assistenzsystemen sind auch gesellschaftliche Erwartungen und Vorstellungen verbunden, die sich in moralischen Begriffen wie Unabhängigkeit, Selbstbestim-

---

[19] Zum Konzept vgl. *Das Wohnzimmer wird zur Schaltzentrale für Gesundheit und Service*, in: http://www.wohnselbst.de/images/download/wohnselbst_in_carekon kret_3.2.12.pdf (Abruf am 29. 6. 2013); zur gesellschaftlichen Perspektive: S. Meyer/ H. Mollenkopf (Hrsg.), *AAL in der alternden Gesellschaft. Anforderungen, Akzeptanz und Perspektiven*, Berlin/Offenbach 2010.

mung, gesellschaftliche Teilhabe, menschliche Würde artikulieren. Zusammengefasst werden sie im vorgestellten Diskurs im Begriff der „Lebensqualität für Menschen in allen Lebensabschnitten, vor allem im Alter". Es erscheint mir nicht zufällig, dass der Begriff „Lebensqualität" als Klammer für soziale, technische, ökonomische und moralische Welten fungiert und in der Diskussion einen so prominenten Platz einnimmt. Denn dieser Begriff funktioniert sowohl als moralisch normativer wie auch als technisch-ökonomisch operationalisierbarer Begriff, der hier zunächst genauer beleuchtet werden soll.

Professionelles pflegerisches Handeln unterliegt wie alle anderen Dienstleistungen auch einer an betriebswirtschaftlichem und organisationstheoretischem Denken geschulten Vorstellung, dass dieses Handeln ein Produktionsprozess ist, der aufgrund seiner systematischen Zergliederung in diskrete Arbeitsschritte effizient gestaltet und in seinen verschiedenen Dimensionen (Struktur-, Prozess- und Ergebnisqualität[20] ) messbar gemacht werden kann. Entsprechend werden professionelle Pflegekräfte mit Pflegestandards und Maßnahmen zum Qualitätsmanagement ausgerüstet. Die Qualität der pflegerischen Maßnahmen wird wesentlich über diese drei Dimensionen erhoben, wobei die Lebensqualität insbesondere über die subjektive Zufriedenheit der gepflegten Person und an ihr messbare Outcome-Parameter (Ergebnisqualität) abgebildet wird.

Auf volkswirtschaftlicher Ebene wird versucht, den Nachweis zu erbringen, dass die ambulante Versorgung günstiger ist [21], außerdem entspreche dies dem Wunsch der meisten alten Menschen, so lange wie möglich ‚zu Hause' zu bleiben – und zudem komme das ihrer Lebensqualität zugute[22].

Demgegenüber ist die privat erbrachte Pflege im häuslichen Bereich von anderen Vorstellungen geleitet. Auch wenn sich Angehörige oder Nachbarn

---

[20]  Vgl. hierzu grundlegend A. Donabedian, *The definition of quality and approaches to its assessment. Explorations in quality assessment and monitoring*, Ann Arbor/Michigan 1980.

[21]  Vgl. hierzu H. Dräther/N. Holl-Manoharan, Modellrechnungen zum zukünftigen Finanzierungsbedarf der sozialen Pflegeversicherung, in: H. Dräther/K. Jacobs/ H. Rothgang, *Fokus Pflegeversicherung. Nach der Reform ist vor der Reform*, Berlin 2009, 13–70.

[22]  Vgl. U. Fachinger/H. Koch/G. Braeseke u. a., *Ökonomische Potenziale altersgerechter Assistenzsysteme. Ergebnisse der „Studie zu Ökonomischen Potenzialen und neuartigen Geschäftsmodellen im Bereich Altersgerechte Assistenzsysteme"* (2012), http://www.aal-deutschland.de/deutschland/dokumente/Endbericht%20AAL-Markt studie.pdf (Abruf am 12.8.2013). Hier wird die Verbindung von altersgerechten Assistenzsystemen und verbesserter Lebensqualität immer wieder als gegeben vorgestellt: „Im Zuge des demografischen und sozialen Wandels gewinnen altersgerechte Assistenzsysteme an Bedeutung. Sie erlauben es vielen älteren Menschen, möglichst lange selbstbestimmt in der eigenen häuslichen Umgebung zu leben und bieten vielfältige Möglichkeiten zur Verbesserung der Lebensqualität und zur Erleichterung des Alltags", a. a. O., 4.

durchaus von den professionellen Kräften in ihrer Tätigkeit anleiten lassen, so sind die verschieden gefassten Unterstützungs- und Pflegetätigkeiten auch mit unterschiedlichen Verständnissen von (Lebens-)Qualität verbunden. Dies muss nicht unbedingt in Konflikte münden, sondern kann auch in parallel existierenden Pflegesettings koexistieren. Für die Debatte um Lebensqualität ist diese Differenz allerdings bedeutungsvoll: Wer hat die Deutungsmacht darüber, was als Lebensqualität angesehen wird und wie sie erbracht wird?

Der unternehmerische Impuls für professionelle Pflegeeinrichtungen besteht darin, die zu erbringende Leistung stets so effizient wie möglich zu gestalten, um auf einem konkurrenzierenden Markt bestehen zu können. Damit erhält der Qualitätsbegriff neben der fachlichen Konnotation: *Was ist aus fachlicher Perspektive zu leisten?*, eine ökonomische Note: *Was ist ökonomisch leistbar?*

Auf technischer Seite ist ein ähnliches Phänomen zu beobachten: Technisch lässt sich Qualität verstehen als „der Grad, in dem ein Satz inhärenter Merkmale Anforderungen erfüllt". Entsprechend dient ein Qualitätsmanagementsystem als „Managementsystem zum Leiten und Lenken einer Organisation bezüglich der Qualität".[23] Technik ist sowohl ein Mittel, um diese Qualität herzustellen als auch ein Mittel, um sie zu messen. Unter Umständen ergibt sich hier ein praktischer Zirkelschluss aus der doppelten Konnotation des Qualitätsbegriffs (Prozess und Ergebnis) und seiner technischen Vermittlung: Qualität wird durch Technik messbar gemacht, und es gilt das als Qualität, was technisch messbar ist.[24]

Bestimmte Formen der Sorge und Zuwendung, die für die Lebensqualität einer Person wichtig sein mögen, fallen unter Umständen aus der Wahrnehmung der Pflege und Unterstützung Leistenden, weil sie technisch und ökonomisch nicht vermittelt werden können. Gleichzeitig ruft das Nebeneinander von professioneller und nicht-professioneller Pflege eine weitere Differenz im Begriff der Lebensqualität hervor. Im Feld der altersgerechten Assistenzsysteme kommt obendrein noch die hier nur vorläufig getroffene Unterscheidung zwischen bedürfnis- und bedürftigkeitsorientierten Services hinzu. Die Vielschichtigkeit des Begriffs, die verschiedenen Handlungskon-

---

[23]   Beide Definitionen gemäß EN ISO 9000:2008.

[24]   In der philosophischen Diskussion wird immer wieder der kategoriale Überschritt von der qualitativen Dimension (= Eigenschaft) in eine quantitative Dimension (= Menge) diskutiert; vgl. S. Blasche, Art. „Qualität. III. Neuzeit", in: J. Ritter/K. Gründer (Hrsg.), *Historisches Wörterbuch der Philosophie*, Bd. 7, Darmstadt 1989, 1766–1780. Ohne diesen Diskurs hier weiter ausführen zu können, ist doch als ein entscheidendes Moment festzuhalten, dass die „Metrisierung der Phänomene" „zu größerer Flexibilität im Vollzug des Unterscheidens und Vergleichens, vor allem aber zur Anwendung der höheren Mathematik auf die Gegenstände der Wissenschaften [führt], wobei die metrische Reduktion aller qualitativen Begriffe für grundsätzlich möglich gehalten wird" (a. a. O., 1779). Hierbei spielt die Technik als Anwendung der Wissenschaften auf die Gegenstände der Natur eine entscheidende Rolle.

texte, seine unterschiedlichen Perzeptionen und schließlich seine ökonomisch-technisch mitbestimmte Prägung legen es nahe, von Lebensqualität im Alter nur sehr vorsichtig und mit vielen Einschränkungen zu sprechen. Der Begriff ist eindeutig überdeterminiert und bedarf einer weiteren Differenzierung und Kontextualisierung, um Aussagen in einem substanziellen Sinne überhaupt zu erlauben.

# 4. Ethik und „Lebensqualität"

Technische Apparate, die im Verbund mit personalem Einsatz[25] die Lebensqualität von alten und hilfe- bzw. pflegebedürftigen Menschen erhalten oder sogar steigern sollen, sind auch aus einer ethischen Perspektive genauer zu analysieren. Das liegt nicht nur nahe, weil die im Diskurs verwendeten Argumente ihrerseits auf moralische Begriffe verweisen: z. B. Selbstbestimmung, Teilhabe, Unabhängigkeit, Menschenwürde – und eben Lebensqualität. Ein gewichtigerer Grund liegt meines Erachtens in der Reichweite der Entscheidung für solche Assistenzsysteme. Wie bei allen Entscheidungen für großtechnische Anlagen ist hier die Gesellschaft in ihrer Gänze und über mehrere Generationen hinweg betroffen.[26] Die Investitionen, die jetzt getätigt werden, spuren die Lebensbedingungen strukturell wie finanziell für die kommenden Generationen – im Positiven wie im Negativen. Und die Art der Unterstützung, die mit solchen Arrangements gestaltet wird, entscheidet darüber, wie wir unter unseren Mitmenschen leben werden und uns selbst als Mensch erfahren können.[27]

Der Begriff der Lebensqualität ist in diesem Diskurs eindeutig positiv konnotiert, die vorangehenden Überlegungen haben jedoch gezeigt, wie vieldeutig der Begriff selbst verwendet wird und wie schwierig es deshalb ist,

---

[25] Wir sprechen im Rahmen unserer Studie zu den ethischen Aspekten altersgerechter Assistenzsysteme von „sozio-technischen Arrangements"; A. Manzeschke/K. Weber/ E. Rother/H. Fangerau, *Ergebnisse der Studie „Ethische Fragen im Bereich Altersgerechter Assistenzsysteme"*, Berlin 2013. Ein wesentlicher Grund für diese methodologische wie auch epistemologische Entscheidung ist die Einsicht, dass die ethische Bewertung einer Technik nicht unabhängig von ihrem Einsatzkontext beurteilt werden sollte – was nicht dagegen spricht, die Technik über ihre primär konzipierten Einsatzkontexte hinaus zu evaluieren.

[26] B. Joerges/I. Braun, Große technische Systeme – erzählt, gedeutet, modelliert, in: *Technik ohne Grenzen*, I. Braun/B. Joerges (Hrsg.), Frankfurt 1994, 7–49.

[27] Der Technikphilosoph Gernot Böhme hat diese Überlegungen als „ernste moralische Fragen" qualifiziert und auf den Punkt gebracht: „Wie wir uns in diesen Fragen entscheiden, entscheidet darüber, wer wir sind und was für Menschen wir sind [und] in welcher Gesellschaft wir leben"; G. Böhme, *Ethik im Kontext. Über den Umgang mit ernsten Fragen*, Frankfurt 1997, 17.

hier eine eindeutige Abwägung vorzunehmen, ob und in welchem Maße technische Assistenzsysteme zur Lebensqualität im Alter beitragen.[28]

Im gegenwärtigen Diskurs kommt in Deutschland noch etwas sehr Spezifisches hinzu. Der Begriff der Lebensqualität hat hier eine problematische Prägung erfahren. Spätestens seit der Debatte über Euthanasie, die durch das Buch *Should the baby live?*[29] von Helga Kuhse und Peter Singer angestoßen wurde, haftet ihm ein stark utilitaristischer Zug an, der Assoziationen des Lebenswerten bzw. Lebensunwerten mit sich trägt und obendrein an die nazistische Ideologie gemahnt. Das erschwert die Debatte um die ethischen Aspekte altersgerechter Assistenzsysteme, da nicht zuletzt ein Teil der gesundheitsökonomischen Argumentation für solche Systeme ebenfalls utilitaristische Züge trägt und darauf fußt, dass es kostengünstiger sei, diese Menschen ambulant statt stationär zu versorgen.

Es mag auf den ersten Blick zu weit hergeholt sein, die Überlegungen Peter Singers, die sich zunächst auf Säuglinge bezogen und hier für ganz bestimmte Fälle eine Tötung vorschlugen, auf den Kontext altersgerechter Assistenzsysteme zu übertragen. Singer hatte argumentiert, dass es unter bestimmten Bedingungen erlaubt, ja sogar ethisch geboten sein könnte, Säuglinge zu töten, weil das für alle Beteiligten weniger Leid und auch weniger Kosten verursachen würde. In diesem Zusammenhang benutzt er die Unterscheidung von „a life not worth living", was aus einer subjektiven Innenperspektive formuliert werden könnte, und einer quasi objektiven, äußeren Zuschreibung „a life unworthy of being lived". Letztere von außen kommende und wertende Zuschreibung würde nach Singer der nazistischen Ideologie

---

[28]   Vgl. hierzu A. Manzeschke/K. Weber/H. Fangerau u. a., An ethical evaluation of Telemedicine Application must consider four major Aspects – A comment on Kidholm et al. Letter to the Editor, in: *International Journal of Technology Assessement in Health Care (2012)*. doi: 10.1017/S0266462312000773; K. Weber/A. Manzeschke/E. Rother, „Ernste moralische Fragen". Zur Bewertung technischer Assistenzsysteme für den demografischen Wandel, in: *Dr. med. Mabuse online* (2012): http:// www. mabuse-verlag.de/chameleon//outbox//public/13/199_Bewertung_technischer_Assistenzsysteme.pdf, Abruf am 12.8.2013; K. Weber/U. Bittner/ A. Manzeschke u.a., Taking patient privacy and autonomy more seriously: Why an Orwellian account is not sufficient, in: *The American Journal on Bioethics* 12(9): 1–3 2012; A. Manzeschke, Tragen technische Assistenzen und Robotik zur Dehumanisierung der gesundheitlichen Versorgung bei? Ethische Skizzen für eine anstehende Forschung, in: K. Brukamp/K. Laryionava/Ch. Schweikardt/ D. Groß (Hrsg.), *Technisierte Medizin – Dehumanisierte Medizin? Ethische, rechtliche, und soziale Aspekte neuer Medizintechnologien*, Kassel 2011, 105–111; A. Manzeschke/F. Oehmichen: »Tilgung des Zufälligen« – Ethische Aspekte der Verantwortung in Ambient-Assisted-Living-Kontexten. In: *Jahrbuch für Wissenschaft und Ethik* Bd. 15, Berlin 2010, 121–138.

[29]   H. Kuhse/P. Singer, *Should the baby live? The problem of handicapped infants*, Oxford 1985; vgl. hierzu: R. Hegselmann/R. Merkel (Hrsg), *Zur Debatte über Euthanasie. Beiträge und Stellungnahmen*, Frankfurt 1991.

und der Rede vom „unwerten Leben" entsprechen, wovon er sich aber klar distanzieren wolle.[30]

Ohne diesen in vielerlei Hinsicht problematischen Diskurs hier nach-zeichnen zu wollen,[31] erscheint mir bedenkenswert, dass der Begriff der Lebensqualität, den Singer selbst immer wieder verwendet, für das Lebensende und also für den Umgang mit alten Menschen Konsequenzen hat. [32] Es geht mir nicht darum, eine doppelte ‚schiefe Bahn' zu konstruieren: 1) Singers Begriff der Lebensqualität gilt auch für alte Menschen, die (noch) nicht vom Tod bedroht sind und (noch) nicht ihr Personsein verloren haben, 2) der Begriff der Lebensqualität bei Singer operiert in gefährlicher Nähe zu einer na-zistischen Ideologie, also gerät die Rede über Lebensqualität beim Einsatz von altersgerechten Assistenzsystemen ebenso in die Nähe einer solchen Ideologie. Das wäre ein problematischer und weder empirisch noch theore-tisch zu rechtfertigender Schluss.

Allerdings darf man ebenso wenig verkennen, dass durch Ökonomie und Technik in das sensible Feld der Sorge für bedürftige Menschen zunehmend utilitaristische Kalküle eingetragen werden, die normativ wirken bei der Ent-scheidung, welche Pflege- und Unterstützungssettings gewählt werden und was als Pflegeleistung qualitativ und quantitativ anerkannt wird. Das wirkt einerseits befremdlich, weil eine starke moralische Intuition uns sagt, dass im Bereich der Sorge und im Umgang mit Not und Bedürftigkeit gerade keine Kalküle über Rentabilität oder Lebenswert eine Rolle spielen sollten. Auf der anderen Seite darf man nicht verkennen, dass die Institutionalisierung der Pflege Formen der Ökonomisierung[33] und Technisierung[34] mit sich gebracht

---

[30] P. Singer, „Mir leuchtet nicht ein, wie man so Werte bewahren will". Peter Singer im Gespräch mit Christoph Fehige und Georg Meggle, in: Hegselmann/Merkel (Hrsg), *Zur Debatte über Euthanasie*, 153–177, 156.

[31] Vgl. exemplarisch für den stark polarisierten Diskurs A.-D. Stein (Hrsg.), *Lebens-qualität statt Qualitätskontrolle menschlichen Lebens*, Berlin 1992; den Diskurs kri-tisch aufarbeitend: M. Zimmermann-Acklin, *Euthanasie: eine theologisch-ethische Untersuchung*, Freiburg i. Ue.²2002.

[32] Singer hat entsprechend auch für Euthanasie an Menschen plädiert, die keine Perso-nen *mehr* sind; vgl. P. Singer, *Praktische Ethik*, Stuttgart ²1994, bes. 258–272.
Die Geschichte der Philosophie hat hier eine interessante Fußnote zu verzeichnen: Peter Singers Mutter ist in ihren späten Jahren sehr stark an Demenz erkrankt und wäre nach den ethischen Kriterien ihres Sohnes selbst ein Leben gewesen, das als „a life not worth living" qualifiziert werden müsste und also euthanasiert werden sollte. Peter Singer hat für seine Mutter anders entschieden. Seine Begründung lässt sich so zusammenfassen: „Things are different when it's your mother", vgl. http://www.utilitarianism.net/singer/interviews-debates/200611--.htm (Abruf am 29. 6. 2013).

[33] Vgl. exemplarisch L. Slotala, *Ökonomisierung der ambulanten Pflege. Eine Analyse der wirtschaftlichen Bedingungen und deren Folgen für die Versorgungspraxis am-bulanter Pflegedienste*, Wiesbaden 2011.

[34] Vgl. *Pflege und Gesellschaft. Zeitschrift für Pflegewissenschaft. Schwerpunkt: Pflege und Technik* 15 (2010); M. Hülsken-Giesler, Pflege und Technik – Annäherung an

hat, die ebensolche Kalküle fordern und fördern. Zudem lassen sich gesell-schaftliche Entscheidungen darüber, wie in der Gegenwart und Zukunft Hilfe und Pflege für alte Menschen gestaltet werden sollen, nicht unabhängig von ökonomischen und auch technischen Erwägungen treffen.

# 5. Fazit

Der Begriff der Lebensqualität bietet sich auf den ersten Blick als ein gut handhabbares Kriterium für die genannten Diskussionen und Entscheidungen an. Ein zweiter Blick zeigt aber, dass der Begriff überdeterminiert ist und auf den verschiedenen Handlungsebenen (professionelle personale Pflege, nicht-professionelle personale Pflege, technische Unterstützung zur Pflege) nicht vergleichbar und deshalb nur schwer argumentativ einsetzbar ist. Erschwe-rend kommt hinzu, dass der Begriff geeignet ist, Diskursblockaden hervorzu-rufen, weil und insofern er utilitaristische Assoziationen zu lebenswerten bzw. lebensunwertem Leben weckt.

Der Altersforscher Paul Baltes hat es auf den Punkt gebracht: Altern sei ein Balanceakt „im Schnittpunkt von Fortschritt und Würde"[35]. Dies gilt auch für die Unterstützung im Alter und die entsprechenden politischen Ent-scheidungen, welche Gestalt von Unterstützung man als die dem guten Le-ben in der Gemeinschaft von Menschen angemessene ansieht. Der Begriff der Lebensqualität gewinnt in diesen Entscheidungen erst dann eine substan-zielle Kraft, wenn er empirisch weiter ausdifferenziert und theoretisch besser fundiert wird. Ansätze hierzu finden sich in der „Quality of Life-Debatte"[36], wie sie von Amarty Sen und Martha Nussbaum in den 1990er Jahren ange-stoßen und im Capability-Approach sowohl theoretisch wie empirisch kom-paratistisch ausgebaut worden sind.[37] Diese Überlegungen sind für die Phase des Alters in besonderer Weise zu reflektieren, weil es im Alter gerade um Fähigkeiten gehen muss, die nicht dauerhaft erhalten oder gar gesteigert werden können. Vielmehr nötigt der irreversible Abbau von Fähigkeiten da-zu, individuell nach Wegen zu suchen, wie die Hinfälligkeit und Sterblich-keit angenommen wird. Gleichzeitig wird es gesellschaftlich darum gehen,

---

ein spannungsreiches Verhältnis. Zum gegenwärtigen Stand der internationalen Dis-kussion, in: *Pflege* 20 (2007), 103–112, und *Pflege* 20 (2007), 164–169.

[35]   P. B. Baltes, Alter(n) als Balanceakt: Im Schnittpunkt von Fortschritt und Würde, in: P. Gruss (Hrsg.), *Die Zukunft des Alterns. Die Antwort der Wissenschaft. Ein Report der Max-Planck-Gesellschaft*, München 2007, 15–34.

[36]   M. C. Nussbaum/A. K. Sen (Hrsg.), *The Quality of Life. Wider Studies in Develop-ment Economics*, Oxford 1993.

[37]   M. C. Nussbaum, *Creating Capability. The Human Development Approach*, Harvard 2011; vgl. außerdem St. L. Esquith/F. Gifford (Hrsg.), *Critical Essays on Sen/Nuss-baum's capability approach*, Pennsylvania 2010.

einen Begriff von Lebensqualität zu entwickeln, der dieser Phase gerecht wird und diese Menschen in ihrer Bedürftigkeit, aber auch ihrer Kraft zur eigenen Lebensgestaltung achtsam wahrzunehmen erlaubt.[38]

---

[38]    Ansätze hierzu finden sich bei M. Nussbaum, *Die Grenzen der Gerechtigkeit. Behinderung, Nationalität und Spezieszugehörigkeit*, Berlin 2010, und bei J. Eurich, *Gerechtigkeit für Menschen mit Behinderung. Ethische Reflexionen und sozialpolitische Perspektiven*, Frankfurt/New York 2008. Allerdings stehen bei beiden Menschen mit Behinderungen im Vordergrund; für die Phase des Alterns sind der Umgang mit physischen oder psychischen Einschränkungen bzw. das Verständnis von Lebensqualität noch einmal eigens zu bedenken.

# II. Lebensqualität bei Demenz

# Lebensqualität und Selbstbestimmung bei neurodegenerativen Erkrankungen. Diskussion anhand ausgewählter Krankheitsbilder

*Henriette Krug*

## 1. Einleitung

Das Behandlungsfeld der Fachrichtung Neurologie umfasst eine Reihe von Krankheitsbildern, die typischerweise erst in höherem Alter auftreten. Hierzu gehören u.a. Schlaganfall, idiopathisches Parkinsonsyndrom, mild cognitive impairment und Demenzsyndrome sowie Gangstörungen unterschiedlicher Ätiologie. In diesem Beitrag werden hiervon zwei verschiedene Erkrankungen vorgestellt und unter der Fragestellung diskutiert, in welcher Weise sie die Lebensqualität einschränken und welche Konsequenzen sich für die behandelnden Ärzte[1], Pflegekräfte sowie die Angehörigen ergeben, wenn sie den Patienten eine möglichst hohe Lebensqualität gewährleisten wollen.

Das Konzept der Lebensqualität basiert auf einem mehrdimensionalen Konstrukt, das das körperliche, psychische und soziale Befinden sowie die Funktionsfähigkeit im Alltag in einer Mischung aus objektiven und subjektiven Parametern misst mit dem Ziel, das subjektive Wohlbefinden einer Person zu erfassen. Kerncharakteristikum des Parameters Lebensqualität ist somit deren subjektive Ausrichtung. Exemplarisch wird nachfolgend die Definition in der Formulierung der WHO zitiert: „Lebensqualität ist die subjektive Wahrnehmung einer Person über ihre Stellung im Leben in Relation zur Kultur und den Wertsystemen, in denen sie lebt und in Bezug auf ihre Ziele, Erwartungen, Standards und Anliegen."[2] In der Medizin hat seit den 1980er Jahren der Begriff der Lebensqualität in seiner Konzentration auf die so genannte gesundheitsbezogene Lebensqualität für die Bewertung medizinischer Verfahren und Therapiemethoden zunehmend an Bedeutung gewonnen. Mit der Erfassung der gesundheitsbezogenen Lebensqualität soll möglichst exklusiv der Einfluss von Krankheit und Therapie auf das physische, emotionale und soziale Wohlbefinden von Patienten ermittelt werden. Ziel

---

[1]    Im Dienst einer besseren Lesbarkeit werden im folgenden Text unter Verzicht auf Einzelnennung femininer und maskuliner Formen für beide Geschlechter die maskulinen Bezeichnungen verwendet.

[2]    The World Health Organization Quality of life assessment (WHOQOL), Position Paper from the World Health Organization, in: *Social Science & Medicine* 41 (1995), 1403–1409, 1405.

ist, die Auswirkungen einer medizinischen Behandlung nicht nur anhand
objektivierbarer standardisierter Parameter zu bewerten, sondern die individuelle subjektive Perspektive der Patienten stärker mit einzubeziehen.[3]Auf-
grund seiner Multidimensionalität und fehlenden einheitlichen Definition ist
das Konstrukt der gesundheitsbezogenen Lebensqualität allerdings ein stritti-
ger Begriff. Solange er semantisch unscharf bleibt, wird durch das Testin-
strument selbst erst definiert, was gemessen und damit als Lebensqualität
definiert wird. D.h., „es existieren ebenso viel Lebensqualitäten wie Mess-
methoden"[4]. Eine wesentliche Schwierigkeit besteht darin, dass die Mess-
größe der gesundheitsbezogenen Lebensqualität subjektive Faktoren zum
Befinden erfassen soll, dafür aber aus Gründen der Standardisierbarkeit und
Vergleichbarkeit wiederum auf objektive Indikatoren zurückgegriffen werden muss. Lebensqualität als ein an sich qualitatives Phänomen wird in quantitativen Daten erfasst.[5]

Im Folgenden werden nun das idiopathische Parkinsonsyndrom und die
Demenz als typische neurologische Erkrankungen des höheren Lebensalters
im Hinblick auf ihre Auswirkungen auf die gesundheitsbezogene Lebensqualität vorgestellt (Kapitel 2 und 3). Abschließend werden hieraus Erfordernis-
se abgeleitet, die sich aus den zuvor diskutierten Daten für die Gewährleistung hoher Lebensqualität bei Alter und Krankheit ableiten lassen (4).

## 2. Lebensqualität beim idiopathischen Parkinsonsyndrom

### 2.1 Das idiopathische Parkinsonsyndrom

Das idiopathische Parkinsonsyndrom ist eine langsam progrediente multisys-
temische degenerative Erkrankung des extrapyramidal-motorischen Nerven-
systems mit den motorischen Kernsymptomen Rigor (Muskelsteifigkeit),
Tremor (meist einseitig beginnendes Muskelzittern), Bradykinese (Bewegungsverlangsamung) und posturale Instabilität (Haltungsinstabilität). Zusätzlich zu den motorischen Symptomen können unterschiedliche nichtmoto-

---

[3]    D. Birnbacher, Der Streit um die Lebensqualität, in: J. Schummer (Hrsg.), *Glück und*
       *Ethik*, Würzburg 1998, 125–145, 128ff.
       M. Bullinger, Assessing health related quality of life in medicine. An overview over
       concepts, methods and applications in international research, in: *Restorative Neurol-*
       *ogy and Neuroscience* 20 (2002) 93–101.
       M. Radoschewski, Gesundheitsbezogene Lebensqualität – Konzepte und Maße. Ent-
       wicklungen und Stand  im Überblick, in: *Bundesgesundheitsblatt – Gesundheitsfor-*
       *schung – Gesundheitsschutz* 3 (2000), 165–189.
[4]    A. a. O., 171.
[5]    S. Nezhiba, Erfassung der gesundheitsbezogenen Lebensqualität in der ÄrztIn-
       PatientIn-Interaktion, in: *Wiener Linguistische Gazette* 1 (2006), 47–68.

rische Symptome auftreten, z.B. vegetative Symptome wie orthostatische Hypotension, Miktionsstörungen, Obstipation oder Hypersalivation, sensorische Symptome wie Schmerzen, verminderter Geruchssinn oder Missempfindungen und neuropsychiatrische Symptome wie Depression, Angststörung oder Demenz. Mit Prävalenzzahlen von bis zu 1,8 von 100 bei Menschen, die älter als 65 sind, bzw. 2,6 von 100 bei den Menschen zwischen 85-89 Jahren erweist sich das idiopathisches Parkinsonsyndrom als eine relativ häufige Erkrankung.[6]

Der Verlauf der Erkrankung ist individuell sehr verschieden. Meist findet man einen schleichenden Beginn mit einseitiger Symptomatik, z.B. Schmerzen in einer Extremität, verminderter Mitschwung eines Armes, Nachziehen/Stolpern eines Beins, Ruhezittern einer Extremität. Im weiteren Verlauf fallen Feinmotorikstörung, leisere undeutlichere Sprache, Schriftveränderungen, eine allgemeine Bewegungsverlangsamung und Gangstörung auf, die Erkrankung geht dann auf die zweite Körperhälfte über, und es können sich Nebenwirkungen der Medikamente, kognitive Defizite und andere nichtmotorische Symptome zunehmend bemerkbar machen. Um die subjektive Erfahrung von Patienten zu veranschaulichen, die diese Symptome am eigenen Körper erleben, wird nachfolgend W. Lange zitiert, ein Parkinson-Patient, der seine Erfahrungen mit der Erkrankung in einem Buch verarbeitet:

„Plötzlich war er da. Wie aus heiterem Himmel. Und veränderte mein ganzes Leben. Parkinson. Nichts war mehr wie früher. Mein Körper gehorchte mir nicht mehr. [...] Glatte Befehlsverweigerung. Es fing ganz unscheinbar an. Der rechte Arm schwang beim Gehen nicht mehr mit. Er hing einfach nur steif und schwer herunter. Merkwürdig, dachte ich, wird schon wieder weggehen. Ging aber nicht weg. Verengung des Nervenkanals in der rechten Schulter. Therapie: Krankengymnastik. Glatte Fehldiagnose. Wenig später [...]: Gestikuliere mit Händen und Füßen. Und stelle mitten im Redefluss fest, daß der rechte Arm samt Hand vor mir in der Luft verharrt. Und nicht mehr in seine natürliche Ausgangsposition zurückgeht. Sonderbar. Der Vorgang wiederholt sich. Die Schwerkraft scheint aufgehoben. Ich muss dem Arm ausdrücklich befehlen, in seine normale Ausgangsposition zurückzukehren. Was er auch tut. Wenn auch mit einer gewissen Verzögerung. Von alleine tut er nichts mehr. [...] Muß ich von nun an meinem Körper jedes Mal befehlen, was er zu tun hat?!"[7]

Das idiopathisches Parkinsonsyndrom ist bisher nicht heilbar, aber neben Physiotherapie und ggf. Logopädie steht inzwischen ein breites Spektrum an medikamentöser Therapie sowie für fortgeschrittene Stadien das invasive Verfahren der tiefen Hirnstimulation zu Verfügung. All diesen Optionen ist gemeinsam, dass sie die Symptome z.T. sehr weitgehend unterdrücken, die

---

[6] A. Ceballos-Baumann, Idiopathisches Parkinsonsyndrom: Grundlagen, Medikamente, Therapieeinleitung, in: A. Ceballos-Baumann/B. Conrad (Hrsg.), *Bewegungsstörungen*, Stuttgart/New York[2]2005, 33–70.

[7] W. Lange, *Mein Freund Parkinson. Eine Erfahrung*, München/Zürich 2009, 17.

Krankheit in ihrem Verlauf aber nicht aufhalten können, so dass die Therapie fortwährend der Ausprägung der Symptome angepasst werden muss, was in späteren Stadien durch Nebenwirkungen limitiert sein kann.

## 2.2 Lebensqualität beim idiopathischen Parkinsonsyndrom

Die eingangs erwähnten Schwierigkeiten bei der Konstruktion eines Konzepts wie der Wahl von Parametern zur Erfassung der Lebensqualität spiegelt sich wider in einer Vielfalt von Messinstrumenten, die allein für diese Erkrankung entwickelt wurden, um zu ermitteln, wie die Patienten selbst den Einfluss der Parkinsonsymptome bzw. deren Behandlung auf das subjektive Wohlbefinden beurteilen.[8]

Bei einer chronisch progredienten Erkrankung wie dem idiopathisches Parkinsonsyndrom ist zusätzlich relevant, dass die Lebensqualität sich mit dem Verlauf der Erkrankung verändert und dass sie nicht nur durch die Erkrankung selbst, sondern auch durch die begleitende Medikation und ihre Nebenwirkungen beeinflusst wird. Die folgenden Angaben sind Ergebnisse von Lebensqualitätsstudien, die immer nur für einen bestimmten Abschnitt des Krankheitsverlaufs gelten und die Erfahrungen zahlreicher Patienten zusammenfassen. Nach Untersuchungen mit Patienten, die an einem idiopathischen Parkinsonsyndrom erkrankt sind, nimmt die Lebensqualität mit zunehmender Krankheitsdauer und -schwere ab. Folgende Faktoren wirken sich negativ auf die gesundheitsbezogene Lebensqualität aus: eingeschränkte Beweglichkeit, depressive Symptome, Schlafstörungen und Müdigkeit, freezing, Stürze, Überbewegungen, Fluktuationen der Medikamentenwirkung, Schmerzen, kognitive Beeinträchtigungen sowie soziale Isolation.[9] Auf der subjektiven Erfahrungsebene erleben die Patienten in diesen Faktoren einen fortschreitenden Kontrollverlust in mehrfacher Hinsicht: Sie müssen mit nachlassender Kontrolle über die eigenen Bewegungsabläufe, über alltagsrelevante Kompetenzen, über die Mobilität sowie über die selbständige Lebensführung zurechtkommen. Mit der Verlangsamung aller Vorgänge passen sie nicht mehr in die üblichen Zeitschemata. Wenn kognitiver Abbau oder psychotische Episoden auftreten, geht zusätzlich die Herrschaft über die eigene Realität verloren. In den sozialen Beziehungen erleben die Patienten Rollenverschiebungen von früherer Selbständigkeit hin zu zunehmender Hilfsbedürftigkeit und Abhängigkeit.

---

[8]    Im Überblick vgl. z. B. A. Schrag, Quality of life and depression in Parkinson's disease, in: *Journal of the Neurological Sciences* 248 (2006), 151–157.

[9]    J. Herzog/G. Deuschl, Lebensqualität als Ziel therapeutischer Interventionen bei Morbus Parkinson, in: *Aktuelle Neurologie* 36 (2009), Supplement 1 S2–S6.
       K. H. Karlsen/E. Trandberg/D. Årsland/J. P. Larsen. Health related quality of life in Parkinson´s disease: a prospective longitudinal study, in: *Journal Neurology Neurosurgery Psychiatry* 69 (2000), 584–589.

Wigand Lange beschreibt diese Erfahrungen mit folgenden Worten: „Es ist das Problem, den Willen in die Tat umzusetzen. Der Körper gehorcht nicht. Motorik gestört. Selbst wenn sich der Parkinsonist in Bewegung gesetzt hat, kommt er nur langsam, mit den typischen Trippelschritten, voran. Und stolpert häufig, auch wenn gar kein Hindernis im Wege ist. Seine besondere Aufgabe besteht darin, die Vorhaben im Alltag zu realisieren, Schritt für Schritt, Stück für Stück, ganz konkret."[10]

„Der Parkinsonist muß also eine ganz hohe Sensibilität für alles, was mit Zeit zu tun hat, entwickeln. Er muß das Fortbewegen in der Zeit neu lernen wie das Autofahren, muß seinen eigenen Rhythmus, das für ihn stimmige Zeitgefühl finden und seine innere Uhr mit der äußeren in Einklang bringen. Er muß seine Langsamkeit und die ihm gesetzten Grenzen anerkennen. Doch allen guten Vorsätzen zum Trotz bleibt die Zeit für ihn im wesentlichen unkalkulierbar."[11]

Dieses Erleben zahlreicher Einschränkungen in den Alltagsaktivitäten und Formen von Kontrollverlust mit einhergehender Angewiesenheit lassen sich zusammenfassen unter der grundlegenden Erfahrung von Autonomieverlust. Ein wesentlicher Grund für die Verminderung der Lebensqualität ist somit der Abschied von der selbständigen Lebensführung. Im Umkehrschluss geht aus diesen Daten hervor, dass es für die Stärkung der Lebensqualität essentiell ist, möglichst lange weitestgehende Unabhängigkeit zu ermöglichen. Von medizinischer Seite heißt das eine optimale medikamentöse und physiotherapeutische Therapie für möglichst hohe Beweglichkeit sowie die Behandlung von einschränkenden Begleitsymptomen wie Schlafstörungen, Depression oder Psychosen.[12] Auf Seiten der Angehörigen oder Pflegenden ist es für alle Beteiligten hilfreich und unterstützend, die Patienten in den Bereichen, wo eigenständiges Handeln (noch) möglich ist, in ihrer Selbständigkeit zu belassen und ernst zu nehmen. Wesentliche Voraussetzung hierfür ist sicherlich, sich auf den veränderten Zeitbedarf der an Parkinson Erkrankten einzulassen, d.h. nicht zu früh unterstützend einzugreifen – auch wenn damit die Alltagsabläufe beschleunigt werden könnten.

---

[10] Lange, Freund Parkinson, 26.

[11] A. a. O., 79f.

[12] K. H. Karlsen/J. P. Larsen/E. Tandberg/J. G. Mæland, Influence of clinical and demographic variables on quality of life in patients with Parkinson's disease, in: *Journal Neurology Neurosurgery Psychiatry* 66 (1999), 431–435.

# 3. Lebensqualität bei Demenz

## 3.1 Demenz

Laut ICD-10 ist die Demenz definiert als „ein Syndrom als Folge einer meist chronischen oder fortschreitenden Krankheit des Gehirns mit Störung vieler höherer kortikaler Funktionen, einschließlich Gedächtnis, Denken, Orientierung, Auffassung, Rechnen, Lernfähigkeit, Sprache, Sprechen und Urteilsvermögen im Sinne der Fähigkeit zur Entscheidung. Das Bewusstsein ist nicht getrübt. Für die Diagnose einer Demenz müssen die Symptome nach ICD über mindestens sechs Monate bestanden haben. Die Sinne (Sinnesorgane, Wahrnehmung) funktionieren im für die Person üblichen Rahmen. Gewöhnlich begleiten Veränderungen der emotionalen Kontrolle, der Affektlage, des Sozialverhaltens oder der Motivation die kognitiven Beeinträchtigungen; gelegentlich treten diese Syndrome auch eher auf. Sie kommen bei Alzheimer-Krankheit, Gefäßerkrankungen des Gehirns und anderen Zustandsbildern vor, die primär oder sekundär das Gehirn und die Neuronen betreffen."[13] Inwieweit Demenz eine Erkrankung des Alters ist, ergibt sich aus den nachfolgenden epidemiologischen Zahlen: Ab dem 65. Lebensjahr steigt die Anzahl von Demenzerkrankungen alle 5-6 Jahre mit einer Verdopplungsrate, so dass bei den Menschen im Alter zwischen 60-64 Jahren die Prävalenzrate nur 0,6-0,8%, im Alter von über 100 Jahren dann 30-43% beträgt.[14]Demenz kann in verschiedenen Formen auftreten, am häufigsten und bekanntesten (daher oft als Synonym für Demenz verwendet) ist die Alzheimer-Krankheit (ca. 50-70%), daneben die vaskuläre Demenz (ca. 15-25%), frontotemporale Demenzen (ca. 20%), gemischte Demenzsyndrome (ca. 10%) oder die Lewy-Körper-Demenz (0-5%).[15]Der Verlauf einer Demenz variiert mit der jeweiligen Krankheitsform. Im Falle der Alzheimer-Demenz beginnt die Erkrankung in der Regel mit Gedächtnisstörung, räumlicher Orientierungsstörung, Benennstörung und Verminderung der Aktivität und Kompetenz bei Alltagstätigkeiten. Im weiteren Verlauf treten ausgeprägte Neugedächtnisstörung, visuell-räumliche Verarbeitungsstörung (z.B. Rechnen, Uhrlesen) sowie eine amnestische Aphasie mit inhaltsarmer, umschreibender floskelhafter Sprache hinzu. Als Spätsymptome folgen der Abbau aller höheren Hirnleistungen, Mutismus und Inkontinenz. Begleitend können an möglichen psychiatrischen Symptomen Unruhe, Aggressivität,

---

[13]  DGPPN/DGN, *Diagnose und Behandlungsleitlinie Demenz*, Berlin/Heidelberg/New York 2010, 10.

[14]  U. Ziegler/G. Doblhammer, Prävalenz und Inzidenz von Demenz in Deutschland – Eine Studie auf Basis von Daten der gesetzlichen Krankenversicherungen von 2002, *Rostocker Zentrum – Diskussionspapier No. 24*, 4.

[15]  DGPPN/DGN, Demenz, 17.

Wahn, Depression und Verkennungen hinzukommen. Relativ lange erhalten bleiben bei der Alzheimer-Demenz Antrieb, Vigilanz, Persönlichkeit und psychomotorisches Tempo.

Arno Geiger versucht, die Erlebnisqualität von Demenz, wie er sie bei seinem Vater miterlebt und in seinem Buch „Der alte König in seinem Exil" beschreibt, mit dem Begriff der Heimatlosigkeit zu illustrieren: „Wo man zu Hause ist, leben Menschen, die einem vertraut sind und die in einer verständlichen Sprache sprechen. Was Ovid in der Verbannung geschrieben hat - dass Heimat dort ist, wo man deine Sprache versteht – , galt für den Vater in einem nicht weniger existenziellen Sinn. Weil seine Versuche, Gesprächen zu folgen, immer öfter scheiterten, und auch das Entziffern von Gesichtern immer öfter misslang, fühlte er sich wie im Exil. Die Redenden, selbst seine Geschwister und Kinder, waren ihm fremd, weil das, was sie sagten, Verwirrung stiftete und unheimlich war. Der sich ihm aufdrängende Schluss, dass *hier* unmöglich Zuhause sein konnte, war einleuchtend. Und völlig logisch war auch, dass sich der Vater nach Hause wünschte, überzeugt, dass das Leben dann sein würde wie früher"[16]„Die Abende sind es, die einen Vorgeschmack auf das liefern, was bald schon der Morgen zu bieten haben wird. Denn wenn es dunkel wird, kommt die Angst. Da irrt der Vater rat- und rastlos umher wie ein alter König in seinem Exil. Dann ist alles, was er sieht, beängstigend, alles schwankend, instabil, davon bedroht, sich im nächsten Moment aufzulösen. Und nichts fühlt sich an wie zu Hause."[17]

Die Therapieoptionen für Demenzerkrankungen umfassen die pharmakologische Behandlung sowie psychosoziale Intervention für die Betroffenen wie die Angehörigen. Die bisher verfügbaren Antidementiva sind nicht für alle Demenzformen und -stadien zugelassen und wirken rein symptomatisch. Es gibt bisher keine Behandlungsmethode, die den Verlauf des fortschreitenden Gedächtnisverlustes aufhalten oder verhindern kann. U.a. aufgrund der in Studien nachgewiesenen nur geringen bis mittleren Effektstärke ist die Anwendung von Antidementiva umstritten.[18]Zur Verminderung psychiatrischer Begleitsymptome werden ggf. zusätzlich Psychopharmaka eingesetzt. Zentrales Element der Therapieplanung ist deren individualisierte Anpassung auf die variablen Symptom- und Problemkonstellationen sowie die Progredienz der Erkrankung[19]

---

[16]   A. Geiger, *Der alte König in seinem Exil,* München 2011, 56f.
[17]   A. a. O., 12.
[18]   M. Synofzik, Wirksam, indiziert - und dennoch ohne Nutzen?, in: *Zeitschrift für Gerontologie und Geriatrie* 39 (2006), 301–307
[19]   DGPPN/DGN, Demenz, 34ff.

## 3.2 Lebensqualität bei Demenz

Die Erfassung der Lebensqualität stellt bei Patienten mit Demenz eine methodische Herausforderung dar, weil die Erkrankung nicht nur negative Auswirkungen auf Gedächtnis, Sozialverhalten, Antrieb und Affektkontrolle der Betroffenen hat, sondern defintitonsgemäß deren kognitive Fähigkeiten stark beeinträchtigt und oft mit einer verminderten Krankheitseinsicht einhergeht. Spätestens bei fortgeschrittenen Stadien der Demenz stellt sich die Frage, wie hier eine subjektive Einschätzung erfasst werden kann bzw. wie ein Messinstrument sich ggf. validieren lässt, wenn es keinen wirklichen Zugriff auf die Inneneinsicht der Befragten gibt. Zentrale Diskussionspunkte bei der Konzeptionalisierung sind daher: Welches Konzept von Lebensqualität ist richtig? Sollen im Falle der Demenz nur objektive oder auch und ggf. in welcher Weise subjektive Parameter gemessen werden? Wen befragt man: Die Patienten, die die Fragen evtl. nicht oder anders verstehen bzw. Antworten geben, die die Auswertenden nicht richtig einordnen? Sollte man vorzugsweise oder ergänzend auf so genannte Proxy-Befragungen zurückgreifen, d.h. nahestehende Angehörige oder Pflegepersonal befragen? Hier kann sich dann das Problem ergeben, dass diese in ihrer eigenen Belastungssituation eventuell anders urteilen als die Patienten selbst es tun würden. Zusätzlich ist offensichtlich, dass diese Parameter keinen gleichwertigen Ersatz für die subjektive Perspektive der Betroffenen darstellen. [20]

Diese methodischen Herausforderungen haben sich in einer Fülle von verschiedenen Messinstrumenten ausgewirkt, die sich u.a. unterscheiden in ihren zugrundeliegenden Lebensqualitätkonzepten, in der Frage nach Adressaten der Befragung (Patienten/Angehörige/Patienten und Angehörige) oder Zeitpunkt der Befragung. Ein Modell, das in dieser Diskussion relativ viel Zustimmung erreicht hat und daher in vielen Messinstrumenten Berücksichtigung fand, ist M. P. Lawtons Modell von Lebensqualität bei Demenz. Es ist charakterisiert durch folgende vier Dimensionen: 1. Psychologisches Wohlbefinden (z.B. positive und negative Emotionen), 2. Verhaltenskompetenz (z.B. kognitive und funktionelle Fähigkeiten), 3. Objektive Umwelt (Pflegende, Lebenssituation), 4. Erlebte/wahrgenommene Lebensqualität. Damit wird eine Mischung aus subjektiven und objektivierbaren Parametern erfasst.[21] Da es nun offensichtlich eine besondere Schwierigkeit darstellt, über standardisierbare Messinstrumente an Informationen zur subjektiven LQ zu gelangen, lohnt sich der Blick auf qualitative Daten, die besser geeignet sind, individuelle und subjektive Erlebnisgehalte zu rekonstruieren. Im Folgenden werden daher Ergebnisse aus einer Meta-Synthese von qualitativen Daten

---

[20]   R. E. Ready/B. R. Ott, Quality of Life measures for dementia, in: *Health and Quality of Life Outcomes* 1 (2003), doi:10.1186/1477-7525-1-11.

[21]   M. P. Lawton, Assessing quality of life in Alzheimer disease research, in: *Alzheimer Disease and Associated Disorders* 11 (1997), Suppl. 6, 91–99.

vorgestellt, die darauf zielte, ein besseres Verständnis davon zu erlangen, was es heißt, mit Demenz in frühem Stadium zu leben.[22] Zunächst werden einige Daten zu den Erfahrungen wider gegeben, die Patienten in frühen Demenzstadien beschreiben, im zweiten Schritt diese dann im Hinblick auf die Bedeutung für die Lebensqualität befragt. Dabei liegt das Interesse auf der Frage, welche Eindrücke von Demenzpatienten mit positiven Gefühlen konnotiert sind als Faktoren, die für die Lebensqualität förderlich sind bzw. welche Eindrücke mit negativen Gefühlen beantwortet werden und damit der Lebensqualität abträglich sind.

Die Erlebnisgehalte auf dem Weg in die Demenz sind erstens ein mehrdimensionaler Kontrollverlust. Dieser betrifft alltagsrelevante Vorgänge und frühere Kompetenzen, die selbständige Lebensführung, die eigene Realität durch Nicht-Wiedererkennen oder Halluzinationen sowie die bisherige selbständige Lebensführung. Zweitens erleben Demenzpatienten einen Progress an Limitationen sowie drittens eine Rollenverschiebung in sozialen Beziehungen von früherer Unabhängigkeit zu Hilfsbedürftigkeit und Angewiesenheit auf andere. Wie bereits beim idiopathischen Parkinsonsyndrom aufgezeigt, ist somit auch bei der Demenz der Verlust an Autonomie eine dominierende Erfahrung. Ein weiterer zentraler Erlebnisgehalt ist die Entfremdung in vielfacher Richtung: Entfremdung durch den wachsenden Unterschied zwischen eigener und fremder Weltwahrnehmung, durch Wahrnehmung von ehemals Vertrautem als etwas Neuem oder Unbekanntem, durch Abschied von persönlich bedeutsamen Aktivitäten, durch fehlende Verlässlichkeit und Unvorhersehbarkeit von zukünftigen Ereignissen und Begegnungen sowie schließlich durch den Erinnerungsverlust wahrgenommenen Wandel im Selbstbild, d.h. eine zunehmende Selbstentfremdung.[23] Diese Erfahrungen prägen den Eindruck von Sinn- und Wertlosigkeit.[24]

Hierzu finden sich bei Arno Geiger folgende veranschaulichende Sätze: „Ich stelle mir Demenz in der mittleren Phase, […]ungefähr so vor: als wäre man aus dem Schlaf gerissen, man weiß nicht, wo man ist, die Dinge kreisen um einen her, Länder, Jahre, Menschen. Man versucht sich zu orientieren, aber es gelingt nicht. Die Dinge kreisen weiter, Tote, Lebende, Erinnerungen, traumartige Halluzinationen, Satzfetzen, die einem nichts sagen – und dieser Zustand ändert sich nicht mehr für den Rest des Tages."[25]

Die Gefühle, die mit diesen Erfahrungen einhergehen, sind in der Regel negativ und beeinflussen die Lebensqualität des Patienten entsprechend ne-

---

[22]  E. Steeman/B. Dierckx de Casterle/J. Godderis/M. Grypdonck, Living with early-stage dementia: a review of qualitative studies, in: *Journal of Advanced Nursing* 54, 6 (2006), 722–738.

[23]  A. a. O., 731f.

[24]  E. Steeman/J. Godderis/M. Grypdonck et al., Living with dementia from the perspective of older people: is it a positive story?, in: *Aging & Mental Health* 11,2 (2007), 119–130.

[25]  Geiger, König, 8f.

gativ: Steeman et al. nennen hierzu Irritation, Verunsicherung, Frustration, Aggression, Sprachlosigkeit, Furcht, Erniedrigung, Scham, Wertlosigkeit, Unbrauchbarkeit, Missverstandenwerden, Akzeptanzverlust und Ignoriertwerden.[26] In diesem emotionalen Gemenge aus Entfremdung, sinkender Selbstachtung und Einsamkeit kommt den Angehörigen und ggf. hinzugezogenen Pflegepersonen die schwierige Aufgabe zu, die Patienten in ihrem Alltag unterstützend zu begleiten. Hier stellt sich nun die Frage, in welcher Weise man mit den Patienten umgehen sollte, damit diese negativen Emotionen nicht überhand nehmen. Die Rolle des sozialen Umfelds besteht darin, die Patienten in einer Weise zu unterstützen, dass sie die Erkrankung positiv bewältigen können und eine Akzeptanz der neuen Situation gelingt, in der die Patienten eine möglichst zufriedenstellende Lebensqualität erreichen. Entsprechend der zuvor vorgestellten Liste von Erfahrungen der Patienten, die mit negativen Emotionen gekoppelt sind, wurden folgende Faktoren ermittelt, die im Sinne einer guten Lebensqualität wirksam sind: die Erfahrung von Dazugehörigkeit, Einbezogensein in erfreuliche und bedeutsame Aktivitäten, Geliebtwerden, Verstandenwerden, Unterstützung, Akzeptanz sowie die Wahrnehmung als Individuum. D.h. die Patienten wollen als Individuum mit ihrer eigenen Bedeutsamkeit akzeptiert und einbezogen werden. Dabei gilt es, die Demenz in das bisherige Leben einzupassen als ein kontinuierlicher, den Stadien der Demenz angepasster Prozess. Faktoren, die einer positiven Krankheitsbewältigung und Lebensqualität abträglich sind, sind ein Umgang mit Ignoranz, fehlender Ernstnahme und Infantilisierung. Kojer et al. zeigen am Beispiel Demenzerkrankter Fallstricke der Fürsorglichkeit auf, die m. E. auch für andere Erkrankungen oder Einschränkungen und die damit einhergehende Verlangsamung im Alter gelten können, gerade wenn bei den Angehörigen oder Pflegenden im Alltag nicht selten Zeitmangel und Überforderung an der Tagesordnung sind: Diese Fallstricke sind mit den Stichworten Infantilisierung und Depersonalisation benannt[27]: Nicht selten wird versucht, die Situation der Demenzerkrankten mit der eines Kindes zu vergleichen und diesen wie Kindern mit Belehrungen und Zurechtweisungen zu begegnen. Wenn diese Erziehungsversuche aufgrund der im Unterschied zu Kindern ausbleibenden Erfolgserlebnisse zu Frustration führen, kann die Fürsorge zunehmend von einem Handeln mit zu einem Handeln für bzw. anstelle des Kranken werden, was die Alltagsabläufe schneller und reibungsloser macht. Man verfügt dabei über den Kranken hinweg. Z.B. wartet man keine mühsame, schwer verständliche Kommunikation mehr ab, sondern setzt einem Patienten das Essen ohne vorherige Absprache über Inhalt und Zeitpunkt vor, fährt anstatt auf die zeitintensiveren eigenen Schritte zu warten, einen Patienten im Rollstuhl dahin, wo man es für richtig hält, redet zu-

---

[26]  Steeman, early-stage dementia, 732.
[27]  M. Kojer/M. Schmidl/U. Gutenthaler, Demenz und Lebensqualität, in: R. Likar/G. Bernatzky/W. Pipam u. a. (Hrsg.), *Lebensqualität im Alter. Therapie und Prophylaxe von Altersleiden,* Wien/New York 2005, 125–133.

nehmend über ihn statt mit ihm. Es kommt zur Verdinglichung: ein Patient wird zunehmend zum Objekt, was seiner Würde zuwiderläuft.[28]

Zusammenfassend lässt sich aus dem Voranstehenden erkennen, dass für Patienten auf dem Weg in die Demenz die Lebensqualität wesentlich abhängt von der Respektierung ihrer Autonomie und individuellen Würde sowie von der gelingenden Vermittlung von Sicherheit und Verlässlichkeiten. Das erfordert Empathie, Geduld und Frustrationstoleranz, was in der Regel einen hohen Aufwand an Zeit bedeutet. Praktische Konsequenzen sind die Vermeidung von Überforderung, die wiederholende Vorbereitung von notwendigen Veränderungen im Alltag, eine klare Alltagsstruktur, eine Kommunikation in einfachen Sätzen, die Konzentration auf angenehme Themen und die verbliebenen Kompetenzen, die Akzeptanz der Erkrankung durch Angehörige sowie eine ausreichende Entlastung der Angehörigen.[29]

# 4. Lebensqualität im Spannungsfeld von Autonomie und Fürsorge

Aus den Daten zur Lebensqualität bei idiopathischem Parkinsonsyndrom wie bei der Demenz wurde die Autonomie als ein maßgeblicher Faktor für gute Lebensqualität erkennbar: Beim idiopathischen Parkinsonsyndrom ergibt sich der Autonomieverlust vornehmlich aufgrund der Einschränkung von motorischen Funktionen, bei Demenz aufgrund des Verlustes von kognitiver Kontrolle. Damit sind Faktoren benannt, die in begrenztem Ausmaß für die Situation alternder Menschen generell anwendbar sind: Alter aus medizinischer Perspektive bedeutet das zunehmende Überwiegen von Abbauprozessen an körperlicher Substanz, Struktur und Funktion, was mit multiplen körperlichen Einschränkungen, Verlangsamung sowie erhöhtem Risiko für Multimorbidität und kognitiven Abbau einhergeht[30]. Diese Veränderungen schränken die selbständige Lebensführung ein. Sinkende Selbständigkeit bedeutet zunehmende Angewiesenheit auf Fürsorge. Für die Gewährleistung einer möglichst hohen Lebensqualität ist nun die Qualität der Fürsorge der entscheidende Parameter: Insbesondere stark hilfsbedürftige Patienten sind, wie in Kap III.2 gezeigt, der Gefahr unreflektierter Übergriffe ausgesetzt. Für die Wahrung der Lebensqualität ist es dementsprechend zentral, die Autonomie und Würde der Alternden weitestgehend zu wahren, bzw. die Fürsor-

---

[28]  Vgl. hierzu auch V. Wetzstein, *Diagnose Alzheimer. Grundlagen einer Ethik der Demenz*, Frankfurt/New York 2005, 95ff.

[29]  H. Helmchen/S. Kanowski/H. Lauter, *Ethik in der Altersmedizin*, Stuttgart 2006, 201ff.

[30]  Helmchen et al., Altersmedizin, 21ff.

ge so anzupassen, wie es den Patienten in ihrer individuellen Situation gerecht wird. Das erfordert Empathie und Geduld, viel Zeit. Gerade dort, wo die Hilfsbedürftigkeit aufgrund ausgeprägter Einschränkungen von Geist und/oder Körper groß sind, besteht die zentrale Herausforderung darin, sich auf die Lebenswelt des alternden Menschen einzulassen und die Antwort zu finden, die der Hilfsbedürftigkeit und Realität des Kranken entspricht. Am Beispiel der Demenz wurde deutlich, dass dieses Sich-Einlassen auf die veränderte Wahrnehmung von Umwelt und Realität der Patienten ein wesentlicher Schritt ist, der den Patienten Sicherheit und Vertrauen gibt. Auf dieser Basis kann dann gegenseitige Achtung und der Umgang in einer Weise gelingen, wie ihn Arno Geiger nach Jahren der Erfahrung mit seinem demenzerkrankten Vater beschreibt: „Und ich habe auch gelernt, dass man für das Leben eines an Demenz erkrankten Menschen neue Maßstäbe braucht. Wenn mein Vater sich bedanken möchte, soll er sich bedanken ohne nachvollziehbaren Anlass, und wenn er sich darüber beklagen will, dass ihn alle Welt im Stich lässt, egal, ob seine Einschätzung in der Welt der Fakten standhalten kann oder nicht. Für ihn gibt es keine Welt außerhalb der Demenz. Als Angehöriger kann ich deshalb nur versuchen, die Bitterkeit des Ganzen ein wenig zu lindern, indem ich die durcheinander geratene Wirklichkeit des Kranken gelten lasse.

Da mein Vater nicht mehr über die Brücke in meine Welt gelangen kann, muss ich hinüber zu ihm. Dort drüben, innerhalb der Grenzen seiner geistigen Verfassung, jenseits unserer Sachlichkeit und Zielstrebigkeit ausgelegten Gesellschaft, ist er noch immer ein beachtlicher Mensch, und wenn auch nach allgemeinen Maßstäben nicht immer ganz vernünftig, so doch irgendwie brillant."[31] Aus dieser Beschreibung sprechen nicht Abwendung und Depersonalisation sondern Achtung der früheren wie der aktuellen, durch die Erkrankung veränderten Persönlichkeit im Sinne einer Fürsorge auf Augenhöhe.

---

[31]    Geiger, König, 11.

# Lebensqualität und Demenz –
# theoretische, methodische und praktische Aspekte

*Hermann Brandenburg, Helen Güther*

> Weiter sprach Jahwe zu Mose: „Befiehl Aaron: Strecke Deine
> Hand mit deinem Stab über die Flußarme, über die Kanäle und
> Tümpel aus und lasse die Frösche über Ägypten kommen!" Aaron
> streckte seine Hand über die Gewässer Ägyptens aus. Da kamen
> Frösche und bedeckten das Land Ägyptens (Exodus, 8,1-2).

Das Thema ist neu, und das verwundert. Aber lange Zeit hat man in der Gerontologie und Pflegewissenschaft vorwiegend auf geistige Leistungsfähigkeit, (herausforderndes) Verhalten und Selbstständigkeit im Alltag fokussiert
– Lebensqualität, auch im Hinblick auf die subjektive Wahrnehmung der
Person, stand nicht im Zentrum des Interesses. Insofern ist die gesteigerte
Aufmerksamkeit, die aktuell diesem Thema entgegengebracht wird, zu begrüßen. Denn sie lenkt den Blick auf gesundheitliche, psychosoziale, pflegerische und wohn-räumliche Bedingungen eines guten Lebens im Alter, insbesondere bei Menschen mit Demenz. Gleichzeitig stimmt das zunehmende
Interesse skeptisch. Vor allem deswegen, weil es mit ökonomischen Interessen der Medizin, Pharmaindustrie und Pflegewirtschaft verbunden ist. Die
Wirksamkeit bestimmter medizinisch-pflegerischer Interventionen (insbesondere bezogen auf den Medikamenteneinsatz) steht im Vordergrund. Der
Psychologe Woods hat dies wie folgt ausgedrückt: „Measuring quality of life
and related mood states such as anxiety and depression, is progressing –
largely driven by the requirements of pharmacological research."[1]Das muss
man nicht grundlegend kritisieren, aber der Zusammenhang sollte deutlich
benannt werden.

Wie ist eine Verbindung von Lebensqualität und Demenz überhaupt
denkbar? Einerseits kann man die Demenz als eine Krankheit auffassen, die
geradezu durch den Verlust an Lebensqualität gekennzeichnet ist. Andererseits kann man die Frage aufwerfen, warum ausgerechnet bei der Demenz
Lebensqualität verloren gehen soll. Damit ist ja bereits implizit eine Unter-
stellung verbunden, nämlich dass nachlassende Kognition mit geringer Lebensqualität einhergeht – wofür es keinen empirischen Hinweis gibt.[2] Wie

---

[1]  R. Woods, Discovering the person with Alzheimer's disease: cognitive, emotional
    and behavioural aspects, in: *Aging & Mental Health* 5 (2001) (Supplement 1), 7–16.
[2]  Vgl. das hervorragende Review von S. Banerjee/K. Samsi/C. Petrie et al., What do
    we know about quality of life in dementia? A review of the emerging evidence on the

dem auch sei, in jedem Fall verweist diese Problematik auf die Notwendigkeit, sich *theoretisch* darüber zu verständigen, was man unter Lebensqualität
bei Menschen mit Demenz verstehen kann (Abschnitt 1). Eine weitere Frage
bezieht sich auf *methodische Herausforderungen*. Welche Verfahren zur Erfassung von Lebensqualität liegen vor? Und wie sind diese einzuschätzen?
Über diese Fragen streiten die Methodiker, und sie sind bislang ungelöst
(Abschnitt 2). Abschließend gerät die *Praxis* in den Blick (Abschnitt 3). Im
Vordergrund steht die Situation der Pflege in den Heimen. Dies ist sicher nur
ein Ausschnitt, aber ein wichtiger. Wie wird Lebensqualität in der Praxis
„umgesetzt"? Ist dies überhaupt angesichts der aktuellen personellen Situation möglich? Und wie wirkt sich der externe Zugriff auf die Lebensqualität
durch den Medizinischen Dienst der Krankenkassen auf eine personenzentrierte Pflege vor Ort aus? Der Abschluss des Beitrags (Abschnitt 4) wei-
tet den Blick noch einmal und führt uns in eine Kernfrage der Philosophie:
Ist Lebensqualität identisch mit einem *guten Leben*? Unsere These ist, dass
die Thematik in der Medizin, der Pflege und der Versorgung recht gut repräsentiert ist. Hinter den verschiedenen Zugängen und Interessen ist jedoch
häufig eine „Machbarkeitsideologie" zu erkennen, hinter der die grundlegenden Fragen des guten Lebens und einer humanen Kultur des Alterns zu verschwinden drohen.

# 1. Lebensqualität bei Menschen mit Demenz - verschiedene theoretische Zugänge

## 1.1 Gesundheitsbezogene Perspektive (health related quality of life)

Lebensqualität kann (vorwiegend) unter gesundheitlichen Aspekten auf einen
engen oder weiten Begriff von Gesundheit fokussiert werden. Als Beispiel
soll ein Instrument mit einem breiten Gesundheitsverständnis vorgestellt
werden. Es geht um die von INTERDEM, einer europäischen Forschergrup-
pe aus acht Ländern als „measure of choice"[3] empfohlene Quality of Life in

---

predictive and explanatory value of disease specific measures of health related quality of life in people with dementia, in: *International Journal of Geriatric Psychiatry*
24 (2009), 15–24.

[3]   E. Moniz-Cook/M. Vernooij-Dassen/R. Woods et al., (INTERDEM GROUP), A
European consensus on outcome measures for psychosocial intervention research in
dementia care, in: *Aging & Health* 12 (2008), 20.

Alzheimer's Disease Scale [QoL-AD].[4] Das Instrument besteht im Original aus 13 Items, die auf einer Likertskala (4 Punkte) eingeschätzt werden. Inhaltlich bezieht sich QoL-AD auf die körperliche Situation, geistige Leistungsfähigkeit, soziale und psychische Situation sowie Aktivitäten. Konkret geht es um folgende Items: physical health, energy, mood, living situation, memory, family, marriage or significant other, friends, self as a whole, ability to do chores around the house, ability to do things for fun, money, life as a whole. Das Instrument kann auch bei Menschen mit sehr geringer geistiger Leistungsfähigkeit (MMSE <= 10) eingesetzt werden.[5] QoL-AD wird typischerweise von Menschen mit Demenz und Angehörigen separat ausgefüllt, dabei werden die Antworten der alten Menschen doppelt gewichtet. Für den stationären Langzeitbereich wurden zwei Items entfernt (money und marriage), dafür vier Items neu hinzugefügt (people who work here, ability to take care of oneself, ability to live with others, ability to make choices in one's life). Dem Verfahren werden gute psychometrische Werte bescheinigt,[6] es ist auf Deutsch übersetzt worden.[7]

---

Der Vorteil einer gesundheitsbezogenen Messung der Lebensqualität liegt in der höheren Sensitivität gegenüber krankheitsspezifischen Veränderungen. Als problematisch könnte die potentielle Gleichsetzung von Lebensqualität mit Gesundheit und Funktionsstatus angesehen werden. Damit ist die Frage verbunden, ob eine Fokussierung von Lebensqualität auf (im weitesten Sinne) gesundheitsbezogene Aspekte zulässig ist. Umgekehrt kann aber berechtigt gefragt werden, welchen Sinn Lebensqualität ohne adäquate Beachtung gesundheitlicher Aspekte bei Menschen mit Demenz wirklich macht.

---

[4]   R. G. Logsdon/L. E. Gibbons/S. M. McCurry/L. Teri, Assessing Quality of Life in Older Adults With Cognitive Impairment, in: *Psychosomatic Medicine 64* (2002), 510–519.

[5]   J. Hoe/C. Katona/B. Roch/G. Livingston, Use of QOL-AF for measuring quality of life in people with severe dmentia – the LASER-AD-study, in: *Age and Ageing 34* (2005), 130–135.

[6]   L. Thorgrimsen/A. Selwood/A. Spector/L. Royan et al., Whose Quality of Life Is It Anyway? The Validity and Reliability of the Quality of Life-Alzheimer's Disease (QoL-AD) Scale, in: *Alzheimer Disease and Associated Disorders 17* (2003), 201–208.

[7]   J. Pantel/B. Weber/G. Bockenheimer-Lucius/J. Ebsen, *Psychopharmaka im Altenpflegeheim. Eine interdisziplinäre Untersuchung unter Berücksichtigung gerontopsychiatrischer, ethischer und juristischer Aspekte,* BHF-Bank-Stiftung 2005 (http://www.bhf-bank-stiftung.de. Abschlussbericht.pdf, Abruf am 10. März 2013).

## 1.2 Subjektive Perspektive
### (subjective perspective of quality of life)

Gegenüber dem gesundheitsbezogenen („objektiven') Zugang kann die Perspektive der Betroffenen stark gemacht werden. In einem Literaturreview zu „quality of life" der britischen Alzheimergesellschaft wurden Betroffene (Menschen mit Demenz im Anfangsstadium und ihre Angehörigen) befragt. Im Ergebnis wird darauf hingewiesen, dass nicht nur medizinisch-pflegerischen Aspekte für die Betroffenen wichtig sind, sondern auch andere Bereiche: „Positive social relationships, psychological well-being, independence and financial security are things that most of us need in order to feel we have a good quality of life. These factors have been found to be no less important for people with dementia. Being of use and giving meaning to life, security and privacy, and self-determination are some of the areas that appear to have greater significance for someone with dementia. The domain of 'self-concept' in one study is of great interest and work in this area could be developed further, particularly as it incorporates stigma-related concepts such as embarrassment and self-esteem."[8] Inklusion ist für Menschen mit Demenz ein zentrales Anliegen: „People with dementia and their carers want to stay active in their communities. The physical environment is a factor, but attitude is fare more important. It's the „normal stuff of life' that is important, like going to the shops, the pub, or going out for a walk. The kind of help they felt they needed to stay connected was the kind of low-level one-to-one support provided by buddying schemes."[9] Und bezogen auf ein gutes Leben im Heim wird eine personenzentrierte Pflege betont sowie die Notwendigkeit einer stärkeren Beachtung der Bewohnerinteressen akzentuiert: „For good QoL (quality of life – H.B + H.G.), in care homes, there need to be an understanding of the resident's attitudes towards living there, and how factors with the care home impact upon their attitude."[10]

---

[8]    Alzheimer's Society United Kingdom, *My name is not dementia: People with dementia discuss quality of life indicators. Literature Review* 2010, X (http://www.alzheimers.org. uk/site/ scripts/ download _info .php?fileID=87, Abruf am 26.03.2013).

[9]    S. Milton, What makes a dementia friendly community?, in: *The journal of dementia care* 20 (2012), 13.

[10]   S. A. Bradshaw/E. D. Playford/A. Riazi, Living well in care homes. A systematic review of quality of life in care homes, in: *Age and Ageing* 41 (2012), 439.

Bei der subjektiven Perspektive beeindruckt die Akzentuierung der Wünsche, Anliegen und Bedürfnisse der Betroffenen. Allerdings darf man nicht dem Irrtum verfallen, dass damit quasi „authentische self-reports" möglich wären. Die Einschätzung von Individuen ist immer abhängig von den institutionellen Umwelten, in denen sie leben. Darüber hinaus ist die Aussagekraft auch von Kognition und sprachlicher Kompetenz beeinflusst.

## 1.3 Lebensweltbezogene Perspektive (good life model)

Neben den beiden genannten Ansätzen kann man die Arbeiten von Lawton[11] in den USA und Kruse[12] in Deutschland als „dritten Weg" charakterisieren. Und zwar vor allem deswegen, weil sie sowohl objektive als auch subjektive Aspekte der Lebensqualität beachten. Man kann sie als lebensweltbezogene Perspektiven bezeichnen, weil sie die Situation von Personen (z.B. bezogen auf ihre gesundheitliche Lage, Kompetenzen und Alltagsaktivitäten) mit Umweltanforderungen (z.B. bezogen auf die Wohnsituation, Pflegesettings etc.) verbinden.

Bei Lawton ist dieser Weg als ‚good life model' benannt worden und umfasst vier Bereiche. Genannt wird erstens die Verhaltenskompetenz (behavioral competence), welche die objektiven Fähigkeiten einer Person (z.B. Selbständigkeit, geistige Leistungsfähigkeit, soziale Fertigkeiten) umfasst. Zweitens gibt die erlebte Lebensqualität (perceived quality of life) wieder, wie das Individuum seine körperlichen, psychischen und sozialen Lebensbereiche subjektiv bewertet. Der dritte Bereich ist die objektive Umwelt (objective environment), die sowohl für die Verhaltenskompetenz wie auch für die erlebte Lebensqualität im Sinne von ermöglichenden/einschränkenden Bedingungen bedeutsam ist. Und viertens schließlich wird mit dem Wohlbefinden (psychological well-being) der Aspekt der Lebenszufriedenheit mit berücksichtigt.[13]

Kruse spricht von „Selbstakzentuierung" und betont – ähnlich wie Lawton – die Bedeutung einer anregenden, schützenden, motivierenden

---

[11] Vgl. dazu M. P. Lawton, A Multidimensional view of Quality of Life in Frail Elders, in: J. E. Birren/J. E. Lubben/J. C. Rowe/D. E. Deutchman (Hrsg.), *The concept of measurement of quality of life in frail elders*, San Diego 1991, 3–27; M. P. Lawton, Assessing quality of life in Alzheimer disease research, in: *Alzheimer Disease and Associated Disorders* 11 (1997) (Suppl. 6), 91–96.

[12] A. Kruse (Hrsg.), *Lebensqualität bei Demenz? Zum gesellschaftlichen und individuellen Umgang mit einer Grenzsituation im Alter*, Heidelberg 2010.

[13] M. P. Lawton, Quality of life and Affect in Later Life, in: C. Magai/S. McFadden (Hrsg.), *Handbook of emotion, adult development and aging*, Orlando 1996, 327–348.

Umwelt (dazu gehört auch die fachliche und ethische Qualität medizinisch-pflegerischer Versorgung, ebenso wie die soziale und spirituelle Begleitung). Er hat – neben der Selbstaktualisierung – vier weitere Kategorien ins Zentrum seiner Überlegungen gestellt: Selbstständigkeit, Selbstverantwortung, bewusst angenommene Abhängigkeit sowie Mitverantwortung.[14]

In stärker auf Interdependenz (Beziehung) fokussierten Ansätzen wird zudem auf die Konstruktion von „meaning" (Sinn) bezogen auf die Bedürfnisse von Menschen mit Demenz in Abhängigkeit zur Interaktion zwischen Pflegebedürftigem und Pflegenden hingewiesen.[15]Nolan und Kollegen[16] erweitern damit den Fokus auf das Individuum um den Beziehungsaspekt in der Gestaltung von Pflege („relationship-centred care"). Gleichzeitig weisen sie aber über die Gestaltung von Lebensqualität auf der Ebene der Individuen hinaus, indem sie explizit auf die weiterreichenden Verbindungen zu Akteuren auf der Organisationsebene der Institutionen sowie gesellschaftlich-kulturelle Einflüsse verweisen.

---

Eine lebensweltbezogene Perspektive ist in der Lage, die Vor- und Nachteile der bereits genannten Zugänge auszugleichen. Sie verbindet objektive mit subjektiven Dimensionen der Lebensqualität. Das gelingt aber nur dann, wenn tatsächlich eine Profilbildung der Lebensqualität von Menschen mit Demenz im Blick ist und keine (einfache) Summenscorebildung – darauf hatte Lawton bereits wiederholt hingewiesen.

---

## 1.4 Einschätzung zum Stand der Theoriediskussion

Es besteht Konsens dahingehend, dass Lebensqualität ein multidimensionales Konstrukt ist und Merkmale der Gesundheit, Kompetenz und sozialen Umwelt umfasst.[17] Und dies gilt auch für Menschen mit Demenz. Häufig wird jedoch eine theoretische Einordnung nicht vorgenommen, eine explizite Begründung für die Auswahl bestimmter inhaltlicher Bereiche unterbleibt. Viele theoretisch relevante Fragen sind daher nach wie vor ungelöst.

---

[14]   A. Kruse, Menschenbild und Menschwürde als grundlegende Kategorien der Lebensqualität demenkranker Menschen, in: Th. Rentsch/M. Vollmann (Hrsg.), *Gutes Leben im Alter. Die philosophischen Grundlagen.* Stuttgart 2012, 233–251.

[15]   G. A. M. Widdershoven/R. L. P. Berghmans, Meaning-making in dementia: a hermeneutic perspective, in: J. C. Hughes/S. J. Louw/S. R. Sabat (Hrsg.), *Dementia – mind, meaning, and the person,* New York, Oxford 2009, 1–39.

[16]   M. R. Nolan/S. Davies/J. Brown/et al., Beyond 'person-centred' care: a new vision for gerontological nursing, in: *Journal of clinical nursing* 13 (2004), 45–53.

[17]   Lawton, A Multidimensional View of Quality of Life in Frail Elders, a. a. O.

Es ist umstritten, welche Dimensionen und Merkmale berücksichtigt werden sollen und wie die Gewichtungen aussehen sollen. Am Beispiel der körperlichen und kognitiven Leistungsfähigkeit lässt sich dies erläutern. Manche Forscher beziehen diese Merkmale mit ein und argumentieren, dass diese Bereiche zur Lebensqualität von Menschen mit Demenz gehören.[18] Andere wiederum begründen ihre fehlende Berücksichtigung damit, dass die Demenz selbst mit kognitiven und/oder funktionellen körperlichen Abbauerscheinungen verbunden ist.[19]

Pflegerelevante Aspekte (Setting, Interaktion, Pflegequalität) werden – bis auf Ausnahmen[20] – weitgehend ausgeblendet. Ebenfalls wird der Aspekt der Selbstbestimmung und Partizipation kaum beachtet, denn der Akzent liegt nahezu ausschließlich auf einer Anpassung der Person an die Umwelt. Überwiegend wird die Spezifität der Instrumente im Hinblick auf Geschlecht und sozialen Status nicht diskutiert. Die genannten Kritikpunkte gelten insbesondere für die gesundheitsbezogenen Instrumente. Zweitens bleibt unklar, welche Aspekte Lebensqualität konstituieren und welche sie determinieren.[21] Man kann trefflich darüber streiten, ob Alltagskompetenz ein Bestandteil von Lebensqualität für Menschen mit Demenz ist oder nur ein Einflussfaktor.

Damit verbunden ist eine weitere Herausforderung. Die überwiegende Mehrheit der Ansätze geht mittlerweile davon aus, dass Lebensqualität als ein „outcome" verstanden werden muss, welches durch medizinische, pflegerische und soziale Maßnahmen Interventionen unterstützt, gefördert und „erzeugt" werden kann.[22] Dies entspricht dem Mainstream der Forschung, bei der die Wirksamkeit einzelner medizinischer, pflegerischer oder sozialer Interventionen im Vordergrund steht. Dabei wird vernachlässigt, dass Lebens-

---

[18]  S. M. Smith/D. L. Lamping/S. Banerjee et al., Measurement of health-related quality of life for people with dementia: development of a new instrument (DEMQOL) and an evaluation of current methodology, in: *Health Technology Assessment* 9 (2005), 1–108.

[19]  P. V. Rabins/J. D. Kasper/ L. Kleinman/B. S. Black/D. L. Patrick, Concepts and Methods in the Development of the ADRQL: An Instrument for Assessing Health-Related Quality of Life in Persons With Alzheimer's Disease, in: *Journal of Mental Health and Aging* 5 (1999), 33–48.

[20]  T. P. Ettema/R. M. Dröes/J. de Lange/et al., QUALIDEM: Development and evaluation of a Dementia Specific Quality of Life Instrument. Scalability, reliability and internal structure, in: *International Journal of Geratric Psychiatry* 22 (2007), 549–556.

[21]  J. Bond, Quality of life for people with dementia: approaches to the challenge of measurement, in: *Aging and Society* 19 (1999), 561–579; R. Pieper/M. Vaarama, The Concept of Care-Related Quality of Life, in: M. Vaarama/R. Pieper/A. Sixsmith (Eds.), *Care-related quality of life in old age. Concepts, models, and empirical findings*, New York 2008, 102–124.

[22]  M. Weidekamp-Maicher, Nichtpharmakologische Therapieansätze: ihr Einfluss auf die Lebensqualität Demenzkranker und die Rolle der Messinstrumente. Ergebnisse eines Literaturreviews, in: *Zeitschrift für Gerontologie und Geriatrie* 46 (2) (2013), 134–143.

qualität eine Ko-Produktion zwischen Professionellen, Angehörigen und Betroffenen ist und damit in hohem Maße prozessabhängig ist.[23]

Und schließlich kann man vertieft in Diskussionen darüber einsteigen, ob es wirklich sinnvoll ist spezifische Instrumente für unterschiedliche Demenzgrade zu entwickeln. Dahinter steckt die grundsätzliche Problematik einer immer weiter voranschreitenden Spezialisierung. Einerseits ist damit die Chance verbunden, spezifische Bedürfnisse – etwa von Menschen mit schwerer Demenz – genauer zu beachten. Andererseits werden aber dadurch (auch) künstliche Differenzierungen geschaffen, und die möglicherweise für alle Menschen mit Demenz relevanten Dimensionen geraten aus dem Blick.

Insgesamt wird deutlich, dass in der Theoriediskussion noch erheblicher Nachholbedarf besteht, insbesondere institutionelle Lebenskontexte und die Art und Weise der Pflegearbeit bzw. der Pflegeorganisation mit beachtet werden müssen.

## 2. Erfassung von Lebensqualität bei Menschen mit Demenz – methodische Herausforderungen

### 2.1 Standardisierte Erfassung

Die überwiegende Mehrheit der Instrumente ist mit einer standardisierten Messung von Lebensqualität verbunden. Es handelt sich in der Regel um Skalen, bei denen Demenz als Krankheit (und ihre Auswirkungen) im Vordergrund steht. Damit können sie einer gesundheitsbezogenen Perspektive (im weitesten Sinne) zugeordnet werden, das QoL-AD ist bereits erwähnt worden.[24] Aus der Vielzahl der Verfahren sollen drei weitere skizziert werden – ADRQL, weil es für alle Demenzstufen vorgesehen ist, DEMQOL, weil es eine Proxy-Version beinhaltet und QUALIDEM, weil es theoretisch am anspruchsvollsten ist.

---

[23]   Pieper/Vaarama, The Concept of Care-Related Quality of Life, a. a. O.; zur Kritik vgl. H. Friesacher, Ethik und Ökonomie. Zur kritisch-normativen Grundlegung des Pflegemanagements und der Qualitätsentwicklung, in: *Pflege&Gesellschaft* 14 (2009), 5–23.

[24]   Einen Überblick bieten u. a. folgende Reviews aus Amerika, Großbritannien und den Niederlanden: R. E. Ready/B. R. Ott, Quality of Life measures for dementia, in: *Health and Quality of Life Outcome* 1 (2003), 1–9; Smith et al., Measurement of health-related quality of life for people with dementia: development of a new instrument (DEMQOL) and an evaluation of current methodology, a. a. O.; T. P. Ettema/R. M. Dröes/J. de Lange/et al., A review of quality instruments used in dementia, in: *Quality of Life Research 14* (2005), 675–686.

ADRQL: Rabins und Kollegen[25] entwickelten das Alzheimer's Disease-Related Quality of Life (ADRQL), welches aus fünf Dimensionen (Aktivitäten, Stimmungen, Reaktionen auf die Umwelt) und 47 Items im Original besteht.[26] Das Instrument ist für alle Demenzstufen vorgesehen und bereits bei Menschen mit schwerer Demenz erfolgreich getestet.[27] Das Verfahren konzentriert sich auf beobachtbares Verhalten innerhalb der letzten vier Wochen und misst die Wirksamkeit von Interventionen. Eine Sensitivität gegenüber Veränderungen ist beim ADRQL nachgewiesen[28], eine Übersetzung auf Deutsch liegt vor.[29]

DEMQOL: Bei dem von Smith und Kollegen[30] vorgestellten DEMQOL werden fünf Dimensionen angegeben (Aktivitäten, Gesundheit, Wohlbefinden, Kognition, Selbstkonzept und soziale Beziehungen). Das Verfahren ist nur eingeschränkt für schwere Demenz nutzbar (MMSE < 10). Diesbezüglich wird das DEMQOL-Proxy empfohlen (31 Items), ansonsten kann eine Selbsteinschätzungsskala (durch einen Interviewer unterstützt) zur Anwendung kommen (28 Items). Beide Versionen enthalten eine komplementäre Perspektive auf Lebensqualität und sollten gemeinsam eingesetzt werden.

QUALIDEM: Das von Ettema und Kollegen[31]entwickelte Instrument setzt sich aus neun Subskalen zusammen, die positive und negative Emotionen, Verhalten, Selbstbild und soziale Beziehungen umfassen. Es werden 40 Items[32]benannt. Das durch Professionelle in Institutionen einzusetzende Beobachtungsinstrument kann auch bei Menschen mit schwerer Demenz (MMSE < 10) genutzt werden, allerdings hier in einer reduzierten Version (21 Items). Es liegt eine deutsche

25    Rabins et al. Concepts and Methods in the Development of the ADRQL: An Instrument for Assessing Health-Related Quality of Life in Persons With Alzheimer's Disease, a. a. O.; P. V. Rabins/J. D. Kasper, Measuring quality of life in dementia: conceptual and practical issues, in: *Alzheimer Disease and Associated Disorders* 11 (1997) (Suppl. 6), 100–104.

26    Mittlerweile ist das Instrument weiterentwickelt worden und wird in einer revidierten Version mit 40 Items vertrieben, vgl. hierzu B. S. Black/P. V. Rabins/J. D. Kasper, *Alzheimer Disease Related Quality of Life User's Manual*, Baltimore ²2009.

27    Z. Cordner/D. M. Blass/P. V. Rabins/B. S. Black, Quality of Life in Nursing Home Residents with Advanced Dementia, in: *Journal of the American Geriatrics Society* 58 (2010), 2394–2400.

28    C. G. Lyketsos/T. Gonzales-Salvador/J. J. Chin et al., A follow-up study of change in quality of life among persons with dementia residing in a long-term care facility, in: *International Journal of Geriatric Psychiatry* 18 (2003), 275–181.

29    C. Menzi-Kuhn, *Lebensqualität von Menschen mit Demenz in stationären Langzeitpflegeeinrichtungen*, Master Thesis, Universität Maastricht, NL, Fakultät d. Gesundheitswissenschaften/ WBZ f. Gesundheitsberufe WE'G, Aarau, CH 2010.

30    Smith et al., Measurement of health-related quality of life for people with dementia, a. a. O.

31    Ettema et al., QUALIDEM: Development and evaluation of a Dementia Specific Quality of Life Instrument. Scalability, reliability and internal structure, a. a. O.

32    In den deutschsprachigen Veröffentlichungen wird auf 37 Items rekurriert, vgl. S. Bartholomeyczik, *Sachbericht zum Projekt „Interdisziplinäre Implementierung von Qualitätsinstrumenten zur Versorgung von Menschen mit Demenz in Altenheimen (InDemA)*, Universität Witten/Herdecke 2010, 44.

Übersetzung vor, die von der Charité Berlin vorgenommen wurde.[33]Als theoretischer Hintergrund wird das Adaptationsmodell von Finnema und Kollegen[34] erwähnt. Inhaltlich geht es um Anpassungsregularien an die Umwelt (z.B. dealing with own disability, developing an adequate relationship with the staff, preserving emotional balance, preparing for an uncertain future etc.), die als Dimensionen der Lebensqualität angesehen werden. Von der Bildung eines Gesamtscores wird explizit abgeraten.

## 2.2 Nicht standardisierte Erfassung

Ein wesentlicher Kritikpunkt an standardisierten Verfahren besteht darin, dass durch diesen Zugang die subjektive Perspektive der Betroffenen eingegrenzt wird und durch den Blick der Experten dominiert wird.[35] Vor allem die britische Diskussion um „Hearing the Voice of People with Dementia" hat diesen Aspekt aufgegriffen und eine gesellschaftliche Initiative zur stärkeren Beachtung der Partizipation von Menschen mit Demenz initiiert.[36] „Hearing the Voice" kann nicht mit Studien zur Nutzerperspektive („patient view") gleichgesetzt werden, in denen in der Regel ein pflege- und versorgungswissenschaftlicher Zugang dominiert. „Hearing the Voice" ist umfassender und betont die Notwendigkeit eines „consumer involvements". Es geht darum, Menschen mit Demenz und ihre Angehörigen bei der Konzipierung von sozialen Diensten zu beteiligen und aktiv ihre soziale und gesellschaftliche Teilhabe (Inklusion) zu fördern.[37] Negative Bilder gegenüber der Demenz sollen abgebaut, Stigmatisierung reduziert, die Einbindung der Betroffenen in die Kommune ermöglicht werden.

Bemerkenswert ist, dass Menschen mit Demenz bereits als aktiv Beteiligte an Forschungsprojekten mitgewirkt haben.[38] Berichte über semi-

---

[33]    M. Dichter, *Die Erfassung der Lebensqualität demenziell Erkrankter in der stationären Altenpflege – eine Literaturstudie*, Bachelorarbeit, Universität Witten/Herdecke 2010.

[34]    E. Finnema/R. M. Dröes/M. W. Ribbe/W. van Tilburg, A review of psychological models in psychogeriatrics: implications for care and research, in: *Alzheimer Disease and Associated Disorders* 14 (2000), 68–80.

[35]    J. Bond/L. Corner, *Quality of Life and Older People*, Berkshire 2011.

[36]    Vgl. Demenz Support Stuttgart (Hrsg.), *DessOrientiert* 2 (2006): Hearing the Voice of People with Dementia" (http://www.demenz-support.de/publikationen/journal_dess_orientiert, Abruf am 10.03.2013); Demenz Support Stuttgart (Hrsg.), *DessOrientiert* 1 (2009): Hearing the Voice Revisited. Teil 2: Verständigung (http://www.demenz-support.de/Repository/dessjournal_1_2_2009_hearing2.pdf, Abruf am 10.03.2013).

[37]    C. Cantley/J. Woodhouse/M. Smith, *Listen to us: Involving people with dementia in planning and developing services*. Dementia North. Northumbria University 2005 (http://www.healthissuescentre.org.au/documents/ items/2011/08/375358-upload-000 01.pdf, Abruf am 18.03.2013).

[38]    G. Hubbard/M. Downs/S. Tester, Including older people with dementia in research: challenges and strategies, in: *Aging and Mental Health* 7 (2003), 351–362.

strukturierte Interviews, Verhaltensbeobachtungen sowie Fokusgruppen bei Menschen mit Demenz liegen bereits vor.[39] In einer vor kurzem publizierten Studie von Demenz Support Stuttgart konnte das problemzentrierte Interview bei 14 Menschen mit Demenz erfolgreich eingesetzt werden.[40] In der Konsequenz werden offene, bestenfalls leitfadengestützte Verfahren, favorisiert. Litherland[41] hat den Forschungsstand resümiert und sich dafür ausgesprochen, bei leichten Formen der Demenz das Spektrum herkömmlicher Sozialforschung zu nutzen. Ungeklärt ist allerdings, ob und inwieweit ein Zugang zur Erfassung der Lebensqualität von Menschen mit (schwerer) Demenz über Bildkarten möglich ist[42]. Hierzu liegen vielversprechende Hinweise aus Großbritannien vor. Insgesamt muss ein erhebliches Desiderat hinsichtlich einer nicht standardisierten Erfassung der Lebensqualität von Menschen mit Demenz konstatiert werden.[43] Allerdings ist mittlerweile unbestritten, dass ein Forschungszugang zur Lebensqualität von Menschen mit Demenz über nicht standardisierte Methoden möglich ist.[44]

## 2.3 Mischformen

Zwei Instrumente sollen skizziert werden, die eine (weitgehend) standardisierte Erfassung der Lebensqualität von Menschen mit Demenz erlauben. Weil auch nicht standardisierte Elemente mit berücksichtigt werden, z.B. ein halb-offenes Vorgehen, um subjektive Sichtweisen und Prioritätensetzungen der Befragten zu erkunden, können diese Verfahren als Mischformen gekennzeichnet werden. Es handelt sich um das „Heidelberger Instrument zur Erfassung der Lebensqualität demenzkranker Menschen" (H.I.L.DE.)[45] so-

---

[39] Vgl. den Überblick über den Forschungsstand bei H. Wilkinson, *The Perspective of People with Dementia: Research Methods and Motivations*, London 2011.

[40] F. Piest/D. Haag, *Nach der Diagnose – Unterstützung für Menschen mit Demenz.* Demenz Support Stuttgart, in: *Dess@work_1* (2012) (http://www.demenz-support.de/Repository/Dess_at_work_01_final.pdf, Abruf am 10. 4.2013).

[41] R. Litherland, Involving people with dementia in service development and evaluation, in: M. Downs/B. Bowers (Hrsg.), *Excellence in Dementia Care. Research into Practice*, Berkshire 2010, 397–413.

[42] J. Murphy/S. Tester/G. Hubbard et al., Enabling frail older people with a communication difficulty to express their views: the use of Talking MatsTM as an interview tool, in: *Health and Social Care in the Community* 13 (2005), 95–107.

[43] A. Phinney, Toward understanding subjective experiences of dementia, in: M. Downs/B. Bowers (Hrsg.), *Excellence in Dementia Care. Research and Practice.* Berkshire 2010, 35–51.

[44] H. Wilkinson, Including people with dementia in research: methods and motivations. In: H. Wilkinson (Hrsg.), *The Perspective of People with Dementia: Research Methods and Motivations*, London 2011, 9–24.

[45] S. Becker/R. Kaspar/A. Kruse, *Heidelberger Instrument zur Erfassung der Lebensqualität demenzkranker Menschen (H.I.L.DE)*, Bern 2010; vgl. auch S. Becker/A. Kruse/J. Schröder/U. Seidl, Das Heidelberger Instrument zur Erfassung von Le-

wie das „Instrument zur Erfassung von Lebensqualität" (INSEL)[46]. Beide Instrumente basieren theoretisch auf den Vorarbeiten von Lawton's 'good life model'.

H.I.L.DE. umfasst inhaltlich fünf Bereiche (medizinische Versorgung, Schmerzerleben, räumliche Umwelt, Aktivitäten, soziales Bezugssystem sowie Emotionalität). Das Verfahren wurde im Rahmen eines zweiphasigen insgesamt sechsjährigen Forschungsprojekts entwickelt. Finanziell unterstützt wurden die Arbeiten durch das Bundesministerium für Familie, Senioren, Frauen und Jugend. Ziel ist ein praxisnaher Einsatz in stationären Einrichtungen, und zwar fokussiert auf ein individuelles Profil der Lebensqualität. Im Vordergrund steht letztlich die Sensibilisierung der Praxis für Fragen der Lebensqualität bei Menschen mit Demenz. Dass dies tatsächlich geschieht, dafür gibt es erste Hinweise. Praktiker berichten durchweg, dass H.I.L.DE. von Pflegenden positiv aufgenommen wird, Effekte für die Lebensqualität der Bewohner erkennbar sind und der Aufwand des Instruments im Alltag verantwortbar ist.[47] Darüber hinaus werden Lerneffekte, Sensibilisierung der Pflegenden für ethische Fragen sowie eine stärkere Evidenzbasierung im Pflegeprozess festgestellt.[48] Neben diesen positiven Hinweisen muss gesehen werden, dass H.I.L.DE. zu einem wachsenden Anspruch Pflegender an ihre Arbeit führt. Dieser kann jedoch angesichts der sich stetig verschlechternden Rahmenbedingungen nicht oder nur ansatzweise umgesetzt werden. Daher ist es grundsätzlich notwendig, Instrumente zur Lebensqualitätserfassung mit einer Erhöhung der Ressourcen, Maßnahmen der internen Qualitätssicherung sowie der Reform der Heime insgesamt zu verbinden. Dieser Punkt verweist bereits auf die Möglichkeiten und Grenzen der Förderung von Lebensqualität (nicht nur von Menschen mit Demenz) unter den gegebenen Restriktionen in der Praxis (vgl. Abschnitt 3). Dieser Aspekt kann auch auf INSEL bezogen werden, welches ebenfalls in der stationären Altenpflege zum Einsatz kommt. Inhaltlich werden 12 Dimensionen der Lebensqualität differenziert, u.a. körperliches und psychisches Wohlbe-

---

bensqualität bei Demenz (H.I.L.DE.). Dimensionen von Lebensqualität und deren Operationalisierung, in: *Zeitschrift für Gerontologie und Geriatrie* 38 (2005), 108–121.

[46]    F. Oswald/H. W. Wahl/P. Antfang et al., *Lebensqualität in der stationären Altenpflege mit INSEL. Konzeption, praxisnahe Erfassung, Befunde und sozialpolitische Implikationen*, Stuttgart 2013 (im Druck).

[47]    S. Herrenbrück/K. H. Will, *H.I.L.DE. – wie hat sich das Instrument in der Praxis bewährt?* Vortrag im Rahmen der Veranstaltung „Lebensqualität und Demenz". Institut für wissenschaftliche Weiterbildung, Philosophisch-Theologische Hochschule Vallendar am 19. März 2013.

[48]    R. Schwerdt, H.I.L.DE. als Instrument zur Erfassung von Effekten neuer Pflegekonzepte. Das Projekt MeDIA in Cura, in: A. Kruse (Hrsg.), *Lebensqualität bei Demenz? Zum gesellschaftlichen und individuellen Umgang mit einer Grenzsituation im Alter*, Heidelberg, 177–198.

finden, Unterstützung bei Einschränkungen, soziale Kontakte, Würde, Privatheit, Selbstbestimmung, Wohnkomfort und Servicequalität.

Anspruch von INSEL ist – vergleichbar mit H.I.L.DE. die Erhaltung und Verbesserung der Lebensqualität in Heimen. Dazu wird ein Instrument vorgelegt, welches sowohl qualitative als auch quantitative Erhebungseinheiten verbindet, die Perspektive der Bewohner mit jener von Angehörigen/Pflegenden abgleicht. Wichtig zu erwähnen ist, dass INSEL nicht auf Demenz fokussiert ist. Und das mit gutem Grund. Denn in Abschnitt 1 wurde bereits die Frage aufgeworfen, ob die Entwicklung von Instrumenten für spezifische Zielgruppen den Inklusionsgedanken nicht letztlich konterkariert. Auch zu INSEL liegen erste Ergebnisse aus der Praxis vor, die u.a. auch positive Auswirkungen des Instruments auf die Lebensqualität der Bewohner dokumentieren.[49] Im Unterschied zu H.I.L.DE. ist INSEL deutlich stärker mit der Organisation insgesamt verknüpft, dient explizit als Unterstützung des Qualitäts-Monitoring des Trägers, der das Verfahren initiiert und finanziell getragen hat. Darüber gibt es sog. INSEL-Multiplikatoren, die für die Begleitung und Umsetzung des Verfahrens vor Ort zuständig sind.

Für eine Bewertung der beiden Verfahren ist es definitiv noch zu früh. Die berichteten (weitgehend) positiven Auswirkungen sind bedeutsam. Jedoch muss beachtet werden, dass beide Zugänge im Kern die kognitiven Skripte der Pflegenden vor Ort abbilden. Wie jedoch die Konstruktion von Lebensqualität bei Menschen mit Menschen im Alltag tatsächlich hergestellt wird, bleibt eine noch offene Forschungsfrage, die letztlich nur durch Beobachtungsstudien des pflegerischen Alltags im Detail erkundet werden kann.

## 2.4 Einschätzung zum Stand der Methodendiskussion

Ohne Zweifel lassen sich in den letzten Jahren erhebliche Fortschritte bei der Methodendiskussion nachweisen. Insbesondere bei den standardisierten Verfahren liegt heute eine Vielzahl von anspruchsvollen Verfahren vor. Unbestritten gibt es aber noch viele Fragen, die weiter untersucht werden müssen.

Erstens ist nach wie vor ungeklärt, auf welchem Wege eine Verbindung von objektiven und subjektiven Aspekten der Lebensqualität möglich ist. Die meisten Autoren favorisieren einen ‚objektiven‘ Zugang, der letztlich normativ geprägt ist. „It is the researcher and not the individual who determines which domains are to be assessed. In essence this is a normative approach of

---

[49]   P. Antfang, *Instrument zur Erfassung der Lebensqualität (INSEL)*. Vortrag im Rahmen der Veranstaltung „Lebensqualität und Demenz". Institut für wissenschaftliche Weiterbildung, Philosophisch-Theologische Hochschule Vallendar am 19. März 2013.

the concept of quality of life (QoL)."[50]Der Grund liegt darin, dass bei der Konstruktion von standardisierten Instrumenten letztlich die „Zufälligkeit" der subjektiven Prioritäten beseitigt werden muss. Umgekehrt muss aber auch beachtet werden, dass die Radikalisierung der subjektiven Perspektive problematisch ist, denn Lebensqualität hat auch etwas mit objektiv festzulegenden Standards guter Versorgung zu tun. Einen Kompromiss bilden die lebensweltbezogenen Instrumente H.I.L.DE. und INSEL, bei denen objektive und subjektive Aspekte der Lebensqualität integriert werden – auch durch unterschiedliche Erhebungseinheiten insbesondere bei INSEL.

Zweitens ist die Mehrperspektivität des Blicks auf die Lebensqualität nach wie vor eine ungelöste methodische Herausforderung. Bekannt ist mittlerweile, dass sich die Einschätzungen unterscheiden[51] und jede Perspektive (Betroffene, Proxys, Beobachter) „relatively independent and somewhat unique"[52] ist. Am Beispiel des QOL-AD konnte gezeigt werden, dass die Lebensqualität der Bewohner von Pflegeheimen mit psychiatrischen Phänomenen (Depression und Angst) assoziiert waren, während bei der Einschätzung von Pflegenden funktionelle Abhängigkeit und Verhalten („challenging behavior") bestimmend waren.[53] Es ist sehr wichtig, dass diese Forschungsergebnisse vorliegen, denn jetzt können die Vor- und Nachteile der jeweiligen Erhebungsinstrumente abgewogen werden und insbesondere bei Menschen mit schwerer Demenz vor „objektivistischen" Fehlschlüssen gewarnt werden.

Und drittens sollte man sich vor Augen führen, dass alle die von uns vorgestellten Instrumente auf den Grundlagen der klassischen Testtheorie (KTT) basieren.[54] Damit sind bestimmte Annahmen verbunden, etwa bezogen auf das zugrunde liegende Skalenniveau. Es wird beispielsweise davon ausgegangen, dass die Daten (bei uns im Hinblick auf Merkmale der Lebensqualität, z.B. körperliche Zustände, Emotionen etc.) auf metrischem Niveau vorliegen. Das bedeutet, dass sie in Zahlen quantifizierbar sind und ei-

---

[50]   T. P. Ettema/R. M. Dröes/J. de Lange et al., The concept of quality of life in dementia in the different stages of the disease, in: *International Psychogeriatrics* 17 (2005), 363.

[51]   J. T. van der Stehen/M. J. Gijsberts/D. L. Knol et al., Ratings of symptoms and comfort in dementia patients at the end of life: comparision of nurses and families, in: *Palliative Medicine* 23 (2009), 317–324.

[52]   P. Edelman/B. R. Fulton/D. Kuhn/C. H. Chang, A Comparison of Three Methods of Measuring Dementia-Specific Quality of Life: Perspectives of Residents, Staff, and Observers, in: *The Gerontologist* 45 (2005), Special Issue I, 27.

[53]   J. Hoe/G. Hancock/G. Livingston/M. Orrell, Quality of life of people with dementia in residential homes, in: *British Journal of Psychiatry* 188 (2006), 460–464.

[54]   Zu einer aktuellen, differenzierten und umfassenden Kritik vgl. A. Brühl, Pflegebedürftigkeit messen? Herausforderungen bei der Entwicklung pflegerischer Messinstrumente am Beispiel des Neuen Begutachtungsassessments (NBA) (http://opus.bsz-bw.de/kidoks/volltexte/2012/71/pdf/Bruehl_Pflegebeduerftigkeit_messen_2012.pdf, Abruf am 10. 4.2013).

nen Nullpunkt besitzen (Beispiele: Einkommen [in Euro], Alter [in Jahren] etc.). Ob ein bestimmtes Instrument (z.B. eine Skala zur Messung der Lebensqualität) jedoch tatsächlich metrische Daten liefert, muss erst geprüft werden. Eine solche Prüfung kann aber mit Methoden, die bereits metrische Daten voraussetzen, nicht erfolgen. Dazu sind probabilistische Testverfahren erforderlich, die aber in der Regel (aufgrund ihrer Komplexität und der erforderlichen hohen Stichproben) kaum oder gar nicht angewendet werden. Es ist daher notwendig, die Skalen und Verfahren zur Erfassung der Lebensqualität (oder von Teilbereichen) einer genauen und umfassenden psychometrischen Analyse zu unterziehen. Dabei kann herausgearbeitet werden, ob eine Quantifizierung (z.B. die Bildung von Summenwerten) überhaupt valide ist. Sollte sich herausstellen, dass Lebensqualität nicht in einem Summenwert gemessen werden kann, so müssten latente Klassen als Alternativen zum Rasch-Modell geprüft werden.

Insgesamt wird deutlich, dass – wie auch bei der Theoriedebatte – die Methodendiskussion weiter verfolgt werden muss, insbesondere im Hinblick auf eine gegenseitige Befruchtung theoretischer und methodischer Überlegungen.

# 3. Lebensqualität bei Menschen mit Demenz – die Praxis in den Heimen

Wie sieht die Praxis vor Ort aus? Einerseits ist das hohe Engagement der Pflegenden und der Leitungen bekannt. Andererseits kann man die Augen vor begrenzten Ressourcen und der prekären personellen Situation vor Ort nicht verschließen. Mit Blick auf die Lebensqualität wollen wir uns auf drei Aspekte konzentrieren, nämlich erstens die Situation des Personals (weil dies für die Pflege-, Betreuungs- und Lebensqualität im Heim die entscheidende Determinante ist), zweitens die Auswirkungen der externen Regulierung (weil dies den Handlungsspielraum, auch die Denk- und Verhaltensmuster der Akteure vor Ort maßgeblich beeinflusst) und drittens einige erklärende Aspekte. Die Ebene der Politik bzw. der gesellschaftlichen Verantwortung wird bei der Argumentation mit berücksichtigt.[55]

---

[55]  H. Brandenburg/H. Güther, Was ist ein gutes Leben für Menschen mit Demenz? *Zeitschrift für medizinische Ethik* 59 (2013), 95–105.

## 3.1 Die Personalsituation – zwischen Engagement, schlechter Bezahlung und hoher Arbeitsbelastung

48% der Vollzeitbeschäftigten in der Altenpflege, überwiegend Frauen, haben einen Monatsbruttolohn von weniger als 1.500 EUR (lt. DGB Armutslöhne), weitere 24% erzielen einen Lohn von weniger als 2.000 EUR (lt. DGB Prekärlöhne).[56] Hinzukommen Schichtdienste, belastende Arbeitsbedingungen und eine zunehmende Funktionalisierung der Alltagsarbeit.[57] Eine Studie aus England zeigt, wohin dies führt: Nur einen geringen Anteil ihrer Zeit können Pflegende für die direkte Kommunikation mit dem Bewohner aufwenden, drei Viertel der Zeit ist aufgaben- und funktionsorientiert ausgerichtet.[58]

Die Verantwortlichen in den Heimen, vor allem die Träger, befinden sich in einem Dilemma: Einerseits suchen sie händeringend nach qualifiziertem Personal. Andererseits werden (auch) Alternativen diskutiert, die u.a. auf eine Senkung der Fachkraftquote bzw. deren Aufweichung hinauslaufen.[59] Nur wenige Träger reflektieren grundlegend, warum sich die (personelle) Situation in dieser Form überhaupt hat entwickeln können und welche Anteile daran „hausgemacht" sind.[60] Und die Politik? Die in Deutschland lange dominierende korporatistische Variante ist zunehmend brüchig geworden, u.a. auch wegen der zunehmenden Ökonomisierung des gesamten Pflege- und Versorgungssektors nach Einführung der Pflegeversicherung Mitte der 1990er Jahre. Darüber hinaus reagiert die Politik zunehmend kurzfristig, etwa mit der Öffnung des Pflegeberufs „nach unten". Beispielsweise sollen Langzeitarbeitslose für die Pflege gewonnen werden. Eine Anpassung an die in der EU geltenden Ausbildungsvoraussetzungen ist

---

[56]  C. Goesmann/K. Nölle, *Berufe im Schatten. Die Wertschätzung für die Pflegeberufe im Spiegel der Statistik.* Technische Universität Dortmund 2009 (http://www.berufe-im-schatten.de/data/statistik_pflege_1.pdf , Abruf am 10.3.2013).

[57]  Eine aktuelle Untersuchung zur Zufriedenheit in der Demenzversorgung bei Pflegenden in stationären Pflegeeinrichtungen stellt folgende Faktoren als relevant heraus: Ausmaß der quantitativen Arbeitsanforderungen, Steigerung der Führungsqualität sowie der sozialen Interaktion zwischen den Berufsgruppen, vgl. S. G. Schmidt/R. Palm/H. M. Hasselhorn, Arbeitsbedingte Prädiktoren für Zufriedenheit in der Demenzversorgung bei Pflegenden in stationären Altenpflegeeinrichtungen, in: *Pflege* 24 (2011), 85–95.

[58]  R. Ward/A. Vass/N. Aggerwal/et al., A different story: exploring patterns of communication in resential dementia care, in: *Ageing & Society* 28 (2008), 629–651.

[59]  U. Bettig/M. Frommelt/R. Schmidt (Hrsg.), *Fachkräftemangel in der Pflege. Konzepte, Strategien, Lösungen*, Heidelberg 2012.

[60]  Stichworte hierzu: Analyse der Ausgangslage durch einen Demografie-Check in der Einrichtung, Einführung von Demografie- und GesundheitsCoachs als Prozessbegleiter und „Kümmerer", Verbesserungen in den Feldern Führung, Rekrutierungspolitik, Weiterbildung, betriebliches Gesundheitsmanagement etc.

nicht beabsichtigt.[61] Die Akademisierung der Pflegeberufe – diesbezüglich schlägt der Wissenschaftsrat eine Anhebung auf 20% vor – ist politisch gegenwärtig nicht durchsetzbar. Die langfristige Folge wird sein, dass der Pflegeberuf weiter an Attraktivität verliert – bei weiter steigenden fachlichen Herausforderungen. Insgesamt dominiert eher eine symbolische Politik. Kampagnen und „Best Practice Modelle" werden gefördert, eine nachhaltige Umsetzung unterbleibt, Forschung zu langfristigen Effekten von Innovationen spielt (noch) eine randständige Rolle.[62]

## 3.2 Externe Regulierung der Qualität und Zugriff auf die Lebensqualität

Die Pflege in den Heimen ist ein Bereich, der zu den am stärksten regulierten Sektoren in der Bundesrepublik gehört. Der Medizinische Dienst der Krankenkassen (MDK) begutachtet mit 82 Prüfkriterien die Pflegequalität in den Heimen. Auch die Heimaufsichtsbehörden (und andere Behörden, z.B. das Gesundheitsamt) fühlen sich weitgehend einem klassischen Überwachungsauftrag verpflichtet, der immer weiter perfektioniert wird. Dabei werden festgelegte Outcomes eingefordert („Trinkprotokolle", „Schmerzassessments" etc.) und auf der „Meta-Ebene" Strukturen, Abläufe und Ergebnisse kontrolliert. Hinzu kommt aktuell das Vorhaben des MDK, gezielt die Lebensqualität der Bewohner mit einer reduzierten Version von H.I.L.DE zu erfassen. Es ist vorgesehen, über speziell ausgebildete MDK-Begutachter die Lebensqualität von Heimbewohnern von außen einzuschätzen. Hierzu sind bereits erste Ideen entwickelt worden, die im letzten Bericht des MDS zur „Qualität in der ambulanten und stationären Pflege"[63] nachgelesen werden können. Zwischenzeitlich ist die Personalsituation des MDK signifikant erhöht worden, und zwar von 175 Vollzeitäquivalenten (VZÄ) 2006 auf 596 VZÄ im Jahre 2010 (95,8% davon sind Pflegefachkräfte, Ärzte werden kaum mehr eingesetzt).

Wenn die Lebensqualität zum Gegenstand einer externen Kontrolle wird, wird folgende Konsequenz eintreten: Das Interesse und das Engagement Pflegender an dem Thema Lebensqualität wird erlahmen, die Gesamtthematik wird unter der Rubrik „Formalie und externe Kontrolle" als

---

[61]   Hintergrund ist eine geplante EU-Reform der Pflegeausbildung, die verbindlich von zehn auf zwölf Jahre in Europa angehoben werden soll. Heute ist dies in 24 von 27 europäischen Mitgliedsstaaten der Standard, Deutschland gehört nicht dazu.

[62]   Ausnahmen bestätigen die Regel. Vgl. u. a. den Band von M. Hoben/M. Bär/ H. W. Wahl (Hrsg.), Implementationswissenschaft, in: *Pflege und Gerontologie. Grundlagen und Anwendung*. Stuttgart 2014 (in Vorbereitung).

[63]   Vgl. http://www.mds-ev.de/media/pdf/MDS_Dritter_Pflege_Qualitaetsbericht_End fassung.pdf (Abruf am 12.8.2013).

fremdbestimmt wahrgenommen.[64] Man wird dann interne Verweigerungs-
strategien beobachten können, die von US-Forschern als „paper-pencil-
compliance" bezeichnet werden. Damit ist gemeint, dass sich die
dokumentierten Maßnahmen (z.B. auch zur Aufrechterhaltung der Lebensqualität) nicht an dem tatsächlichen Geschehen vor Ort orientieren, sondern
an den erwarteten Standards der Prüfbehörden. Lebensqualität wird letztlich
auf einen „Wohlfühlfaktor" reduziert, der standardisiert gemessen und als
Vergleich zwischen den Heimen dienen soll. Mit der konkreten Förderung
von Profilen der Lebensqualität einzelner Individuen in den Heimen hat dies
nichts mehr zu tun.

## 3.3 Warum ändert sich nichts? Und was muss geschehen?

Die Beantwortung dieser Fragen kann aus der Perspektive *verschiedener*
Disziplinen erfolgen. Es ändert sich erstens nichts, weil die kognitive
Dissonanz aller Beteiligten dazu führt, dass die Wahrnehmung der
Wirklichkeit der eigenen Überzeugung angepasst wird, statt die realen
Verhältnisse zu verändern (sozialpsychologische Erklärung). Es ändert sich
zweitens nichts, weil die Organisationen und Professionen einer Eigenlogik
folgen. Partikulare Interessen sind im Blick, weniger das Ganze
(soziologische Erklärung). Und es ändert sich drittens nichts, weil in unserer
Gesellschaft die Pflege alter Menschen abgewertet wird – im Unterschied zur
Akutversorgung (kulturelle Erklärung). Anton Amman, ein österreichischer
Sozialforscher hat dies einmal wie folgt auf den Punkt gebracht: „Wer ein
Kind rettet oder jemanden nach einem schweren Unfall das Leben bewahrt,
ist ein Held, wer einer todkranken Neunzigjährigen noch einige schmerzfreie
und humane Momente ermöglicht, tut höchstens Normalarbeit und muss hier
noch um die notwendigen Mittel kämpfen."[65] Es geht also im Kern um eine
„humane Kultur des Alterns."[66] Und was muss dafür geschehen, insbesondere wenn es um die Lebensqualität von Menschen in Heimen geht?
    Erstens muss die Personalsituation im Sinne einer „konzertierten Aktion"
auf die politische Agenda gerückt werden. Wenn es nicht gelingt, den
Arbeitsstress zu beseitigen und die systematische Benachteiligung der
Pflegenden aufzuheben, dann wird sich der Fachkräftemangel weiter
verschärfen.[67] Die Konsequenz ist dann, dass für die Zuwendung zum

---

[64]   Aussagen von Pflegenden und Leitungen gegenüber den Autoren dieses Beitrags.

[65]   A. Amann, *Die großen Alterslügen. Generationenkrieg, Pflegechaos, Fortschritts-
       bremse.* Wien 2004, 174 f.

[66]   T. Rentsch, Ethik des Alterns. Perspektiven eines gelingenden Lebens, in: A. Kruse
       (Hrsg.), *Gutes Leben im hohen Alter*, Heidelberg 2012, 68f.

[67]   Ermutigend ist die Bildung einer Pflegekammer in Rheinland-Pfalz, zu der sich drei
       Viertel der Pflegenden, die abgestimmt haben, ausgesprochen haben, vgl. die Press-
       erklärung auf www.dip.de.

Bewohner immer weniger Zeit bleibt – eine gezielte und reflektierte Aufrechterhaltung und Förderung der Lebensqualität ist unter diesen Bedingungen nicht möglich.

Zweitens ist es von entscheidender Bedeutung, das Thema Lebensqualität in der Verantwortung der Praxis vor Ort zu belassen. Durch den externen Zugriff auf diesen Gegenstand (nicht nur die medizinische Versorgung sowie die Pflege- und Servicequalität) wird das Thema instrumentalisiert – und am Ende seines eigentlichen humanen Gehalts völlig enthoben[68]. Eine solche Entwicklung wäre nicht nur fatal, sie würde zu einer Frustration aller führen und Entwicklungen in Richtung „guter Institutionen"[69] ad absurdum führen.

Drittens ist eine gesellschaftspolitische Diskussion notwendig, welche die Frage ins Zentrum rückt: Wie wollen wir im Alter leben? Welche Pflege wünschen wir uns? Welche Ressourcen müssen dafür aufgebracht werden? Bei dieser Diskussion ist auch der Blick über den Tellerrand erforderlich, u.a. ins europäische Ausland. Wenn wir beispielsweise die skandinavischen Länder[70] mit Deutschland vergleichen, dann stellen wir fest, dass deutlich mehr Geld für den Pflegesektor ausgegeben wird, eine kommunal verantwortete (Pflege)-Infrastruktur existiert, die Professionalisierung, Bezahlung und gesellschaftliche Akzeptanz von Pflege in einem deutlich höheren Maß erkennbar ist als in einem vorwiegend familienbasierten Pflegesystem. Vor allem unter dem Gesichtspunkt der Solidarität der Generationen und der Gerechtigkeit der Lastenverteilung kann von diesen Modellen gelernt werden.

---

[68] Alternativ sind die von Wingenfeld und Kollegen vorgelegten Vorschläge zur „Bewohner- und Angehörigenbefragung im Regelbetrieb" zu prüfen, und zwar vor allem bezogen auf das Rotationsprinzip zwischen den Einrichtungen und die Einbeziehung der kommunalen Ebene (http://www.bmg.bund.de/fileadmin/dateien/Publikationen/Pflege/Berichte/Bericht_Entwicklung_und_Erprobung_von_Instrumenten_zur_Beurteilung_der_Ergebnisqualitaet_in_der_stationaeren_Altenhilfe.pdf, Abruf am 10.4.2013). Das ist deswegen wichtig, weil das Thema „Versorgung, Pflege, Lebensqualität" auch eine gesellschaftliche Herausforderung darstellt und die Kommunen diesbezüglich eine Bringschuld haben, vgl. G. Naegele, Kommunen im demographischen Wandel – Thesen zu neuen An- und Herausforderungen für die lokale Alten- und Seniorenpolitik, in: *Zeitschrift für Gerontologie und Geriatrie* 43 (2010), 18–23.

[69] R. Jaeggi, Was ist eine (gute) Institution? in: R. Forst/M. Hartmann/R. Jaeggi/M. Saar (Hrsg.), *Sozialphilosophie und Kritik*, Frankfurt am Main 2011, 528–544.

[70] C. Heintze, *Auf der Highroad – der skandinavische Weg zu einem zeitgemäßen Pflegesystem. Ein Vergleich zwischen fünf nordischen Ländern und Deutschland (Kurzfassung)*. Expertise im Auftrag des Forums Politik und Gesellschaft und der Abteilung Wirtschafts- und Sozialpolitik der Friedrich-Ebert-Stiftung (http://library.fes.de/pdf-files/wiso/09243-20120730.pdf, Abruf 18.3.2013).

# 4. Abschluss: Lebensqualität –
# identisch mit dem guten Leben?

Nach der Erörterung theoretischer, methodischer und praktischer Aspekte der Lebensqualität von Menschen mit Demenz soll abschließend die Frage erörtert werden, ob Lebensqualität mit dem guten Leben identisch ist. Und warum sollte sie nicht identisch sein? Ein glückliches und angenehmes Leben, heute häufig gleichgesetzt mit happiness und wellness, wie kann dies kein gutes Lebens sein? Der amerikanische Philosoph Robert Nozik hat dazu folgendes Gedankenexperiment angestellt[71]: An unserem Gehirn sind Elektronen angebracht, die über Kabel an eine Maschine angeschlossen sind. Zweck der Maschine ist es, mittels elektrischer Impulse unser Gehirn derart zu stimulieren, dass wir fortwährend positive Emotionen erleben und uns glücklich fühlen, eben Annehmlichkeiten und Wohlbefinden empfinden. Können wir nun ein solches Leben noch als ein gutes Leben bewerten?

Die Frage nach dem guten Leben reicht in der Philosophie weit zurück. In der Antike ist es Aristoteles, der in der Nikomachischen Ethik die These aufstellt: „Jedes praktische Können und jede wissenschaftliche Untersuchung, ebenso alles Handeln und Wählen strebt nach einem Gut".[72] Hierin steckt die Vorstellung, dass Handeln und Wählen nicht zufällig, sondern zielgerichtet sind und zwar auf ein allem Streben gemeinsames Ziel hin: das oberste Gute (Eudaimonia). Dieses verwirklicht sich immer in Bezug auf das Gemeinwesen, innerhalb dessen der Einzelne sein Handeln vollzieht. An der Orientierung auf das Gemeinwesen – „denn der Mensch ist von Natur bestimmt für die Gemeinschaft"[73] – lassen sich zum einen sinnvolle von sinnleeren Handlungen unterscheiden. Zum anderen sind ein „gutes Leben und gutes Handeln in eins gesetzt"[74]. Insofern kommt der Lebensform und Lebensgestaltung wesentliche Bedeutung für ein gutes Leben zu. Eudaimonia ist „weder mit einem (vorübergehenden) Zustand höchsten Wohlbefindens gleichzusetzen noch mit einer überragenden Einzelleistung"[75]. Zugleich ist das oberste Gut abgeleitet aus der „Wissenschaft vom menschlichen Leben"[76] also orientiert an „einem vollen Menschenleben"[77]. Es ist die Philosophin Martha Nussbaum, die diese Überlegungen in ihrer „starken vagen

[71]   R. Nozik, *Vom richten, guten und glücklichen Leben,* München 1991, 114f.
[72]   Aristoteles, *Nikomachische Ethik*, Stuttgart 2002, 5.
[73]   A. a. O., 15.
[74]   A. a. O., 8.
[75]   O. Höffe, *Aristoteles*, 3., überarbeitete Auflage, München 2006.
[76]   Aristoteles, *Nikomachische Ethik,* 302.
[77]   A. a. O.,18.

Konzeption des Guten"[78] in die heutige Zeit übersetzt und anschlussfähig gemacht hat. Der Mensch ist in seinem Sein begrenzt, verletzlich und sterblich. Sein Leben bedarf des Schutzes und der Unterstützung durch die Gemeinschaft. Für den Vollzug eines menschlichen Lebens sind gute Rahmenbedingungen wie die Bereitstellung von Ressourcen notwendig. In dieser Theorie der Solidarität und Gerechtigkeit sieht sie Kriterien für ein gutes Leben. Das Spektrum ist breit – von den Bedingungen für ein schmerzfreies Leben bis hin zur Befähigung, sein eigenes Leben selbstverantwortlich führen zu können. An dieser Stelle hilft die Auseinandersetzung mit Susan Wolf.[79] Sie argumentiert, dass ein Leben dann gut ist, wenn es ein sinnvolles Leben ist.[80] Sinn meint ein konstruierendes soziales Geschehen zwischen Individuum und Gesellschaft, wie es insbesondere im Kontext von Demenz zentral diskutiert wird.[81] Es ist diese Ausrichtung am Sinn, die angefangen bei Aristoteles das gute Leben von einem schlechten Leben abgrenzen lässt.

Das Unbehagen, dass uns bei der Vorstellung der „Glücksmaschine" im Bild von Nozik überkommt, geht genau von dieser Sinnlosigkeit aus, die mit einer Objektivierung[82] von gutem Leben als Glück einhergeht. Anhand der praktischen Ethik des Australiers Peter Singer[83] lassen sich zudem die Konsequenzen einer solchen, der hedonistischen Philosophie anhängenden Vorstellung von gutem Leben vor Augen führen. Mit dem Ziel, Glück zu maximieren, werden subjektive Einschätzungen zu „Interessen" rationalisiert, die unterschiedlich gewichtet und gegeneinander abgewogen werden können (z.B. das Interesse, am Leben zu sein). Danach lassen sich ethische Dilemmata, wie beispielsweise die Frage, wessen Leben schützenswerter sei (z.B. das eines ungeborenen geistig schwerbehinderten Kindes oder das der Eltern) in einfachen mathematischen Gleichungen verrechnen. So hat das geistig

---

[78] M. C. Nussbaum, Der aristotelische Sozialdemokratismus, in: H. Pauer-Studer (Hrsg.), *Martha C. Nussbaum. Gerechtigkeit oder das gute Leben*, Frankfurt a. M. 1999, 24–85, 58.

[79] S. Wolf, Glück und Sinn: Zwei Aspekte des guten Lebens, in: H. Pauer-Studer (Hrsg.), *Martha C. Nussbaum. Gerechtigkeit oder das gute Leben*, Frankfurt a. M. 1999, 167–195, vgl. auch die theologische Debatte zu einem gelingenden Altern. Insbesondere seitens der evangelischen Theologie liegen aktuelle substantielle Beiträge vor, vgl. z. B. M. Kumlehn/A. Kubik (Hrsg.), *Konstrukte gelingenden Alterns*, Stuttgart 2012; M. Kumlehn/Th. Klie (Hrsg.), *Aging, Anti-Aging, Pro-Aging. Altersdiskurse in theologischer Deutung*, Stuttgart 2009.

[80] Und es gibt kein Argument, warum wir dies Menschen mit Demenz absprechen sollten, vgl. zu dieser Problematik: H. Brandenburg/R. Adam-Paffrath. Hier fehlt noch eine Titelangabe! Ggf. nochmal nachfragen oder streichen …

[81] G. A. M. Widdershoven/R. L. P. Berghmans, Meaning-making in dementia: a hermeneutic perspective, a. a. O.

[82] B. Grünewald, Peter Singers Objektivismus und seine versteckte Subjekttheorie, in: B. S. Bird/J. Hruschka/J. C. Joerden (Hrsg.), *Jahrbuch für Recht und Ethik* (Band 3) 1995, 403–414 (http://uk-online.uni-koeln.de/remarks/d3626/rm520671.pdf, Abruf am 11. April 2013).

[83] P. Singer, *Praktische Ethik*. Neuausgabe. Stuttgart 2002.

behinderte Kind vermutlich weniger Chancen auf ein glückliches Leben, weil es nie über die intellektuelle Fähigkeit verfügen wird, sich über sein Glück bewusst zu werden. Umgekehrt reduziert sich das Glück zweier Menschen mit ausgeprägtem Glücksinteresse (den Eltern), wenn sie ein behindertes Kind haben. Daraus ergibt sich die Schlussfolgerung, das behinderte Kind abzutreiben, um das Glück der Eltern nicht zu mindern – so die Rechnung Singers. Es braucht nicht viel Phantasie, um dieses Beispiel auf die Situation von Menschen mit Demenz zu übertragen. Die Objektivierung von gutem Leben kann, wie das Beispiel zeigt, zu einer Klassifizierung von Leben in lebenswert und lebensunwert führen und wirft damit moralphilosophische Probleme[84] auf. In solchen Überlegungen verkehrt sich die Frage nach dem guten Leben in die Frage nach dem Wert von Leben – mit der Konsequenz, das Lebensrecht von Menschen in Frage zu stellen. Denn der hedonistische Ansatz, wie er in der Vorstellung von Glücksmaximierung oder im Bild der Glücksmaschine dargelegt wurde, geht letztlich einher mit einer, wie wir es bezeichnen, vermessenen „Machbarkeitsideologie". Dieser Ansatz orientiert sich weniger daran, was ein menschliches Leben ist, sondern eher daran, zu was man dieses machen kann. Damit besteht die Gefahr, dass nicht mehr der Mensch bzw. die Verwirklichung eines menschengerechten Lebens, sondern die Produktion von mehr Glück im Fokus steht.

Zurückkommend auf die Frage, ob Lebensqualität mit dem guten Leben identisch ist, ist nun Folgendes zu antworten. Lebensqualitätskonzepte, wie sie in den vorangegangenen Kapiteln diskutiert wurden, sind als Messinstrumente konzipiert. Das Ausmaß möglichen menschlichen Glücks und Wohlbefindens soll objektiv bestimmt werden, um sich als Pflegende/r Gewissheit zu verschaffen, ob eine Maßnahme erfolgreich im Sinne der Verbesserung von Wohlbefindenssicherung und -steigerung ist. Diese Überlegung gewinnt insbesondere in der Pflege von Menschen mit Demenz an Bedeutung, da Deutungen über ihr Wohlbefinden und gutes Leben mit Fortschreiten der Krankheit zunehmend abhängig sind von der Interpretation der Pflegenden. In seiner rationalisierten, objektivierten Logik erfasst das Lebensqualitätskonzept als Messinstrument aber immer nur einen Teil, nämlich physisches, psychisches und soziales Wohlbefinden. Lebensqualitätsinstrumente können somit immer nur ein Hilfsmittel sein, auf dem Weg zu einer sinnvollen Lebensgestaltung. Daran schließt sich auch die grundsätzlich offen gehaltene Frage an - und dies gilt für alle Verfahren – ob, wann und wie die Messung von Lebensqualität sinnvoll und ethisch verantwortbar ist.[85]

---

[84]   Grünewald, Peter Singers Objektivismus und seine versteckte Subjekttheorie, a. a. O.
[85]   H. Wilkinson, Including people with dementia in research: methods and motivations, in: Ders., *The Perspective of People with Dementia: Research Methods and Motivations*, London 2011, 9–24.

# 5. Fazit

*Theoretische Aspekte.* Die über die Lebensqualitätsdebatte und -forschung ausgelöste Frage nach einem guten Leben für Menschen mit Demenz stellt eine hoch zu schätzende Entwicklung dar. Eine Gleichsetzung von Lebensqualität mit dem guten Leben weist aber Fallstricke einer hedonistischen Orientierung auf. Vielmehr gilt es entsprechend einer hier vorgestellten Lebensweltorientierung, sowohl objektive als auch subjektive Zugänge zu wählen sowie auch individuelle und gesellschaftliche Aspekte zusammen zu berücksichtigen. Denn nicht zuletzt stellt die Fokussierung auf das gute Leben in der Lebensqualitätsdebatte immer auch den Anspruch, ein sinnvolles Leben zu ermöglichen. Bezogen auf die Situation von Menschen mit Demenz kann dies bedeuten, nicht nur individuelles Wohlbefinden zu ermöglichen, sondern sie als sinnvolle Mitglieder in die Gemeinschaft einzubinden.

*Methodische Aspekte.* Für die Erfassung von Lebensqualität und die Instrumentenentwicklung lässt sich der Schluss ziehen, eine stärkere Verbindung von Empirie und Theorie anzustreben. Dies bedarf aufwändiger und langfristiger, statistischer Verfahren. Insbesondere der Zugang zu subjektiven Einschätzungen von Menschen mit schwerer Demenz bildet weiterhin eine zentrale Herausforderung. Auch eine Ausdehnung des Fokus über das Individuum hinaus auf organisatorische und gesellschaftlich institutionalisierte Rahmenbedingungen ist stärker zu forcieren. Immer sollte man sich aber der instrumentenspezifischen Grenzen und Interpretationsspielräume bewusst sein.

*Praktische Aspekte.* Für die Praxis bedeutet der Einsatz von Messinstrumenten daher eine notwendige gute Bildung bei Pflegekräften, Ergebnisse interpretieren und eine gute Pflege gestalten zu können. Damit reicht die Debatte um Lebensqualität eben weiter und schließt die Frage nach Ressourcen (Personalsituation, Arbeitsplatzgestaltung), Mitsprache bei der Qualitätsprüfung und politischer Mitgestaltung in der Altenhilfe ein.

Herauszustellen ist die enge Verzahnung der drei hier diskutierten Ansätze und die damit verbundene Herausforderung zur interdisziplinären Zusammenarbeit in der Entwicklung von Lebensqualität bei Menschen mit Demenz und der Gestaltung eines guten Lebens.

# Alzheimer und Demenz im politischen Diskurs

*Karl Heinz Ramers*

## 1.Zielsetzung

Der vorliegende Artikel[1] bildet einen Beitrag zur Klärung der Frage, inwieweit die gesellschaftliche Debatte über *Alzheimer* und *Demenz* im politischen Diskurs aufgegriffen wird. Dabei dient ein kleiner, aber zentraler Ausschnitt des Gesamtdiskurses als Analysebasis: die aktuellen Parteiprogramme der im Bundestag vertretenen Parteien. Mit der Wahl dieses Untersuchungskorpus soll festgestellt werden, ob und in welcher Form die Thematik der Altersdemenz in den langfristigen Perspektiven der politischen Akteure präsent ist. Auch wenn nur eine neutrale linguistische Bestandsaufnahme des in den Parteiprogrammen sichtbaren Teils des Altersdiskurses angestrebt wird, können die Ergebnisse möglicherweise auch als Basis einer innerparteilichen Reflexion Verwendung finden.

Vor der Analyse der Programme wird im Folgenden zunächst eine Klärung der Begriffe *Alzheimer* und *Demenz* vorgenommen.

## 2.Die Begriffe *Alzheimer* und *Demenz*

Die Begriffe *Alzheimer* und *Demenz* sind sowohl Elemente des medizinischen Fachwortschatzes als auch der Alltagssprache. Sie werden jedoch in beiden Vokabularen unterschiedlich definiert. Definitionen der beiden Termini im medizinischen Fachkontext sind in (1) und (2) illustriert:

---

[1]  Der vorliegende Beitrag ist aus einem Vortrag „Alzheimer und Demenz im politischen Diskurs" im Rahmen der Tagung „Lebensqualität (im) Alter: Gerontologische und ethische Perspektiven auf Alter und Demenz" des Zentrums für Gesundheitsethik an der evangelischen Akademie Loccum, Hannover, 25.–26.10.2012, hervorgegangen. Ich danke den Tagungsteilnehmern für ihre hilfreichen Hinweise.

(1)  Alzheimer-Krankheit:
Definition: „primär degenerative Hirnerkrankung mit progredienter Demenz;
häufige Urs. einer Demenz (mehr als zwei Drittel aller Demenzen); auch Mischformen mit vaskulärer Demenz möglich"[2]

(2)  Demenz:
Definition: „Bezeichnung für progrediente oder chronische Beeinträchtigung der
erworbenen kognitiven Fähigkeiten in mehreren Bereichen wie Gedächtnis,
Sprache, praktische Funktionen, Problemlösen und Urteilsfähigkeit, so dass eine
Störung der Alltagsfunktionen eingetreten ist. In ca. 70% der Fälle liegen die
neuropathologischen Merkmale der Alzheimer-Krankheit, im hohen Alter z. T.
mit zerebrovaskulären Schäden als zusätzliche Progressionsfaktoren, vor."[3]

Auch für medizinische Laien ist erkennbar, dass in den Definitionen (1) und
(2) eine enger Zusammenhang zwischen beiden Termini hergestellt wird:
Vereinfacht ausgedrückt wird *Demenz* als Oberbegriff zu *Alzheimer-Krankheit* aufgefasst. Die Interpretation der Begriffe erfolgt unter Zuhilfenahme
anderer medizinischer Fachtermini wie „vaskulärer" (,gefäßbedingter') und
„zerebrovaskulären" (,die Hirndurchblutung betreffenden').
    Einen auch nur halbwegs umfassenden Überblick über die Verwen-
dungsmöglichkeiten der beiden Begriffe in nicht-medizinischen Kontexten
zu präsentieren, ist im Rahmen dieses Beitrags natürlich nicht möglich. Deshalb werden zwei Einträge aus einem verbreiteten allgemeinsprachlichen
Wörterbuch (dem Duden-Universalwörterbuch) herangezogen, um zumindest einen Eindruck vom nicht-fachspezifischen Gebrauch zu vermitteln. Da
die Wörterbucheinträge auf einem umfangreichen Datenmaterial zur Alltagssprache basieren, ist es nicht unrealistisch, sie als eine Art kondensierte Zu-
sammenfassung dieses Gebrauchs zu betrachten.
    Vergleicht man die Verwendung der Ausdrücke *Alzheimer* und *Demenz*
in medizinischen Fachlexika (siehe (1) und (2)) mit denen im Duden-Univer-
sal-Wörterbuch (vgl. (3) und (4)), so zeigen sich deutliche Unterschiede:

(1)  „**Alzheimerkrankheit** [...] [nach dem dt. Neurologen Alois Alzheimer (1864-
1915): *in einer Atrophie des Gehirns bestehende Krankheit, die mit fast völligem
Erlöschen des Gedächtnisses und mit Persönlichkeitsverlust einhergeht.*"[4]

(2)  „**Demenz** [...] (Med.): *erworbene, auf organischen Hirnschädigungen beru-
hende geistige Behinderung:* senile *(im Alter auftretende)* D.; an einer D. leiden."[5]

---

2    „Alzheimer-Krankheit". Pschyrembel Premium Online. Psychiatrie, Klinische Psy-
     chologie, Psychotherapie, http://www.degruyter.com/view/ppp/12833024?rskey=gF8
     6vL&result=15&q=&dbq_0=alzheimer&dbf_0=psy-
     fulltext&dbt_0fulltext&o_0=AND (Abruf am 14.10.2012).
3    „Demenz". Pschyrembel Premium Online, Therapie.
     http://www.degruyter.com/view/tw/8794835?rskey=PhpziE&result=107&q=&dbq_0
     =demenz&dbf_0=psy-fulltext&dbt_0=fulltext&o_0=AND (Abruf am 17.10.2012).
4    *Duden. Deutsches Universalwörterbuch,* Mannheim u. a.: Dudenverlag [4]2001, 122.
5    A. a. O., 364.

Die Begriffsexplikationen enthalten nur einen Fachterminus, *Atrophie* ‚Gewebeschwund'. Die Explikation der Symptome ist weniger ausführlich und präzise als in der Fachsprache. Stattdessen enthalten die Wörterbucheinträge eine zusätzliche Information, die etymologische Herleitung des Terminus *Alzheimer-Krankheit*. Außerdem gehen wertende Ausdrücke in die Definitionen ein, die in den medizinischen Fachwörterbüchern fehlen: „Persönlichkeitsverlust" (vgl. (3)) und „geistige Behinderung" (vgl. (4)).

Bei der Untersuchung der Begriffsverwendungen in den Parteiprogrammen ist davon auszugehen, dass diese enger an den Alltagssprachgebrauch angelehnt sind als an den medizinischen Kontext, allein schon aus Gründen der Verständlichkeit. Dennoch ist es plausibel anzunehmen, dass auch Fachexpertise in die Erarbeitung der Programme einfließt.

# 3. Das Untersuchungsfeld *Politischer Diskurs*

Das Analysekorpus bildet nur einen kleinen Ausschnitt des gesamten politischen Diskurses, der alle politisch-gesellschaftlich relevanten öffentlichen Äußerungen erfasst, z. B. politische Texte in den Printmedien, Beiträge in Rundfunk und Fernsehen, Parlamentsreden, Wahlkampfreden usw. Innerhalb dieses Spektrums wird das Untersuchungsfeld wie folgt eingegrenzt:

– Das Korpus gehört zum Kommunikationsbereich *Politik*.

– Es gehört zur Textsorte *Parteiprogramm*.

– Es werden nur Programme der im Deutschen Bundestag aktuell vertretenen Parteien untersucht.

– Es werden nur die nach 2000 veröffentlichten Programme berücksichtigt.

– Es wird nur jeweils ein Programm pro Partei in die Analyse einbezogen.

Die Textsorte *Parteiprogramm* (bzw. *Grundsatzprogramm*) weist folgende Charakteristika auf:[6]

– Emittenten, d. h. die für die Textproduktion verantwortlichen Autoren bzw. Herausgeber, bilden Parteien bzw. Fraktionen.

– Die Programme sind parteiintern gerichtet.[7]

---

[6]     Vgl. H. Girnth, *Sprache und Sprachverwendung in der Politik. Eine Einführung in die linguistische Analyse öffentlich-politischer Kommunikation*, Tübingen 2002, 74.

[7]     Gemeint ist hier die primäre Zielgruppe der Texte (z. B. im Vergleich zu Wahlprogrammen). Dass die Programme darüber hinaus auch an potentielle Anhänger und die Öffentlichkeit insgesamt adressiert sind, zeigt schon ihre frei zugängliche Publikation, z. B. auf den Homepages der Parteien.

– Weitere Textsorten der gleichen Textsorte bilden *Rechenschaftsbericht,
  Antrag an den Parteitag, Parteitagsbeschluss* und *Parteisat-
  zung/Parteistatut.*

– Verwandte Textsorten sind z. B. *Wahlprogramm* (wählergerichtet) und
  *Koalitionsvertrag* (parteiengerichtet).

Die Untersuchung der Parteiprogramme erfolgt im methodischen Rahmen
der *Diskurslinguistischen Mehr-Ebenen-Analyse* (*DIMEAN*).[8] In diesem Ansatz werden drei Ebenen differenziert: die intratextuelle Ebene, die Ebene der
Akteure und die transtextuelle Ebene. Die intratextuelle Ebene – auf die sich
die Analyse der Programme im Wesentlichen beschränkt – ist wiederum in
drei Teilaspekte gegliedert, die textorientierte, propositionsorientierte[9] und
wortorientierte Ebene. Im Fokus der vorliegenden Studie steht die letzte
Ebene, auch wenn Aspekte der höheren zwei Ebenen nicht völlig ausgeblendet werden (vgl. Kap. 5).

Das Untersuchungskorpus enthält die folgenden Programme, die alle auf
den Homepages der Parteien als pdf-Dokumente abrufbar sind (vgl. das Lite-
raturverzeichnis):

1) Bündnis 90/Die Grünen 2002 (190 Seiten)

2) CDU 2007 (123 Seiten)

3) CSU 2007 (98 Seiten)

4) Die Linke 2011 (84 Seiten)

5) FDP 2012 (118 Seiten)

6) SPD 2007 (79 Seiten)

Die Angabe der Seitenzahl ist relevant, wenn es um die Einschätzung der
Vorkommenshäufigkeit bestimmter Lexeme geht.

Im Folgenden wird zunächst eine Wortfeldanalyse für die Begriffe *Alzheimer* und *Demenz* durchgeführt (Kap. 4), um darauf aufbauend den Teildiskurs *Alter und Pflege* innerhalb der Programme genauer unter die Lupe zu
nehmen.

---

[8]     Zur DIMEAN-Analyse vgl. I. H. Warnke/J. Spitzmüller, Methoden und Methodolo-
        gie der Diskurslinguistik – Grundlagen und Verfahren einer Sprachwissenschaft jen-
        seits textueller Grenzen, in: I. H. Warnke/J. Spitzmüller (Hrsg.), *Methoden der Dis-
        kurslinguistik. Sprachwissenschaftliche Zugänge zur transtextuellen Ebene*,
        Berlin/New York 2008, 3–54; siehe auch J. Spitzmüller/I. H. Warnke, *Diskurslingu-
        istik. Eine Einführung in Theorien und Methoden der transtextuellen Sprachanalyse*,
        Berlin/Boston 2011.

[9]     Der Ausdruck *propositionsorientiert* bezieht sich in der DIMEAN-Analyse auf As-
        pekte des Satzinhalts; vgl. dazu Spitzmüller/Warnke, Diskurslinguistik, 145–157.

# 4. Wortfeldanalyse

Die Suche nach den Ausdrücken *Alzheimer* und *Demenz* in den Parteiprogrammen liefert auf den ersten Blick ein überraschendes, ja ernüchterndes Ergebnis, wie die Tabelle (5) zeigt:

| (5) | B/Gr. | CDU | CSU | Linke | FDP | SPD |
|---|---|---|---|---|---|---|
| *Alzheimer* | 0 | 0 | 0 | 0 | 0 | 0 |
| *Demenz* | 0 | 1 | 0 | 0 | 1 | 0 |

Die Auszählung in (5) erfasst nicht nur die zwei Lexeme selbst, sondern auch von ihnen abgeleitete Wortbildungen wie *dementiell/demenziell, Altersdemenz, Alzheimer-Krankheit* usw.[10] Dass die Begrifflichkeit und die Thematik selbst schon seit den 90er Jahren den politisch Verantwortlichen bewusst sein musste, verdeutlichen die entsprechenden Belege in den Altenberichten[11] (vgl. Tabelle (6)):

---

[10] Einen ähnlich spärlichen Befund (insgesamt 6 Belege) für den Ausdruck *Demenz* und seine Ableitungen zeigen im Übrigen auch die Wahlprogramme der Parteien aus dem Jahre 2009; vgl. K. H. Ramers, Alter(n)sbilder in Texten der öffentlichen Kommunikation am Beispiel von Wahlprogrammen politischer Parteien, in: C. die Meola/A. Hornung/L. Rega (Hrsg.), *Perspektiven Vier. Akten der 4. Tagung,Deutsche Sprachwissenschaft in Italien' Rom, 4.–6. Februar 2010*, Frankfurt a. M. et al. 2012, 187–197.

[11] Bundesministerium für Familie und Senioren (Hrsg.), *Erster Altenbericht der Bundesregierung*, 1993.
Bundesministerium für Familie, Senioren, Frauen und Jugend (Hrsg.), *Zweiter Bericht zur Lage der älteren Generation in der Bundesrepublik Deutschland: Wohnen im Alter*, 1998.
Bundesministerium für Familie, Senioren, Frauen und Jugend (Hrsg.), *Dritter Bericht zur Lage der älteren Generation in der Bundesrepublik Deutschland: Alter und Gesellschaft*, 2001.
Bundesministerium für Familie, Senioren, Frauen und Jugend (Hrsg.), *Vierter Altenbericht zur Lage der älteren Generation in der Bundesrepublik Deutschland: Risiken, Lebensqualität und Versorgung Hochaltriger – unterbesonderer Berücksichtigung demenzieller Erkrankungen*, 2002.
Bundesministerium für Familie, Senioren, Frauen und Jugend (Hrsg.), *Fünfter Bericht zur Lage der älteren Generation in der Bundesrepublik Deutschland: Potenziale des Alters in Wirtschaft und Gesellschaft. Der Beitrag älterer Menschen zum Zusammenhalt der Generationen*, 2005.
Bundesministerium für Familie, Senioren, Frauen und Jugend (Hrsg.), *Sechster Bericht zur Lage der älteren Generation in der Bundesrepublik Deutschland: Altersbilder in der Gesellschaft*, 2010.

| (6)       | 1. Alt. 1993 | 2. Alt. 1998 | 3. Alt. 2001 | 5. Alt. 2006 | 6. Alt. 2010 |
|-----------|--------------|--------------|--------------|--------------|--------------|
| *Demenz*  | 31           | 19           | 146          | 21           | 131          |
| *Alzheimer* | 10         | 1            | 24           | 1            | 9            |

Für den vierten Altenbericht erübrigt sich eine Auszählung der Belege, da er explizit dem Schwerpunkt ‚Hochaltrigkeit' und ‚demenzielle Erkrankungen' gewidmet ist. Das fast völlige Fehlen der Termini *Alzheimer* und *Demenz* in den Parteiprogrammen ist auch deshalb besonders auffällig, weil bis auf das Programm von Bündnis 90/Die Grünen alle lange nach Erscheinen dieses vierten Altenberichts veröffentlicht wurden (vgl. oben Kap. 3).
Der erste Beleg zum Begriff *Demenz* (vgl. Tab. (5)) steht im Kontext (7):

(7) „Veränderungen in der Struktur und Finanzierung der Pflegeversicherung eröffnen Chancen, die Leistungen der Pflegeversicherung zu dynamisieren und die
Pflegebedürftigkeit – vor allem zugunsten von Menschen mit eingeschränkter
Alltagskompetenz, wie zum Beispiel **Demenz** [Hervorhebung von K. H. Ra-
mers] – neu zu definieren."[12]

Der Ausdruck *Demenz* wird in dieser Textpassage im Kontext von Pflege und Pflegeversicherung gebraucht, wobei die Finanzierbarkeit im Vordergrund steht. Dies ist nicht verwunderlich, da die Politik auf diesen Aspekt der Pflege am ehesten Einfluss nehmen kann.

Die Formulierung „Menschen mit eingeschränkter Alltagskompetenz" klingt auf den ersten Blick euphemistisch, wenn man an Demenzkranke in fortgeschrittenem Stadium denkt. Sie ist aber in der Fachsprache der Pflege-wissenschaft in nicht-euphemistischer Funktion etabliert.[13]
Das zweite Vorkommen des Terminus *Demenz* steht im Kontext (8):

(8) „Pflege muss daher den besonderen Betreuungsaufwand der **Demenz** [Hervor-
hebung von K. H. Ramers] berücksichtigen. Die Menschen wollen bis ins hohe
Alter in ihrem häuslichen und familiären Umfeld bleiben. Diese Selbstbestimmung gilt es zu erhalten. Der Vorrang der ambulanten Versorgung ist auszubauen und insbesondere sind pflegende Angehörige zu unterstützen."[14]

Wiederum wird der Begriff *Demenz* mit der Pflegethematik verknüpft, hier allerdings verbunden mit den Schwerpunkten ‚Betreuung', ‚familiäres Umfeld' und ‚Selbstbestimmung'. Dass diese detailliertere Bezugnahme auf das

---

[12]  CDU-Grundsatzprogramm, beschlossen vom 21. Parteitag, Hannover, 3.–4.12.2007, 64.
[13]  Ich danke den Teilnehmern der Tagung „Lebensqualität im Alter: Gerontologische und ethische Perspektiven auf Alter und Demenz" am 25. und 26.10.2012 in Hannover für diesen Hinweis.
[14]  Karlsruher Freiheitsthesen der FDP für eine offene Bürgergesellschaft. Beschluss des 63. Ordentlichen Bundesparteitages am 22.04.2012, 59.

Phänomen *Demenz* im FDP-Programm stattfindet, ist möglicherweise kein Zufall, da es erst 2012 erschienen ist, also einen relativ aktuellen Diskussionsstand widerspiegelt. Die Berücksichtigung neuer gesellschaftlicher Herausforderungen in Parteiprogrammen braucht ihre Zeit und die Problematik der steigenden Demenzerkrankungen rückt erst in den letzten Jahren verstärkt ins Bewusstsein der Öffentlichkeit.

Eine andere mögliche Erklärung für die Vermeidung der Ausdrücke *Alzheimer* und *Demenz* ist ihr potentieller Status als **Tabuwörter**. Da sie negativ konnotiert sind, ist ihre Aussparung in werbenden Texten, zu denen im weiteren Sinne auch Parteiprogramme gehören, zu erwarten. Dass eine solche Erklärung nicht völlig aus der Luft gegriffen ist, zeigt auch der Vergleich mit einem anderen negativ markierten Wort, dem Ausdruck *Altersarmut*. Er kommt in den sechs Parteiprogrammen insgesamt auch nur dreimal vor (Die Linke: 2 Belege; SPD: 1 Beleg).

Aus dem Befund, dass der Terminus *Demenz* in den Parteiprogrammen nur zweimal und *Alzheimer* überhaupt nicht verwendet wird, kann nicht einfach geschlossen werden, dass die entsprechende Thematik keine Rolle spielt. Das Vorkommen im Kontext ‚Pflege' in zwei Programmen deutet bereits darauf hin, dass das Thema auch in den anderen Texten implizit berücksichtigt sein könnte. Um dies zu prüfen, wird zunächst die Analyse auf das Wortfeld *Pflege* ausgeweitet und dann der Pflegediskurs näher beleuchtet.

Das Vorkommen des Ausdrucks *Pflege* selbst und seiner Wortableitungen ist in Tabelle (9) zusammengefasst:

| (9) | B/Gr. | CDU | CSU | Linke | FDP | SPD |
|---|---|---|---|---|---|---|
| *Pflege* | 14 | 8 | 8 | 11 | 3 | 2 |
| *-pflege, pflege-* | 14 | 22 | 7 | 7 | 6 | 5 |

Die Tabelle zeigt, dass sowohl der Terminus *Pflege* selbst als auch Wortbildungen auf seiner Basis in allen Programmen mehr oder weniger prominent vertreten sind. Die Zusammenstellung in (10) illustriert am Beispiel des CDU-Programms, welche Bildungen wie oft vorkommen:[15]

---

[15]  Daneben kommen *Pflege* und Ableitungen von diesem Ausdruck auch in anderen Wortbedeutungen als ‚Betreuung von Menschen' vor: Vgl. *Pflege von Bindungen, Wohlfahrtspflege, pflegen sie unsere Kulturlandschaft, Partnerschaft pflegen.* Die Polysemie des Worts *Pflege* wird somit in diesem Text sichtbar.

(10) Pflegebedürftigen: 3              pflegebedürftig(e): 2

    Pflegebedürftigkeit: 1              Pflegekräfte(n): 2

    Pflegeleistung(en): 2              Tagespflegeplatz: 1

    Pflegeversicherung: 5              Pflegerisikos: 2

Um herauszufinden, in welcher Form die Thematik ‚Alzheimer und Demenz'
im Pflegediskurs enthalten ist, reicht eine Wortfeldanalyse nicht aus. Deshalb
wird im folgenden Kapitel der Schritt von der Wort- zur Textebene vollzogen.

# 5. Teildiskurs *Alter und Pflege*

Wenn ‚Alzheimer und Demenz' im Pflegediskurs relevant sind, dann in Verknüpfung mit dem weiteren Teildiskurs ‚Alter'. Daher wird im Folgenden
analysiert, an welchen Stellen innerhalb der Parteiprogramme die Thematik
von ‚Alter und Pflege' inhaltliche Berührungspunkte zum Demenzbegriff
hat. Die Untersuchung der Programme erfolgt in alphabetischer Reihenfolge.

    1) Im Grundsatzprogramm von Bündnis 90/Die Grünen findet sich der
Bezug zur Demenz im Teilkapitel „Aufbruch in eine emanzipative Sozialpolitik: XII. Pflegeabsicherung". Die einschlägige Textpassage ist in (11) wie-
dergegeben:

(11) „Voraussetzung für eine menschenwürdige Pflege ist die Sicherung der Selbstbestimmung, der Grundrechte und die Förderung der vorhandenen individuellen
Ressourcen. Noch immer wird zu oft über ältere und hilfebedürftige Menschen
verfügt, werden ihre Menschenrechte missachtet bis zu Gewaltakten. Eine der
wesentlichen Ursachen ist im vielerorts drückenden Pflege- und Perso-
nalnotstand zu suchen, der zu Überforderung von Pflegekräften und Angehörigen führt. [...] Die Finanzierungsgrundlage für die Pflege muss deutlich erweitert werden, damit sie den Anforderungen einer menschenwürdigen Pflege
gerecht werden kann. Denn Pflege ist mehr als die Versorgung der körperlichen
Grundbedürfnisse."[16]

Schlüsselwörter in dieser Textpassage, die eine inhaltliche Verknüpfung von
Pflege und Demenz andeuten, sind „menschenwürdige Pflege" (zweimal),
„Selbstbestimmung", „ältere und hilfebedürftige Menschen", und „Menschenrechte". Eine Grundaussage aus (11) ist, dass ältere Menschen zwar
einerseits pflege- und hilfebedürftig sind, andererseits aber auch ein Recht
auf Selbstbestimmung haben.

    2) Im CDU-Grundsatzprogramm wird der Bezug zur Demenz nicht nur
an der Textstelle hergestellt, an der der Ausdruck explizit verwendet wird

---

[16]    Grundsatzprogramm von Bündnis 90/Die Grünen. Beschlossen auf der Bundesdele-
giertenkonferenz am 15.–17.3.2002, 89f.

(vgl. (7)), sondern auch noch in einem anderen Abschnitt. Das Unterkapitel, in dem der einschlägige Passus (vgl. (12)) vorkommt, trägt die Überschrift „Die Schöpfung und das Leben bewahren – Für eine lebenswerte Umwelt: 1. Die Würde des Menschen schützen – Vom Beginn bis zum Ende des Lebens":

(12) „Behinderte, Kranke, Sterbende und Menschen in anderen schwierigen Lebensphasen haben ein Anrecht auf ein menschenwürdiges Leben."[17]

In (12) fehlt zwar der Bezug auf ältere Menschen, es darf aber angenommen werden, dass sie in den Kreis der adressierten Personen eingeschlossen sind. Wie in (11) wird auch hier der Aspekt des „menschenwürdige[n] Leben[s]" hervorgehoben. Insoweit kann die Aussage in (12) auch als Ergänzung zu (7) angesehen werden, wo die Finanzierbarkeit der Pflege im Mittelpunkt der Betrachtung steht (vgl. oben). Bemerkenswert ist auch die Verbindung von *Behinderung, Krankheit, schwierigen Lebenslagen* und dem *Sterben*. Es wird offen gelassen, ob Demenz einer oder mehreren dieser vier Kategorien zugeordnet werden kann.

3) Im CSU-Grundsatzprogramm können zumindest zwei Textpassagen als Teile des Alters-, Pflege- und Demenzdiskurses betrachtet werden. Beide stehen im Unterkapitel „5. Sozialstaat neu gestalten und für die Zukunft sichern: Wir wollen Chancengerechtigkeit für alle und Solidarität mit den Schwachen". Der erste Passus ist in (13) zitiert:

(13) „Die CSU ist allen Menschen verpflichtet. Schwache, Menschen mit Behinderung, Pflegebedürftige, Kranke und sozial Benachteiligte müssen sich auf unsere Solidarität verlassen können."[18]

In dieser Formulierung wird ebenfalls ein Rekurs auf Behinderung und Krankheit vorgenommen, hinzu kommt als neues Schlüsselwort *Solidarität*. Außerdem findet eine Verknüpfung mit einer weiteren Personengruppe, den *sozial Benachteiligten*, statt.

Der zweite einschlägige Passus steht unter der Überschrift „Vorsorgen, aktivieren, selbst bestimmtes Leben fördern":

(14) „Die Absicherung existenzieller Risiken und Notlagen, die der Einzelne nicht tragen kann, ist die Kernaufgabe des Sozialstaats. Wer etwa in Folge von Alter, Behinderung, Krankheit oder Arbeitslosigkeit trotz persönlicher Anstrengungen nicht für sich selbst sorgen kann, muss sich auf die Solidarität aller verlassen können."[19]

Erneut wird das Schlüsselwort *Solidarität* gebraucht, zusätzlich auch *Sozialstaat*. Außerdem wird hier, anders als in (13), die explizite Verknüpfung von *Alter, Behinderung, Krankheit* und *Arbeitslosigkeit* vorgenommen, die alle als *existenzielle Risiken* bzw. *Notlagen* gekennzeichnet werden. Auch wenn

---

[17] CDU-Grundsatzprogramm, 74.
[18] Grundsatzprogramm der CSU. Beschlossen auf dem Parteitag am 28.09.2007, 100.
[19] CSU-Grundsatzprogramm, 102.

nicht direkt auf Alzheimer- und Demenzkranke Bezug genommen wird, sind diese aller Wahrscheinlichkeit nach mitgedacht.

4) Im Programm der Partei *Die Linke* wird die Pflege- und Demenzthematik (im Abschnitt „soziale Sicherheit im demokratischen Sozialstaat") in (15) aufgegriffen:

(15) "Wir wollen einen aktiven Sozialstaat, der die Lebensrisiken wie Krankheit, Unfall, Pflegebedürftigkeit und Behinderung sowie Erwerbsunfähigkeit und Erwerbslosigkeit solidarisch absichert, vor Armut schützt und im Alter ein selbstbestimmtes Leben in Würde garantiert."[20]

Ähnlich wie im CSU-Programm werden verschiedene Lebensrisiken (*Krankheit, Unfall, Pflegebedürftigkeit, Behinderung, Erwerbsunfähigkeit* und *Erwerbslosigkeit*) verknüpft. Es erscheinen – in abgewandelter Form – die Schlüsselwörter *Sozialstaat* und *solidarisch*. Auch die Begriffe *selbstbestimmt* (vgl.(11)) und *Würde* (vgl. (11) und (12)) der Programme von Bündnis 90/Die Grünen und der CDU werden verwendet.

Im zweiten Beleg (unter der Überschrift „Altern, aktiv und in Würde") steht die Altersthematik im Zentrum:

(16) „Eine auskömmliche Rente, gute Gesundheitsversorgung und ein altersgerechtes Wohnumfeld, welches einem erhöhten Sicherheitsbedürfnis genügt, sind Voraussetzungen für eine neue Kultur des Alters und des Alterns. Doch Alter ist mehr als Rente, Gesundheitsvorsorge, Pflege und Kosten. Ein Umdenken in den Medien, der Politik, der Wirtschaft und der Gesellschaft muss sich dem ganzen Alltag einer älter werdenden Gesellschaft und den Herausforderungen des hohen Alters widmen."[21]

Neue Aspekte in dieser Textpassage sind die Erwähnung des „altersgerechte[n] Wohnumfeld[s]" und die Forderung nach einer „neue[n] Kultur des Alters und des Alterns". Es findet sich eine parallele syntaktische Konstruktion zu Text (11) (aus dem Programm von Bündnis 90/Die Grünen). In (11) heißt es: „Denn Pflege ist mehr als die Versorgung der körperlichen Grundbedürfnisse." In (16) lautet die Formulierung: „Doch Alter ist mehr als Rente, Gesundheitsvorsorge, Pflege und Kosten." Diese Betonung der Notwendigkeit, über rein finanzielle und medizinisch-pflegerische Aspekte hinauszudenken, ist vor allem für die Bedürfnisse dementer älterer Personen relevant, deren Probleme und Risiken nicht immer auf den ersten Blick erkennbar sind.

Im Textabschnitt (16) werden zwei weitere relevante Begriffe genannt, die *älter werdende Gesellschaft* und die *Herausforderungen des hohen Alters*. Vor allem der letztere Aspekt ist für die Demenzthematik wichtig.

5) Im Programm der FDP werden zwei einschlägige Textpassagen näher beleuchtet. Beide stehen unter den gestaffelten Überschriften „IV. Chancen für freie Menschen – Ordnung für eine offene Bürgergesellschaft: IV.2 Mut

---

[20]    Programm der Partei DIE LINKE. Beschluss des Parteitags vom 21.–23.10.2011, 42.
[21]    Programm der Partei DIE LINKE, 55.

zur Selbstentfaltung – Chance zum Aufstieg". Das erste Zitat ist der These (42) „Stärkung von Verantwortungsgemeinschaften" untergeordnet:

(17) „Auch Menschen ohne verwandtschaftliche oder geschlechtliche Beziehung zueinander bilden Gemeinschaften, die auf Dauer angelegt sein können. Um sich beispielsweise im Alter die Unabhängigkeit von Pflegeeinrichtungen möglichst lange zu erhalten oder um das Leben gemeinsam zu meistern. In all diesen Formen nehmen Menschen aus freier Entscheidung Verantwortung füreinander wahr und bilden somit Verantwortungsgemeinschaften."[22]

In (17) wird wiederum der Aspekt der Selbstbestimmung (hier mit dem Begriff *Unabhängigkeit*) im Alter herausgestellt und eine Art Gegensatz zu den Beschränkungen in „Pflegeeinrichtungen" impliziert. Die Unabhängigkeit wird mit der Bildung von Gemeinschaften verknüpft (vermutlich sind vor allem Wohngemeinschaften gemeint). Auffällig ist, dass statt der in anderen Programmen verwendeten Ausdrücke „Solidarität", „solidarisch" u. Ä. der Terminus „Verantwortungsgemeinschaften" benutzt wird. Eine Erklärung hierfür ist die bewusste Abgrenzung vom Vokabular der politischen Linken, in der *Solidarität* ein beliebtes Fahnenwort[23] bildet.

Der zweite Beleg (vgl. (18)) aus dem FDP-Programm wurde bereits weiter oben (siehe (8)) angeführt und diskutiert:

(18) „Pflege muss daher den besonderen Betreuungsaufwand der **Demenz** [Hervorhebung von K. H. Ramers] berücksichtigen. Die Menschen wollen bis ins hohe Alter in ihrem häuslichen und familiären Umfeld bleiben. Diese Selbstbestimmung gilt es zu erhalten. Der Vorrang der ambulanten Versorgung ist auszubauen und insbesondere sind pflegende Angehörige zu unterstützen."[24]

Neben dem expliziten Bezug auf die Demenzproblematik in Zusammenhang mit hohem Alter ist die Betonung von Selbstbestimmung und Versorgung im häuslich-familiären Umfeld auffällig. Wiederum wird impliziert, dass die stationäre Pflege in staatlichen Einrichtungen den Bedürfnissen der Demenzkranken nicht optimal entspricht. Dies ist auch an der Formulierung „Vorrang der ambulanten Versorgung" ablesbar. Überspitzt gesagt: In den Programmen von CSU und Die LINKE wird die staatliche Verantwortung für die Pflege hervorgehoben, während das FDP-Programm die Notwendigkeit von privaten Initiativen unterstreicht.

6) Im SPD-Programm steht der ersten Beleg für eine Textstelle mit implizitem Bezug zur Demenzthematik unter der Überschrift „3.7 Der vorsorgende Sozialstaat: Gesundheit":

---

[22]  Karlsruher Freiheitsthesen der FDP, 50.
[23]  *Fahnenwörter* sind positiv konnotiert und dienen dazu, die „Eigengruppe aufzuwerten". Negativ konnotierte Wörter zur Diffamierung des politischen Gegners werden als *Stigmawörter* bezeichnet (Girnth, Sprache und Sprachverwendung in der Politik, 54).
[24]  Karlsruher Freiheitsthesen der FDP, 59.

(19) „Die Prinzipien der solidarischen Bürgerversicherung wollen wir auch in der Pflegeversicherung anwenden. Für eine menschenwürdige Pflege kommt es darauf an, dass sich Familie, privates Umfeld, ambulante und stationäre Einrichtungen wirksam ergänzen. Menschen bedürfen am Lebensende der besonderen Solidarität. Jeder Mensch hat Anspruch auf ein Sterben in Würde."[25]

Einige Schlüsselwörter in (19), die auch in anderen Programmen vorkommen (vgl. oben), sind „solidarischen", „Solidarität" und „menschenwürdige Pflege". Der Ausdruck „Sterben in Würde" wird in dieser Form nur im SPD-Programm gebraucht, eine inhaltlich parallele Formulierung findet sich allerdings im CDU-Programm (vgl. oben (12)). Das Wortfeld *Sterben* ist übrigens – anders als möglicherweise *Alzheimer* und *Demenz* – in den Parteiprogrammen generell keineswegs tabuisiert: Es finden sich insgesamt 13 Belege.

In der zweiten Textstelle wird das *Alter* fokussiert; sie steht unter der Überschrift „3.7 Der vorsorgende Sozialstaat: Sicher und aktiv im Alter":

(20) „Die Gesellschaft der Zukunft wird eine Gesellschaft des längeren Lebens sein. Da die Menschen auch länger gesund bleiben, schließt sich an das Arbeitsleben zunehmend eine dritte, ausgedehnte Lebensphase an. Wir wollen den Übergang in den Ruhestand flexibler gestalten. Jeder Mensch soll im Alter aktiv und kreativ am gesellschaftlichen Leben und in der Arbeitswelt teilnehmen können."[26]

In diesem Passus wird der demographische Wandel hin zu einer älter werdenden Gesellschaft mit positiv konnotierten Ausdrücken als „Gesellschaft des längeren Lebens" und „dritte, ausgedehnte Lebensphase" erfasst. Das Alter wird in (20) mit Aktivität, Kreativität und Gesundheit in Verbindung gebracht. Negative Begleiterscheinungen des Alters wie *Gebrechlichkeit, Pflegebedürftigkeit* oder auch *Demenz* werden dagegen hier ausgeblendet. Diese Phänomene werden dagegen im Zitat (19) thematisiert, in dem jedoch ein expliziter Bezug zum Alter fehlt. Man könnte vermuten, dass der Textabschnitt (20) dazu dient, den stereotypen Assoziationen des Alters mit *Hinfälligkeit, Passivität, Demenz* u. Ä. entgegenzuwirken.[27]

---

[25]   Hamburger Programm. Grundsatzprogramm der Sozialdemokratischen Partei Deutschlands. Beschlossen auf dem Hamburger Bundesparteitag der SPD am 28.10.2007, 58.

[26]   Hamburger Programm der SPD, 59.

[27]   Ob dies tatsächlich intendiert ist, kann nur eine genauere, in diesem Beitrag nicht zu leistende Untersuchung der Ebene der Akteure klären, in der die Programmautoren selbst zu ihrer Zielsetzung befragt werden.

# 6. Fazit

Aus der Wortfeld- und Textanalyse der einzelnen Programme können die folgenden Beobachtungen entnommen werden:

– Die Ausdrücke *Alzheimer* und *Demenz* sind im Korpus nur schwach belegt: *Alzheimer* kommt überhaupt nicht vor und *Demenz* nur zweimal.

– Aus diesem Befund kann die Hypothese abgeleitet werden, dass beide Termini innerhalb der betrachteten Textsorte als Tabuwörter fungieren. Diese Hypothese bedarf allerdings der weiteren Überprüfung.

– Die mit den Begriffen *Alzheimer* und *Demenz* verknüpfte Thematik ist in den Teildiskurs *Alter und Pflege* integriert.

– Schlüsselwörter in diesem Teildiskurs sind u. a. *menschenwürdige(s) Pflege/Leben; Selbstbestimmung; Solidarität/Verantwortung; hohes Alter/Langlebigkeit.*

– Die zwei Kernaussagen der Textausschnitte sind die Notwendigkeit der – staatlichen, familiären oder bürgerschaftlichen – Solidarität mit den hilfebedürftigen älteren bzw. dementen Personen einerseits und das Recht auf ihre menschenwürdige Behandlung und ein selbstbestimmtes Leben andererseits.

Um den Stellenwert des Themas *Alzheimer und Demenz* im politischen Diskurs insgesamt genauer einschätzen zu können, ist eine Ausweitung des Untersuchungskorpus auf andere politische Texte und Äußerungen erforderlich, z. B. auf Wahlprogramme, Wahlkampfreden, Regierungserklärungen, politische Artikel in den Medien, politische Talkshows usw. Die vorgelegte Studie der Parteiprogramme ist also nur ein erster Schritt in einer solchen Analyse des politischen Diskurses.

# Lebensqualität imaginieren.
## Deutungen der Demenz in Literatur und Religion als Anregung von Perspektivenwechseln in der Begleitung und Pflege

*Martina Kumlehn*

„Der alte König in seinem Exil"[1] – mit dieser starken Metapher für seinen demenzkranken Vater ruft der Schriftsteller Arno Geiger bereits eine Fülle von Assoziationen wach, die auch an theologische Deutungen anschlussfähig sind.[2] Der König ist in der Regel eine Figur, der man auch dann noch Würde zuschreibt, wenn aufgrund von Machtwechseln Exil und Verbannung auf ihn warten. Genau diese bleibende Würde schreibt Geiger seinem dementen Vater zu. Er entdeckt sie in der jahrelangen Begleitung in der ihr eigenen, besonderen Gestalt und gibt ihr einen dichten sprachlichen Ausdruck. Stolz und Würde vermag er schließlich sogar in den Äußerungen des Vaters als eine neue ‚Magie der Worte' auszumachen, die eigene Sprach- und Sinnwelten jenseits unserer rationalen Logik hervorbringen und mit denen der Vater versucht, die Folgen des Vergessens ohne Gesichtsverlust zu bewältigen. Exemplarisch kann dafür folgende kurze Sequenz stehen: Der Sohn fragt: „Papa, weißt Du überhaupt, wer ich bin?" und der Vater antwortet verlegen mit Blick auf die Begleiterin des Sohnes und mit einer scherzenden Handbewegung: „Als ob das so interessant wäre."[3] Das eigene Scheitern wird so verarbeitet, dass es zugleich zur radikalen Anfrage an das Selbstverständnis des vermeintlich „Normalen" wird. Es dürfte diese Aufmerksamkeit Geigers für die Infragestellung unserer Wahrnehmungsmuster und die Sensibilität für eine adäquate Wahrnehmung des Anderen sein, die zur wirkungsvollen Rezeption seines poetisch aufbereiteten Erfahrungsberichtes wesentlich beitra-

---

[1]  A. Geiger, *Der alte König in seinem Exil*, München 2011.
[2]  Vgl. dazu die Arbeit von A. Fröchtling, *„Und dann habe ich auch noch den Kopf verloren..." Menschen mit Demenz in Theologie, Seelsorge und Gottesdienst wahrnehmen*, Leipzig 2008, die schon vor Geiger die Exilsmetapher aufruft: „Menschen mit Demenz erleben ihren Alltag oft als eine Art Leben im Exil. Dabei spielen ... Aspekte wie Heimatlosigkeit, Fremdheit, Strafe, Ortlosigkeit und das Gefühl der Gottverlassenheit in der Regel im Verlauf eines Demenzprozesses eine zunehmend große Rolle." (209) Fröchtling nimmt die Erfahrung der „Entortung" und der Suche nach einem Weg im Labyrinth der Orientierungslosigkeit als Ausgangspunkt für ihre Analyse der Demenz.
[3]  Geiger, Der alte König, 74.

gen.[4] Die Stärke von Geigers Zugang liegt jedoch zugleich darin, dass er
nicht verleugnet, dass sich der König tatsächlich in einem unfreiwilligen,
unbarmherzigen Exil befindet, das Erfahrungen von Schuld und Strafe freisetzt und im radikalen Fremdsein einen absoluten Verlust von Geborgenheit
und Zuhausesein bedeutet. Die Krankheit zwingt ihn in ein fremdes Land
und er kann sich aus der Verbannung nicht befreien. Wer ihn erreichen will,
muss ihm in dieses Land, in die Heimatlosigkeit folgen und kann dann vielleicht nicht nur Dunkles, sondern auch Helligkeit und Lichtung wahrnehmen,
wie es das sprechende Buchcover, das den dementen Vater durch sonnen-
durchflutete Birkenblätter hindurch zeigt, verheißt.

Arno Geiger ist mit seinem Versuch einer literarischen Verarbeitung der
eigenen Erfahrung, die auch das Allgemeinste persönlich darstellen will, wie
es in der Widmung heißt, nicht allein. Ganz im Gegenteil: Der Buchmarkt
weist eine zunehmende Anzahl an Werken verschiedener Genres von poetisch unterbrochener Reflexionsprosa wie bei Geiger bis zu rein fiktionalen
Erzählungen und Romanen auf, die sich dem Thema Demenz stellen. Sie
ergänzen auf ganz eigene Weise rein dokumentarische Erfahrungsberichte
oder die medizinisch-pflegerische Ratgeberliteratur, indem Metaphorik und
Fiktionalität genutzt werden, um dieser Krankheit auch von innen her auf die
Spur zu kommen. Die Schriftsteller trotzen dabei einer Sicht auf die Demenz,
die diese Krankheit nur als Kulturverlust begreifen lässt, weil mit den klassischen Symbolisierungs- und Kommunikationsfähigkeiten, die verloren gehen, auch das aktive, kognitiv-kompetente, selbstbewusste Subjekt als verloren gelten muss.[5] Sie nehmen dabei andere kulturtragende Phänomene wie
den elementaren Ausdruck von Emotionalität, von Leben in Beziehung und
dem Geben bzw. Empfangen von nicht funktionaler Zuwendung mit in den
Blick. Zugleich begreifen sie den Umgang mit den Erscheinungsformen der
Demenz als Prüfstein, an dem sich unsere Kultur allererst beweisen muss,
indem sie die eigenen Voraussetzungen und Metaerzählungen von Autonomie, Selbstbestimmung und Identität auf ihre Tragfähigkeit befragen und die
Spannungsfelder von Erinnern und Vergessen, von Konstruktion und Rekonstruktion von Lebensgeschichten neu vermessen. Arno Geiger geht sogar
soweit, dass er die Gegenwartskultur allgemein im Spiegel der Demenz neu
deutet:

---

[4]   Die Wirkmächtigkeit dieses Buches zeigen auch die Beiträge von Henriette Krug und
      Wolfgang Sucharowski im vorliegenden Band, die ebenfalls mit Zitaten aus Geigers
      Schrift operieren.

[5]   Vgl. dazu U. Stock, *Vergessen erzählen*, in: http://www.zeit.de/2008/16/Alzheimer
      (Abruf am 28.05.2013), 1–2, 1: „Eine Krankheit hat Konjunktur im westlichen Kul-
      turbetrieb, und diese Krankheit ist der Kultur völlig entgegengesetzt. Die Krankheit
      heißt Alzheimer. Kultur heißt: lernen, bewahren, hinzufügen, lehren. Alzheimer
      heißt: alles vergessen. Diese Krankheit zerstört das Individuum bis auf den Grund,
      sie schleift die letzte Bastion der säkularen Gesellschaft, das Ich. (…) Das Problem
      ist interessant, ungelöst zudem; es spukt durch die Köpfe, verlangt nach Bearbeitung,
      und die Künstler nehmen die Herausforderung an."

„Alzheimer ist eine Krankheit, die, wie jeder bedeutende Gegenstand, auch Aussagen über anderes als nur über sich selbst macht. Menschliche Eigenschaften und gesellschaftliche Befindlichkeiten spiegeln sich in dieser Krankheit wie in einem Vergrößerungsglas [...] Der Überblick ist verloren gegangen, das verfügbare Wissen nicht mehr überschaubar, pausenlose Neuerungen erzeugen Orientierungsprobleme und Zukunftsängste. Von Alzheimer reden heißt, von der Krankheit des Jahrhunderts reden."[6]

Im Reden über die Demenz zeigen diese deutenden Zugänge, dass mit dieser Krankheit der je eigene Sinngrund immer mit fraglich wird. Es gilt zu lernen, „dass man für das Leben eines an Demenz erkrankten Menschen neue Maßstäbe braucht."[7]

Diese spezifische Sicht hält den Blick dafür offen, dass wir bei der Auseinandersetzung um Lebensqualität bei Demenz nicht allein auf quantifizierbare Messinstrumente in der empirischen Forschung und entsprechend standardisierte Befragungsmuster setzen können, so wichtig sie zweifellos für den Abgleich mit Realitäten in der Befindlichkeit und den Gegebenheiten in der Versorgung und Pflege sind.[8] Denn einerseits entzieht sich subjektives Empfinden immer auch der objektivierbaren Quantifizierbarkeit, weil es von vielen Faktoren der Lebenseinstellung und kulturellen Prägung abhängt, die eigentlich immer mit erhoben werden müssten, und andererseits setzt schon die Entwicklung von Fragebögen Kriterien hinsichtlich dessen, was wir für ein gutes und lebenswertes Leben halten, voraus. Diese Kriterien sind jedoch stets selbst hinsichtlich ihrer oft verdeckten Werte und Normen kritisch zu befragen. Wenn z.B. Andreas Kruse „Selbständigkeit, Selbstverantwortung, bewusst angenommene Abhängigkeit, Mitverantwortung, Selbstaktualisierung"[9] als ethisch verstandene Kategorien gelingenden Lebens im Alter bestimmt, die er auch auf die Demenz überträgt, dann zeigt er in seinen Ausführungen selbst, dass jede dieser Kategorien der genaueren Bestimmung bedürftig ist. Gerade ein Leitwert wie Selbstbestimmung,[10] der implizit in der Selbständigkeit und der Selbstverantwortung mit gesetzt wird, ist ja keineswegs selbstevident, sondern beruht auf bestimmten Entwicklungen der transzendentalphilosophischen Selbstbewusstseins- und Subjektivitätstheorien seit der Aufklärung und setzt zugleich ganz unterschiedliche Möglichkeiten der Reflexion über Konsequenzen bei ihrem Verlust frei. Dies doku-

---

[6] Geiger, Der alte König, 58.

[7] A. a. O., 11.

[8] Vgl. zur Leistungsfähigkeit und kritischen Einschätzung der Reichweite dieser empirischen Messinstrumente die Beiträge von Hager et. al., Brandenburg/Güther und Krug in diesem Band.

[9] A. Kruse, Die Lebensqualität demenzkranker Menschen erfassen und positiv beeinflussen – eine fachliche und ethische Herausforderung, in: Deutscher Ethikrat, *Demenz – Ende der Selbstbestimmung?*, Berlin 2012, 29–50, 40. Vgl. A. Kruse (Hrsg.), *Lebensqualität bei Demenz? Zum gesellschaftlichen und individuellen Umgang mit einer Grenzsituation im Alter*, Heidelberg 2010.

[10] Vgl. dazu den Beitrag von Andreas Kubik in diesem Band.

mentiert eindrücklich das Sondervotum von Volker Gerhardt zum Bericht des Deutschen Ethikrates bezüglich des Verhältnisses von „Demenz und Selbstbestimmung"[11], der aufgrund der Tragik der Demenz, die für ihn wesentlich im Verlust der Selbstbestimmung besteht, dafür plädiert, sich offen mit dem Wunsch, „angesichts einer drohenden Demenz aus dem Leben zu scheiden"[12], auseinander zu setzen.

Das multidimensionale und multiperspektivische Phänomen Demenz erweist sich dabei geradezu paradox als hermeneutisches Problem. Je mehr uns das Selbsterleben bzw. das Sich-Selbstfremdwerden der Betroffenen entzogen bleibt, weil es gar nicht (mehr) adäquat in Sprache zu fassen ist, um so mehr bleiben die Betroffenen und wir auf eine sensible Wahrnehmung und Deutung des Geschehens angewiesen, um eben die Würde des gelebten Lebens und durchaus auch seiner Lebensfreude durch die Erfahrungen von Leid und Sinnwidrigkeit hindurch zu entdecken und zu achten. Demenz drängt in die Deutung, obwohl oder gerade weil Deutung hier in gewisser Weise an ihr Ende kommt. Die Schriftsteller stellen sich genau in diese spannungsreiche Ausgangskonstellation und bringen jenseits des rationalen Diskurses die existentielle Wucht und Zuspitzung des irreversiblen Vergessens ungeschützt und vielstimmig zum Ausdruck. Sie nutzen dabei alle Möglichkeiten fiktionaler Weltentwürfe, die unseren Existenzhorizont erweitern, indem sie uns neue Wahrnehmungs- und Referenzmöglichkeiten in Bezug auf die Lebenswelt zu spielen. Fiktionen ermöglichen „neue Sichtweisen, Sprechweisen, Hörweisen und Bewegungsformen"[13], die dazu beitragen können, zwar keine andere Welt, aber „*diese Welt als andere*"[14] sehen zu lernen. Dadurch bilden sie Imaginationskraft und Phantasie aus, die es erlauben, „Nicht-Vorhandenes als eine Wirklichkeit ‚sehen' zu können."[15] Die besondere Herausforderung hinsichtlich eines narrativen Zugangs zum Phänomen der Demenz besteht in radikalisierter Form genau darin, die innere Welt zu imaginieren, in die die Demenzpatienten hineingleiten und aus der sie selbst nicht mehr berichten können, um so Deutungsmuster anzubieten, die Unsagbares sagbar, Unsichtbares sichtbar machen,[16] wohl wissend, dass es sich dabei um deutende Zuschreibungen handelt. Eingedenk der Grenzen jeder Deutung, die zwischen Selbst- und Fremdzuschreibung unterscheiden muss, können jedoch diese Imaginationen, wenn sie sensibel entworfen werden, den Außenstehenden Sprachmöglichkeiten anbieten, in die sie sich mit ihren eige-

---

[11]   Deutscher Ethikrat, *Demenz und Selbstbestimmung. Stellungnahme*, Berlin 2012.
[12]   V. Gerhardt, Sondervotum, in: Deutscher Ethikrat, Demenz und Selbstbestimmung, 101–106, 105.
[13]   B. Waldenfels, *In den Netzen der Lebenswelt*, Frankfurt ²1994, 232f.
[14]   A. a. O., 233.
[15]   W. Iser, *Das Fiktive und das Imaginäre*, Frankfurt 1991, 397.
[16]   Vgl. K. Obermüller, Das schleichende Vergessen, in: Dies. (Hg.), *Es schneit in meinem Kopf. Erzählungen über Alzheimer und Demenz*, München/Wien 2006, 5–13, 8 und 13.

nen Erfahrungen eintragen können. Dabei zeigen sich semantische Verschiebungen und Neukonstitutionen von Wirklichkeit, die eine wechselseitige Verschränkung der Perspektiven jenseits gängiger Kategorien andeuten, die über die schlichten Oppositionen normal – unnormal, krank – gesund, kulturtragend – kulturverneinend hinaus weisen.

Sich der möglichen Innenwelt eines Demenzkranken behutsam zu nähern, gehört selbstverständlich genauso zu den Herausforderungen, denen sich die Angehörigen, Pfleger, Betreuer und vor allem auch Seelsorger[17] in der Begleitung stellen müssen. Zunehmend wird die Bedeutung verschiedener narrativer Zugänge zur Lebensgeschichte der Dementen gesehen.[18] Dass es allerdings gleichermaßen eine zentrale Aufgabe sein sollte, Angehörige und Pflegende darin zu stärken, einerseits dem Erkrankten biografische Identität zu sichern, die er selbst nicht mehr verbürgen kann, und in eins damit die je eigene narrative Identität in Auseinandersetzung mit den notwendigen Neuinterpretationen angesichts der Erkrankung reziprok und dynamisch zu entwickeln, ist erst in Ansätzen im Blick. Die fiktionalen Zugänge, die im Folgenden exemplarisch dargestellt werden,[19] sollen das vielfältige und vielschichtige Bemühen um die Arbeit an den deutenden Bildern der Demenz und dem damit einhergehenden Entdecken von Formen der Lebensqualität anregen, um Perspektivenwechsel in der Wahrnehmung der Krankheit in der „'Polyphonie' vieler möglicher Sichtweisen"[20] zu ermöglichen, die dann

---

[17]  Vgl. zur Bedeutung möglicher Ansätze der Seelsorge bei Demenz Fröchtling, „Und dann habe ich auch noch den Kopf verloren ..." und L.-K. Roy, *Demenz in Theologie und Seelsorge*, Berlin/New York 2013 (Dazu unten im dritten Abschnitt mehr). Interessante Annäherungen finden sich auch schon bei M. Schibilsky, Was macht die Würde des „„alten" Menschen aus? Wie sprechen wir von und mit alten Menschen, in: S. Kobler- von Komorowski/H. Schmidt (Hrsg.), *Seelsorge im Alter. Herausforderung für den Pflegealltag*, Heidelberg ²2006, S. 19–33,27 und W. Drechsel, Das Schweigen der Hirten? Altenseelsorge als (kein) Thema poimenischer Theoriebildung, in: Kobler- von Komorowski/Schmidt (Hrsg.), Seelsorge im Alter, 45–63, insbesondere 46f.

[18]  Vgl. z. B. K. Depping, *Altersverwirrte Menschen seelsorgerlich begleiten*, Bd. 1: Hintergründe, Zugänge, Begegnungsebenen, Hannover ³2008; und A. Eglin u. a., *Das Leben heiligen. Spirituelle Begleitung von Menschen mit Demenz. Ein Leitfaden*, Zürich 2006.

[19]  Zu den vorrangig herangezogenen Werken gehören M. Suter, *Small World*, Zürich 1999, K. Obermüller (Hrsg.), *Es schneit in meinem Kopf*, München/Wien 2006; K. Hagena, *Der Geschmack von Apfelkernen*, Köln 2008; St. Merrill Block, *Wie ich mich einmal in alles verliebte*, Köln 2008; T. Jens, *Demenz, Abschied von meinem Vater*, Gütersloh 2009; A. Geiger, *Der alte König in seinem Exil*, München 2011. Aus Gründen der Übersichtlichkeit nicht berücksichtigt, aber zweifellos eben so wirkmächtig und lohnend wären z. B. J. Franzen, *Die Korrekturen*, Hamburg 2002; Ders., *Das Gehirn meines Vaters*, als zweiteiliger Essay erschienen am 8.6. und 15.6.2002 in der Süddeutschen Zeitung; I. Dische, *Der Doktor braucht ein Heim*, Frankfurt 1990 oder J. Acklin, *Defekt*, Zürich 2002.

[20]  M. Langehennig, Das soziale Frühstadium" der Alzheimer Krankheit als kritische Wegstrecke der Krankheitsbewältigung, in: H. Aldebert (Hrsg.), *Demenz verändert*.

vielleicht auch die eigene Geschichte mit der Demenz neue Ausdrucksformen finden lassen und zwar sowohl für das bleibend Erschreckende als auch für das, was an Lebensbejahung bis zum Schluss wahrgenommen werden kann.

## 1. Lebensqualität im Augenblick: Bilder und Metaphern als „Seh-Schule" der Demenz

Bilder und Metaphern spielen eine große Rolle, um das nicht Darstellbare darstellbar zu machen. Die Betroffenen selbst lassen auf semantischer Ebene in der Frühphase eine Metaphorisierung der Sprache erkennen,[21] um insbesondere die Gefühle des Verlustes und der Angst zu bezeichnen. So äußert eine Betroffene nach der gestellten Diagnose:

> „In der Sekunde hatte ich ein Bild vor Augen: ein Loch. Das Salzbergwerk in Berchtesgaden. Da falle ich hinein. Immer wieder sehe ich vor mir Stufen, ich will sie nach oben gehen, aber ich gehe sie nach unten, und dann ist da nichts. Nur Dunkel. Und dann kommt diese Angst."[22]

Auf ähnlich elementare Weise führen die Literaten jeweils starke Metaphern aus dem Bereich der Natur an,[23] um Bilder für das unheimliche Geschehen der Demenzentwicklung zu gewinnen. Katharina Hagena entwickelt in ihrem Roman „Der Geschmack von Apfelkernen" leitmotivisch ein selbst schon surreal inszeniertes Eigenleben von Garten und Apfelbaum, die sie als Spiegel für die seelische Verfasstheit und die Wechselfälle der Lebensgeschichten der Protagonistinnen dreier Frauengenerationen um die demente Großmutter nutzt. Darüber hinaus nimmt sie immer wieder neue Anläufe, Bilder zu entwickeln:

> „Das Gehirn versandete wie ein unbefestigtes Flussbett. Erst bröckelte es nur ein bisschen am Rand, dann klatschten große Stücke des Ufers ins Wasser. Der Fluss verlor seine Form und Strömung, seine Selbstverständlichkeit. Schließlich floss gar nichts mehr, sondern schwappte hilflos nach allen Seiten."[24] – „Das

---

*Hintergründe erfassen – Deutungen finden – Leben gestalten*, Hamburg 2006, 21–52, 46.

[21]   Vgl. Fröchtling, „Und dann habe ich auch noch meinen Kopf verloren…", 51.

[22]   B. Lakotta, *„Ich bin ja noch ich". Rita Dechant, Christian Zimmermann und Helen Merlin über ihren Alltag als Demenzkranke, ihre Strategie beim Outing und ihren Umgang mit dem allmählichen Verlust der Selbständigkeit*, in: Spiegel/Wissen 1/2010, 34–41, 37.

[23]   Vgl. zum Folgenden auch M. Kumlehn, Vom Vergessen erzählen. Demenz und Narrative Identität als Herausforderungen für Seelsorge und theologische Reflexion, in: Dies./Th. Klie (Hrsg.), *Aging – Anti-Aging – Pro-Aging. Altersdiskurse in theologischer Deutung*, Stuttgart 2009, 201–212.

[24]   Hagena, Der Geschmack von Apfelkernen, 78f.

Vergessen war ein Ozean, der sich um Gedächtnisinseln schloss. Es gab darin Strömungen, Strudel und Untiefen. Manchmal tauchten Sandbänke auf und schoben sich an die Inseln, manchmal verschwand etwas. Das Hirn hatte Gezeiten. Nur bei Bertha kam die Flut und verschluckte die Inseln ganz und gar."[25]

John Baley greift in seiner Elegie auf seine Lebenspartnerin, die Schriftstellerin Iris Murdoch, auf die Vorstellung wabernden Nebels zurück, in dem alles verschwindet, bis die Vorstellung einer Welt außerhalb des Nebelschleiers selbst vollständig versinkt,[26] und Klara Obermüller verweist auf das Bild vom Schneegestöber der Eiweißplaques im Kopf, dass immer dichter wird.[27]

Eindrücklicher jedoch als diese unmittelbar eingängigen Übertragungen wirken die Bilder und Szenen, die imaginiert werden, um die Umkehrung des Gewohnten und die dadurch hervorgerufenen Erschütterungen und aufblitzenden Umdeutungen des bisher Gültigen zu verdichten. So entwirft Ulrike Draesner die Wandlungsprozesse eines Physikers, der erst in der Begleitung seiner demenzkranken Frau zur Auseinandersetzung mit seiner eigenen Theoriewelt kommt:

> „Was in ihr vorgeht, ist mir ein Rätsel, und immer öfter habe ich das mir unerklärliche Gefühl, dass sie sich ausdehnt! Während sie doch nach allen Anzeichen schrumpft, in jeder Hinsicht (…). Doch eben während ihre geistigen Fähigkeiten und ihr Mitteilen nach außen abnehmen, habe ich das mir unbegreifliche Gefühl, dass sie immer umfassender wird. Das stellt die physikalische Welt auf den Kopf! Aber was macht das schon, was macht es schon, letztendlich – jetzt."[28]

In ähnlicher Weise wird ihm die Tragweite der konstruktivistischen Grundannahme, „dass alles in unseren Köpfen gemacht wird"[29], klar. Als seine Frau, die auf das Dach geklettert ist, vom Dachfirst herunterrutschend auf ihn zukommt, erlebt er das als einen Erschließungsmoment für die Erhellung der Situation ihrer Beziehung und als das Aufblitzen von Lebensfreude und in vorsichtig zurückhaltender Weise als Sinnerfahrung:

> „Sarah zwitschert, ein Vogel, der alles ist und nichts, und ich frage mich, was diese Krankheit bedeutet, die nicht sie, Sarah, hat, sondern die, als Krankheit, Sarah hat, von der ich nur höre und sehe, was außen passiert, und fühle schon den Körper meiner Frau in den Armen, kalt wie ein Blatt, ein Körper, der zittert und sehnig ist, ausgetrocknet, als trockne mit den Gedanken und dem Sprechen die Seele weg, doch dem ist nicht so, denn ihre Augen leuchten, und ich sehe,

25  A. a. O., 96.

26  J. Baley: *Elegie für Iris*, München [2]2002, 206. Er spricht auch von der „Reise ins Dunkle". Vgl. a. a. O., 244 und 251.

27  Vgl. den Titel „Es schneit in meinem Kopf" und parallel dazu die Erzählung U. Faes, Er ist nicht mehr da, wenn er da ist, in: Obermüller (Hrsg.): Es schneit in meinem Kopf, 23–46, in der die Bilder von Baum und Garten, Schnee und Nebel ineinander geblendet werden.

28  U. Draesner, Ichs Heimweg macht alles alleine, in: Obermüller (Hrsg.): Es schneit in meinem Kopf, 59–81, 71f.

29  A. a. O., 78.

wie sie noch immer auf mich zukommt, die hellblauen Arme, die Hände in Strümpfen weit gespreizt, und ihre Augen leuchten wie – Sarah in ihrem Kokon, Sarah, meine Liebe, die verschwunden ist, aber da sind ihre Augen, und da ist sie, in diesem Augenblick. Für ihn haben wir das Haus gekauft, plötzlich weiß ich das, jetzt ist er gekommen, ein Geschenk des Hauses an uns, nach 20 Jahren, mitten in dieser Geschichte, als wir lebendig sind wie vielleicht nie zuvor, mitten in dieser Geschichte, die nun mein kleines, vorsichtiges Leben geworden ist – und Sarah, ganz langsam, über die Dachziegel, zärtlich, leuchtend, kommt auf mich zu."[30]

Sinn stellt sich in dieser fiktiven Szene punktuell, unverfügbar, aber alles verändernd geschenkhaft ein. Menschen, die Demenzkranke begleiten, berichten immer wieder über die Lebensnotwendigkeit solcher dichten Momente, die das Vorfindliche transzendieren, um von ihnen im Alltag zu zehren.[31] Lebensqualität im Sinne von aufscheinendem Lebensglück im Augenblick – symbolisiert durch eine besondere Form von Präsenz oder durch ein Lächeln weist dabei deutlich über das hinaus, was in der Perspektive des gesundheitlichen Befundes erfassbar ist. Die literarischen Formen der Verdichtung, die die Wirklichkeit neu und anders sehen lassen, kommen der Realität der Demenzkranken aber wohl vor allem strukturell darin nahe, dass sie auf die Emotionalität des Erlebens fokussieren, denn es sind die starken Emotionen, die auch in den späteren Phasen der Demenz bei den Betroffenen erhalten bleiben und wesentlich ihre Möglichkeiten der Teilhabe und der Selbstaktualisierung bedingen.[32] Korrespondierend sind es die Wahrnehmungen und Reaktionen auf diese gezeigten Emotionen, die es den Begleitern, wenn sie die Zeichen zu deuten vermögen, erlauben, entsprechend mit den Betroffenen in Kontakt zu kommen. Von daher ist eine Seh-Schule für das Spektrum dieser emotionalen Verfasstheit und Ausdrucksmöglichkeit elementar für eine Steigerung von Lebensqualität bei allen in das Demenzgeschehen Verwobenen.

---

[30]  A. a. O., 80f.

[31]  Vgl. E. Klessmann, *Wenn Eltern Kinder werden und doch die Eltern bleiben. Die Doppelbotschaft der Altersdemenz*, Bern [3]1996, z. B. S. 76–80. So auch Baley, Elegie für Iris, 55: „Ihr Lächeln verwandelt ihr Gesicht, macht es wieder zu dem, was es einmal war, aber mit einem zusätzlichen Leuchten, das fast übernatürlich wirken kann."

[32]  Vgl. die starken Akzente dazu bei Kruse, Die Lebensqualität demenzkranker Menschen erfassen und positiv beeinflussen, z. B. 33 u. ö. sowie die Beiträge von Hager et. al., Brandstätter/Güther und Kubik in diesem Band. Grundlegend ist die Bedeutung der Wahrnehmung und Wertschätzung der Emotionalität bei Demenz insbesondere jedoch in den Arbeiten von T. Kidwood, *Demenz. Der person-zentrierte Umgang mit verwirrten Menschen*, Bern 2000 und N. Feil, *Validation: Ein Weg zum Verständnis verwirrter alter Menschen*, München 2000.

## 2. Gefährliche Erinnerungen und der Zwang zur Selbstreflexion in der Begegnung mit Demenz

Die Romane und Erzählungen zeigen, dass vom allmählichen Verschwinden des biografischen Ichs gar nicht anders erzählt werden kann, als in eins damit genau diese Lebensgeschichte zu rekonstruieren und mit der Lebensgeschichte anderer fiktiver Figuren dramatisch zu verbinden. Das Verstricktsein in Geschichten endet nicht,[33] wenn sich eine Lebensgeschichte aus den Netzen löst, weil dies dazu führt, dass die anderen Fäden neu verknüpft werden müssen. Auf hochkomplexe Weise führt dies Stefan Merril Block vor, dessen Roman „Wie ich mich einmal in alles verliebte"[34] parallel verschiedene Erzählstränge in einander flicht, die die Rekonstruktion der Lebensgeschichten von Großvater Abel, Mutter Jamie und Sohn Seth in hochdramatische Kontexte der Verflechtung von Liebe und Schuld einstellt und mit einer fiktiven Wissenschaftsgeschichte der Genese und Verbreitung des Gens zur Frühform von Alzheimer bis in die eigene Familiengeschichte hinein korreliert.[35]

Immer ist das Rekonstruieren einer Lebensgeschichte mit der Aufdeckung von Elementen verbunden, die zu Lebzeiten bewusst verschwiegen wurden, weil das Erinnern gefährlich gewesen wäre. Nicht nur die bewusste Nachforschung bringt diese jedoch ans Licht, sondern gerade der Prozess des Vergessens bei den Kranken selbst. „Das Vergessene blieb nie ohne Spuren, es lenkte immer, heimlich die Aufmerksamkeit auf sich und sein Versteck."[36] So gibt die Großmutter in Hagenas „Der Geschmack von Apfelkernen" im Spätstadium ihrer Demenz den Schlüssel zur Entdeckung ihres Ehebruchs, der auf einer Verwechslungsgeschichte beruht, selbst preis, freilich ohne, dass die Hörerin dies gleich entschlüsseln kann:

> „Bertha schaute Christa plötzlich so wach und eindringlich an, wie sie es schon lange nicht mehr getan hatte, und teilte ihr mit fester Stimme mit, Anna habe

---

[33] Vgl. W. Schapp, *In Geschichten verstrickt: zum Sein von Menschen und Ding*, Frankfurt [4]2004.

[34] Vgl. beispielhaft die Rezension von Hubert Winkels, Geschichte des Vergessens. Stefan Merrill Block schreibt klug und spannend über Alzheimer, in: ZEITLiteratur, Oktober 2008, 63f.: „Man glaubt einem eleganten Degengefecht zwischen Erinnern und Vergessen beizuwohnen und weiß zugleich, dass der Regisseur dieses ungleichen Kampfes die Erinnerung selbst ist, die konstruktive Erinnerung, das Erzählen also. Seth schreibt einer vergessenen Mutter eine Geschichte, in der sie unvergesslich wird. Das, was einerseits gerade verschwindet, bleibt andererseits bestehen, durch nichts als eine Akt der Erfindung im Kopf des Erzählers."

[35] Vgl. zum Theoriekonzept der Fiktionalisierung von historischer Erzählung und Historisierung der Fiktionserzählung P. Ricoeur, *Zeit und Erzählung*, Bd. III: Die erzählte Zeit, München 1991, 16–95.

[36] Hagena, Der Geschmack von Apfelkernen, 73.

Boskop geliebt, sie selbst aber Cox Orange. Als sei dies ihr letztes Geheimnis gewesen, das sie noch preiszugeben hatte."[37]

Mit der preisgegebenen Vorliebe für den Apfel gibt sie zugleich die Spur zur Auflösung der Zusammenhänge rund um den Tod ihrer Schwester frei.

In Martin Suters Roman „Small World" wird der Spannungsbogen genau dadurch inszeniert, dass der demenzbedingte Rückgang in die Erinnerungswelt der Kindheit ein Verbrechen aufdeckt, dessen Opfer der Protagonist selbst war und das ihn traumatisch geprägt hat. Auch in dieser Geschichte werden die ihn begleitenden Personen gezwungen, sich der schrittweisen Aufdeckung der Verstrickung ihrer Lebensgeschichten angesichts der Demenz zu stellen. Dies führt sowohl zu Befreiungsgeschichten als auch zu verzweifelten Versuchen, den gefährlich Werdenden, nicht mehr durch Bestechung zu Kontrollierenden zu ermorden. Was hier dramatisch inszeniert und als Ineinander von Kranken- und Kriminalgeschichte verdichtet wird, lässt sich als existentielle Grunderfahrung des schonungslosen Auf-den-Grund-Schauens von Beziehungsstrukturen, Lebensmustern und Lebensverläufen angesichts des Wegfalls von sozialen Kontrollmechanismen beschreiben. „Die emotionale Substanz einer Ehe, einer Mutter-Sohn-Beziehung und so weiter tritt unverstellt zutage, Konventionen wie Höflichkeit, soziale Errungenschaften wie Rücksichtnahmen oder Triebkontrolle fallen aus; was bleibt bis zum Schluss, sind Emotionen."[38] Dies ist für alle Beteiligten in der Regel ein schmerzhafter Prozess, wobei Schmerz und Verletzungen bei den begleitenden Menschen noch dadurch verstärkt werden können, dass in diesem Prozess auch Überblendungen von Vergangenheit und Gegenwart, erinnerter Rollen und Übertragungen auf lebende Personen stattfinden, die gerade das Abstrahieren von der eigenen Person erfordern.

Gleichzeitig ist das Einlassen auf diese fremde und auch in ihrer offenbarenden Funktion gefährliche innere Welt der Dementen eine Chance, sich selbst neu und anders zu begegnen, ja erst über diese Begegnung eröffnet sich die Möglichkeit echter Teilnahme. So hält Arno Geiger fest:

„(I)ch spürte, dass ich dabei war, etwas über mich zu entdecken [...] Die psychische Belastung war weiterhin enorm, aber ich stellte eine Änderung meiner Gefühle gegenüber dem Vater fest [...] Die Krankheit machte etwas mit uns allen."[39] – „Der tägliche Umgang mit ihm glich jetzt immer öfter einem Leben in der Fiktion. Wir richteten uns in all den Erinnerungslücken, Wahnvorstellungen und Hilfskonstruktionen ein, mit denen sein Verstand sich gegen das Unverständliche und die Halluzinationen wappnete. [...] So schlugen wir einen Weg ein, der von der nüchternen Wirklichkeit wegführte und über Umwege wieder zur Wirklichkeit zurückkehrte[...] Die objektive Wahrheit kam oft unter die Räder, es kümmerte mich nicht, denn sie war wertlos. Gleichzeitig gewann ich zu-

---

[37]   Hagena, Der Geschmack von Apfelkernen, 63.
[38]   R. Schweikert, Gesten der Umarmung, in: Obermüller (Hrsg.), Es schneit in meinem Kopf, 161–169, 166.
[39]   Geiger, Der alte König in seinem Exil, 60.

nehmend Freude daran, wenn meine Erklärungen in den Bereich der Fiktion abgleiten durften, es gab dabei nur den einen Maßstab: Je beruhigender für den Vater, desto besser."[40]

Weniger in der Perspektive des Sich-Einlassens auf eine Form der Fiktionalisierung, in der sich die Beteiligten neu begegnen können, als vielmehr im journalistisch-dokumentarischen Stil werden starke Gefühle wie Schmerz und Ohnmacht in der Aufarbeitung der Vater-Sohn-Beziehung von Walter und Tilman Jens im Spiegel der Demenz sichtbar. In diesem Zugang wird jedoch auch eine andere Art von Gefahr deutlich, die sich einstellen kann, wenn dem Demenzgeschehen ein besonderer Sinn eingestiftet werden soll und die Deutung des Vergessens riskant wird. Denn Tilman Jens arbeitet sich nicht nur an dem ehemaligen Über-Ich des Vaters ab, das sich in dessen Arbeitsaskese, in seinem Bildungsideal und in der zentralen Bedeutung der Sprache im Kontext von Autonomie und Wertschätzung manifestiert hat und nun in der Krankheit quasi ad absurdum geführt wird und damit in eins das Selbstbild des Vaters überhaupt, sondern er muss auch die immense Enttäuschung verarbeiten, dass sein Vater, der sich als konsequenter Demokrat und Pazifist verstand, als Querdenker und integrer Wissenschaftler, sich vorgeblich nicht an eine Mitgliedschaft in der NSDAP erinnern kann und einen Aufsatz aus der eigenen Frühzeit verdrängt hat, der mit NS-Vokabular gespickt war. Jenseits der nachvollziehbaren Absicht, diese Enttäuschung zu ver- und bearbeiten, die in doppelsinniger Weise einen Abschied vom Vater bedeutet, geht der Sohn aber noch einen Schritt weiter, indem er die Demenz quasi direkt als Folge und als Reaktion auf dieses Nicht-Erinnern-Wollen und auf diese Verdrängungsprozesse interpretiert. Das Phänomen Demenz wird symbolisch als Symptom der Verfassung der Nachkriegsgeneration gedeutet, aber in diesem Kurzschluss auch übergriffig, weil eine Deutungsmacht ins Spiel kommt, gegen die sich der Betroffene nicht mehr wehren kann: „Mit 80 Jahren flüchtet mein aufrechter Vater in ein ach-so-deutsches Doppelleben."[41] Dieses unhintergehbare Problem der Zuschreibung und ihrer Grenzen gilt es in jeder Hinsicht kritisch mit zu bedenken, wenn Bilder und Deutungen in fiktionalem und biographischem Rahmen zur Verarbeitung der Demenz herangezogen werden.

---

[40] A. a. O., 117f.
[41] Jens, Demenz, 71.

## 3. Lebensqualität imaginieren und
## Leben mit Demenz neu und anders erzählen

Der bereits erwähnte Roman von Block „Wie ich mich einmal in alles verliebte" führt durch eine Geschichte in der Geschichte vor, wie sehr die Dementen selbst im Frühstadium ihrer Erkrankung auf die verwandelnde Kraft
der Imagination angewiesen sind, um mit ihrer höchst bedrohlichen Situation
und ihrem Gefühl von Ausgeliefertsein würdig umgehen zu können. Unabhängig davon, ob man diese Geschichte für symbolisch überladen oder gar
naiv im Vergleich zur Komplexität des eigentlichen Erzählungsgefüges hält,
fokussiert sie doch die existentielle Notwendigkeit des Umbaus von Deu-
tungsmustern im radikalen Extrem des mythischen Entwurfes einer Gegen-
welt, in der das schlechthin Fremde und Bedrohliche als Normalzustand de-
klariert wird. In Fortführung der Familientradition erzählt die von der
Demenz bedrohte Mutter die Geschichte von Isidora, dem Land ohne Erinnerung, wo alle Bedürfnisse erfüllt werden und alle Traurigkeit vergessen ist.

> „'Parallel zu dieser Welt existiert eine zweite', sagte sie. ‚Und an bestimmten
> Übergängen gelangt man von der einen in die andere.' So fing sie immer an.
> 'Diese andere Welt heißt Isidora, und sie ist so groß wie unsere und gleicht ihr in
> vielerlei Hinsicht. [...] Aber der große Unterschied ist, dass sich in Isidora nie-
> mand an irgendetwas erinnern kann. Zum Beispiel hat niemand einen Namen
> oder ein Haus oder eine Familie. Man könnte auch sagen, jeder hat den gleichen
> Namen, das gleiche Haus, die gleiche Familie, und alles heißt immer nur Isido-
> ra.'"[42] – „'Treffen sich dort zwei Isidoraner, so erinnern sie sich nicht aneinan-
> der, und da sie nicht wissen, dass sie sich schon tausendmal ineinander verliebt
> haben, verlieben sie sich erneut. Solange sie sich nahe sind, leben sie nur, um ei-
> nander glücklich zu machen.'"[43] – „'Die Sprache von Isidora beruht auf Berüh-
> rungen, nicht auf Wörtern.'"[44] – „'Wenn dich je das Gefühl beschleicht, du wirst
> es niemals bis Isidora schaffen, dann musst du nach einem Hoffnungspfad Aus-
> schau halten. Nach einem Glaubenspfad. Dein Glaube an Isidora und deine Ent-
> fernung von diesem Land sind ein und dasselbe. Mit dem Finden von Isidora ist
> es so wie mit vielen anderen Dingen: Der Glaube daran und seine Verwirkli-
> chung sind siamesische Zwillinge, das Herz des einen lässt das Blut des anderen
> zirkulieren.'"[45]

So ironisch gebrochen dieser süßlich anmutende Entwurf einer paradiesi-
schen Parallelwelt, in der Selbstverlust, Unmündigkeit und Entdifferenzie-
rung durch die Vision vom gedächtnislosen Glück kompensiert werden, in
der Gesamterzählung erscheint, weil er parallel zum fehlerhaften Gen in der
Familientradition „fehlerhaft" weiter erzählt wird,[46] so sehr führt er über den

---

[42]  Block, Wie ich mich einmal in alles verliebte, 32.
[43]  A. a. O., 43.
[44]  A. a. O., 69.
[45]  A. a. O., 323f.
[46]  Vgl. Winkels, Geschichte des Vergessens, 64.

Weg der Fiktion letztlich ins Zentrum dessen, was dem Demenzkranken und seinen Angehörigen bleibt, nämlich das emotional vermittelte Urvertrauen, nicht in der Sinnlosigkeit verloren zu gehen, sondern in Beziehungen geborgen zu bleiben, religiös gesprochen: im Hoffen und Glauben, in der Gottesrelation aufgehoben zu sein, und zwar auch gerade über das eigene Hoffen und Glauben hinaus. Interessanterweise hat auch Geiger in seiner Mischform von genauer Beobachtung des Vaters und der Verarbeitung in seiner dichten Reflexionsprosa auf den latent religiösen Gehalt der Sehnsucht nach einem Zuhause aufmerksam gemacht: „Als Heilmittel gegen ein erschreckendes, nicht zu enträtselndes Leben hatte er einen Ort bezeichnet, an dem Geborgensein möglich sein würde, wenn er ihn erreichte. Diesen Ort des Trostes nannte der Vater Zuhause, der Gläubige nennt ihn Himmelreich."[47]

Die Achtsamkeit auf die emotionalen Äußerungen der Dementen und die Spuren, die diese emotionalen Erfahrungen mit der Demenz in der Anfangszeit auch noch im veränderten Umgang mit der Sprache erkennen lassen, die Bedeutung von Lachen, von elementarer Anteilnahme beim Hören von Musik und der Kraft des eigenen Singens, bei Erfahrungen von Präsenz in der Berührung und einer bisher ungekannten Freude im sinnlich-elementaren Bereich wie z.B. dem Essen von Süßigkeiten betonen Arno Geiger und Tilman Jens gleichermaßen. Letzterer muss sich ja insbesondere mit dem Todeswunsch des Vaters auseinandersetzen, den dieser für sich selbst im Falle des Verlustes von Autonomie gefordert hatte. Kurz nachdem der Vater noch einmal bekräftig hat, jetzt sterben zu wollen, ereignet sich folgende Szene:

> „Dann, auf einmal, lächelt mein Vater und sagt: *Aber schön ist es doch*! Ein tiefer Seufzer. Dann fallen ihm die Augen zu. ... *aber schön ist es doch*: Redet so einer, der zum Sterben entschlossen ist? Meine Mutter, mein Bruder und ich sind uns einig, das Mandat, ihm aktiv beim Sterben zu helfen, ist in dieser Sekunde erloschen. Ein *Zwar-ist-es-schrecklich-aber-schön-ist-es-manchmal-noch-immer* ist keine Grundlage, um einen schwerkranken Mann aus der Welt zu schaffen."[48]

Und im letzten Stadium gelingt dem Sohn jenseits des Abschieds und des Verlustes des gewohnten Vaterbildes dann auch eine vorsichtige neue Wahrnehmung, die dem Vater noch einmal ein anderes Leben zugesteht, freilich niemals ohne das Quälende und das Elend dieses Prozesses auf beiden Seiten zu leugnen:

> Ich „habe einen ganz anderen Vater entdeckt, einen kreatürlichen Vater – einen Vater, der einfach nur lacht, wenn er mich sieht, der sehr viel weint und sich Minuten später über ein Stück Kuchen, ein Glas Kirschsaft freuen kann. Was war das für eine Feier, am 8. März 2008, als er 85 wurde. Bei früheren Wiegenfesten wurden Reden geschwungen, Professoren-Kollegen zitierten griechische Verse und überreichten Sonderdrucke. Jetzt rücken Freunde mit Fresskörben an, gewaltigen Schinken, Pralinen, Schokoladenhasen und reichlich selbstbemalten Ostereiern [...] Und mittendrin mein rundum heiterer Vater[...] Mein Vater füt-

---

47    Geiger, Der alte König in seinem Exil, 56.
48    Jens, Demenz, 133.

tert Karnickel. Er, der Asthmatiker, der früher Tiere hasste – und mir aus Angst
vor Haaren die Anschaffung selbst eines Hamsters verbot. [...] Mein Vater lernt
lesen. *Was ist das? Das ist ein Pferd.* Er hat Spaß, nimmt sich die Limo-Flasche
[...] Ich möchte weinen, er aber fühlt sich wohl."[49]

Wie im Reich der Fiktionen narrative Identität aufgebaut wird, so baut sich
auch die individuelle Lebensgeschichte als narrative Identität auf, indem sie
sinnstiftend immer wieder neu erzählt wird. Arno Geiger und Tilman Jens
führen vor, wie sie sich um ein Neu- und Anders-Erzählen der Biografie des
Vaters und damit auch ihrer eigenen bemühen müssen. Sie zeigen damit, in
welcher Weise narrative Identität dynamisch und veränderbar ist, indem Dis-
kontinuitäten und Brüche zur Neuordnung der Elemente führen. Indem das
Selbst auf diese Weise immer wieder neu den Sinn seiner Welt artikuliert,
wird deutlich, dass der Prozess des ‚Sicherzählens' prinzipiell unabgeschlos-
sen zu denken ist. Diese Grundeinsichten lassen sich nicht nur auf die Be-
gleiter beziehen, sondern eben auch auf die biografiebezogene Arbeit im frühen und mittleren Stadium der Demenz.[50] Je bedrohlicher das Vergessen
wird, um so hilfreicher kann es sein, im Rahmen von Selbsterhaltungsthera-
pie[51] und psychobiografischer Reaktivierung[52], Vertrautes so lange wie möglich präsent zu halten und emotional grundiert zu konstruieren, indem über
die verschiedensten kreativen Methoden der Verbindung mit Orten, Bildern
und Gegenständen, mit Erzählungen, Versen und Liedern aus vertrauter Tradition, nicht zuletzt der religiösen, Erzählanlässe geschaffen werden. Freilich
gilt es auch hier Grenzen zu wahren:

> „Das Verwenden von biografischem Material ‚aus zweiter Hand' – z.B. von An-
> gehörigen oder Bekannten, beinhaltet die Gefahr der subjektiven Veränderung
> oder falscher Erinnerungen. Die individuelle Biografie ist ein sensibles und
> schützenswertes Gut. Der Wunsch nach einem besseren Verstehen von Verhal-
> tensweisen endet mit der Privatsphäre des Gegenübers, gerade auch bei De-
> menzerkrankten."[53]

Zu einem späteren Zeitpunkt kommt es dann wohl darauf an, die Erzählfet-
zen, die die Betroffenen wiederholt anbieten, möglichst im Rahmen ihrer
Welt sinnstiftend aufzunehmen, so wie Geiger es exemplarisch in seinem
Erfahrungsbericht vorführt. Damit es zu keinem Zeitpunkt zu Überforderun-
gen der dementen Menschen kommt, geht es nicht nur um pragmatisch ange-

---

[49]   Jens, Demenz, 140–142.
[50]   Vgl. z. B. H. Wickel, Biografiearbeit mit dementiell erkrankten Menschen, in:
       Ch. Hölzle/I. Jansen (Hrsg.), *Ressourcenorientierte Biografiearbeit: Grundlagen –
       Zielgruppen – Kreative Methoden*, Wiesbaden [2]2011, 254–269.
[51]   Vgl. B. Romero, Familiäre und therapeutische Hilfen bei demenzbedingtem Verlust
       der Eigenständigkeit: Werte, Ziele, Konzepte, in: Aldebert (Hrsg.), Demenz verän-
       dert, 313–328, 316.
[52]   Vgl. R. Martschin, Das Konzept der psychobiografischen Reaktivierung, in: Aldebert
       (Hrsg.), Demenz verändert, 329–342.
[53]   U. Kastner/R. Löbach, *Handbuch Demenz*, München [2]2010, 70.

passte wertschätzende Kommunikation auf Augenhöhe,[54] sondern auch um grundsätzliche kritische Revision der Mythen und normativen Strukturen der eigenen Zielvorstellungen und Traditionen, die durch die Betonung von Entwicklung und Wachstum, von latentem Sollensdruck in Bezug auf eine das ganze Leben umfassende Integrationsleistung des sprachfähigen autonomen Subjekts die vielfältigen Dimensionen der Zuwendung zu den Demenzkranken selbst lange Zeit eher verstellt haben.[55]

In Analogie zu den kreativen Potentialen, die die fiktionalen Welten im Kontext der Demenz frei gelegt haben, ist man auch im Rahmen von Kunsttherapie auf das lange präsent bleibende kreative Potential im Verlauf der Demenz aufmerksam geworden:

> „In der Begegnung mit den demenzkranken Menschen ist immer wieder zu beobachten, dass die Beschäftigung mit dem Künstlerischen – sei es bildende Kunst, Musik oder auch Dichtung, den Kranken, im Gegensatz zu vielen lebenspraktischen Anforderungen, nicht an seine Defizite und Verluste führt, sondern ihm die Möglichkeit gibt, sich mit dem ‚Intakten' zu befassen."[56]

Die geschaffenen Bilder als Ausdruck ihrer emotionalen Innenwelten können noch bis ins mittlere Stadium hinein selbst wieder zu Erzählanlässen werden und schon verloren geglaubte Erinnerungsfelder beleben. „Wir können in den Bildern unserer Patienten ihre ganz individuelle Geschichte lesen."[57] So kann die Ästhetik im Umgang mit den Kranken zu einem eigenen Erkenntnisweg werden,[58] der in Kontakt kommen lässt mit den Innenwelten des Anderen und ihm doch seinen weitgehend autonomen Ausdruck ermöglicht. Angeregt durch diese Formen müsste sich die Begleitung Demenzkranker in der Ausgestaltung ritueller Formen selbst elementar auf die verschiedenen ästhetischen Dimensionen des Ausdrucks von Farben, der Raumgestaltung, der Gestik, der Musik und der elementaren Gestaltungsmöglichkeiten auf Seiten des Gegenübers besinnen.[59]

---

[54]  Vgl. K. Kießling, Schlimmer als Vergessen: vergessen zu werden, in: *Wege zum Menschen* 59 (2007), 461–473, 467f. und vor allem die schon genannten Arbeiten von Kidwood und Feil in Anmerkung 32.

[55]  Vgl. Drechsel, Das Schweigen der Hirten?, 51–56. Zur Vieldimensionalität seelsorgerlicher Möglichkeiten im Umgang mit der Demenz vgl. die Ausdifferenzierung bei M. Zimmermann/R. Zimmermann, Multidimensionalität und Identität in der Seelsorge. Die poimenische Herausforderung durch altersverwirrte Menschen, in: *Pastoraltheologie* 88 (1999), 404–421 und vor allem die erwähnten Arbeiten von Fröchtling und Roy in Anmerkung 17.

[56]  F. Gräfin von Spreti: Ich bin wieder wer – Kunsttherapie bei Patienten mit Alzheimer-Demenz, in: Aldebert (Hrsg.), Demenz verändert, 176–192, 177.

[57]  A. a. O., 182.

[58]  Vgl. E. N. Warns: Kunst als autonome Kommunikationsform eines Menschen, der an Demenz leidet – Autonomie auch für pflegende Ehepartner?, in: Aldebert (Hrsg.), Demenz verändert, 209–226, 212.

[59]  So geschieht es auch schon im Ansatz bei Eglin u. a., Das Leben heiligen, 25.

Um den dementen Menschen so weit wie möglich in ihre eigene Welt folgen zu können, stehen Angehörige und Betreuer latent in der Gefahr, den Kontakt zur eigenen Welt und Geschichte zu verlieren. Begleitung hieße dann, auch ihnen zu einer Balance im Verknüpfen der fremden und der eigenen narrativen Identität zu verhelfen, indem ihnen selbst angemessene Erzählanlässe eröffnet und vor allem Identifikationsfiguren und radikale Perspektivenwechsel angeboten werden, die sowohl aus dem fiktionalen Bereich als auch aus anderen Erzähltraditionen, wie z.B. denen der christlichen Religion, stammen können. Denn beide Erzählwelten können korrespondierend oder spannungsvoll eine anregende und unterstützende Funktion erfüllen, um individuelle Lebensgeschichten zu deuten und ihrerseits im Kontext neuer Möglichkeitsräume erzählbar zu machen. Dabei wären folgende Themenfelder exemplarisch vor dem Hintergrund spezifisch christlich geprägter narrativer Identität zu integrieren und sowohl in der Begleitung der demenzerkrankten Menschen als auch in der Begleitung ihrer Angehörigen, Betreuer und Pfleger fruchtbar zu machen: das prekäre Verhältnis von Erfahrungen des Selbstverlusts und vielfältiges Selbsterleben; die Gottesbeziehung, die als unverlierbar geglaubt das Gegründetsein des Menschen in Beziehungen, die auch bleiben, wenn bestimmte Fähigkeiten verloren gehen, symbolisieren kann; die anthropologische Fundierung des Personbegriffs als zugesprochene Würde von Personsein jenseits von Bindungen an Einzelkompetenzen,[60] eine Neurelationierung von Subjektivität und Emotionalität, Passivität/Empfänglichkeit und Selbsttätigkeit/Mündigkeit, von Leib/Geist und Leibgedächtnis,[61] Fragmentarität und Ganzheit, Vergessen und Schuld/Vergebung. Lena-Katharina Roy strukturiert und korreliert entsprechend spiegelbildlich Perspektiven eines theologischen Demenzparadigmas in den Kategorien „Gottesebenbildlichkeit, Fragmentarität, Beziehung, Leiblichkeit und Abschied" mit entsprechenden begleitenden poimenischen Konsequenzen in der Gottesdienstgestaltung, im Umgang mit fragmentarischen Lebensgeschichten, in exemplarischen Perspektiven der Beziehung im Bibliolog, in leiblich-ritueller Seelsorge und in der Sterbebegleitung.[62] Ähnlich arbeitet auch Andrea Fröchtling,[63] die im theologischen Grundlagenbereich zusätzlich das besondere Problem einer Erinnerungsreligion im Kontext von Gedächtniserosion in den Blick nimmt und die Bilder von Exil und Diaspora metaphorisch und theologisch ausdeutet und im Bereich der Seelsorge einen starken Akzent im Bereich der Wahrnehmungsschulung und der Arbeit an

---

[60]  Vgl. exemplarisch T. Roser, „Ich habe mich selbst verloren!" Demenzerkrankung als Problem evangelischer Seelsorge, in: R. Kunz(Hrsg.), *Religiöse Begleitung im Alter. Religion als Thema der Gerontologie*, Zürich 2007, 307–320. P. Kunzmann, Meine Tante ohne mich – über das unbestreitbare Person-Sein von Demenzpatienten, in: Aldebert (Hrsg.), Demenz verändert, 129–143.

[61]  Vgl. Depping, Altersverwirrte Menschen seelsorgerlich begleiten, 120.

[62]  Vgl. Roy, Demenz in Theologie und Seelsorge, 169–283.

[63]  Vgl. Fröchtling, Menschen mit Demenz.

und mit Realitätskonstruktionen setzt, wobei sie intensiv die Ansätze von Kidwood und Feil in die Seelsorge integriert. In den genannten anthropologischen und religiös zentralen Dimensionen des Verstehens von Menschsein im Angesicht der Demenz elementar sprachfähig zu werden, bzw. sich narrativ, ästhetisch und rituell im Spannungsfeld von Klage und Dank vermittelt auf Umwertungen und Neusehen einzulassen, wären im Rahmen seelsorgerlicher Begleitung im Kontext der Demenz m.E. wesentliche „Kraftquelle[n]"[64], die Betroffenen und Pflegenden gleichermaßen anzubieten und gegebenenfalls zu stärken sind. Die Bilder und Metaphern aus den Erzählwel-Erzählwelten der Literatur und der Religion können sich dabei in Analogie und Differenz gegenseitig anregen, in Frage stellen und bereichern.

---

[64]   K. Wilkening, Spirituelle Dimensionen und Begegnungsebenen mit Tod und Sterben im Alter, in: Kunz (Hrsg.), Religiöse Begleitung im Alter, 21–142, 126.

# Selbstbestimmung im Hinblick auf eine Diakonik der Demenz

*Andreas Kubik*

Die Öffentlichkeit sah sich in den letzten Jahren mit einigen Fällen von öffentlich gemachter Demenzbetroffenheit konfrontiert, welche zum Teil erhebliche mediale Aufmerksamkeit auf sich zogen. Dieser Umstand ist an sich schon Zeichen eines gewissen Paradigmenwechsels, welcher schamvollem Wegsehen und Verschweigen den dringend nötigen Abschied gibt. Die Berichterstattung ermöglicht es heute überdies, über die Internet-Kommentarfunktionen einen zügigen, wenn auch nicht repräsentativen Einblick in die Meinungen der Bevölkerung zu bekommen. Es lohnt sich, einige dieser ‚Fälle‘ etwas genauer in den Blick zu nehmen. Der Unternehmer und Künstler Gunter Sachs nahm sich am 7. Mai 2011 selbst das Leben, da er der eigenen Einschätzung nach – eine fachliche Diagnose fand nicht statt – an der „Krankheit A." litt und sein Leben nicht „würdelos" verbringen wollte.[1] Diejenigen Leserinnen und Leser der Süddeutschen Zeitung, welche sich dazu mitteilen wollten, zollten überwiegend Respekt und äußerten vielfach die Absicht, es ihm gegebenenfalls nachzutun.[2] Diesen Wunsch hatte mehrfach öffentlich auch der Tübinger Rhetorik-Professor Walter Jens geäußert, den Suizid jedoch dann nicht vollzogen, wobei die Deutungen darüber auseinander gehen, ob er gleichsam nur den richtigen Zeitpunkt ‚verpasst‘ hat, als er dazu noch in der Lage gewesen wäre, oder ob sich der Lebenswille trotz der zuvor getroffenen rationalen Entscheidung gewehrt hat. Wieder einen anderen Weg ging der frühere Manager des Fußballvereins FC Schalke 04, Rudi Assauer, welcher über sein (Er-)Leben mit Demenz ein Buch verfasste und in Talkshows auftrat, was ebenfalls breite Zustimmung hervorrief.[3] Der erste und dritte Fall wären vermutlich unter das Stichwort ‚Selbstbestimmung‘ zu bringen, wie man auch immer ethisch jeweils dazu stehen möge. Doch der zweite auch? Oder ist hier mit dem Suizid auch der Zeit-

---

[1]  http://www.focus.de/panorama/boulevard/dokumentation-der-abschiedsbrief-von-gunter-sachs_aid_625299.html (Abruf am 2.4.2013).

[2]  Vgl. die Kommentare zum dem Interview mit der Vorsitzenden der Deutschen Alzheimer-Gesellschaft e.V. Heike von Lützau-Hohlbein: http://www.sueddeutsche.de/leben/umgang-mit-demenz-es-ist-eine-maennliche-reaktion-1.1095056 (Abruf am 2.4.2013).

[3]  Vgl. z. B. http://www.sueddeutsche.de/medien/zdf-doku-ueber-rudi-assauer-von-der-wut-nicht-mehr-mithalten-zu-koennen-1.1277100 (Abruf am 2.4.2013).

punkt ‚verpasst' worden, an dem noch selbstbestimmt gehandelt werden konnte?

Verlassen wir im Folgenden die Ebene der Prominenz und wenden uns dem Sachproblem zu. Der vorliegende Beitrag setzt sich zwei Ziele. Er möchte zu einen erweisen, dass und inwiefern der Begriff der Selbstbestimmung mit Bezug auf Demenz, und zwar auch auf Demenz im Spätstadium, überhaupt anwendbar ist. Denn gerade dies wird ja häufig bestritten. Und er möchte zum zweiten eine Matrix für eine theologische Diakonik der Demenz entwickeln, die auf dem Begriff der Selbstbestimmung fußt. Eine solche Matrix hat durchaus erst noch Entwurfscharakter und wartet noch darauf, in ein konkretes Forschungs- und Lehrprogramm überführt zu werden.

## 1. Die Anwendungsfähigkeit des Begriffs Selbstbestimmung bei Demenz

Das Phänomen der Demenz scheint den Fokus auf dem Thema Selbstbestimmung selbst in Frage zu stellen. Denn die Demenz scheint, zumindest auf lange Sicht, jede Form von Selbstbestimmung ganz unmöglich zu machen. Dieser Intuition soll zunächst nachgegangen werden. Anschließend wird die Patientenverfügung als Instrument diskutiert, Selbstbestimmung bei Demenz sicherzustellen. Dem wird eine weit verbreitete christliche Sicht auf Demenz entgegengestellt, welche man etwas abgekürzt als ‚Lobgesang der Passivität' bezeichnen könnte und die in gewissem Sinn als Gegenmodell zu den Überlegungen um die Patientenverfügung herum gelesen werden kann. Das relative Ungenügen dieser beiden Positionen soll schließlich dazu führen, unabgegoltene Potenziale des Begriffs der Selbstbestimmung geltend zu machen.

### 1.1 Die Intuition: Demenz als Ende der Selbstbestimmung?

Geht man von einem ganz intuitiven, alltäglichen Verständnis von Selbstbestimmung aus, so könnte man sagen, Selbstbestimmung habe damit zu tun, dass man sich selbst Ziele setzt, diese kommuniziert, planmäßig verfolgt und gegebenenfalls gegen Widerstände versucht durchzusetzen. Ich brauche hier nur noch einmal kurz an ganz grundlegende Phänomene der Demenz im Spätstadium zu erinnern: Im späten Stadium der Demenz hören Menschen auf zu sprechen, sie scheinen jede Form von vernünftiger Aktivität, zuletzt sogar jedes Tun überhaupt einzustellen. Sie sind auch nicht mehr in der Lage, sich als sich selbst zu identifizieren und in der Verrichtung der alltäglichsten Dinge auf Hilfe angewiesen. All diese Umstände scheinen die Idee der Selbstbestimmung von vornherein ad absurdum zu führen.

Es sei an dieser Stelle kurz darauf hingewiesen, dass die mancherorts geäußerte Kritik am Autonomie-Gedanken, wie er in der klassischen deutschen Philosophie entwickelt wurde, nicht nur äußerst kurzschlüssig, sondern auch irreführend ist.[4] Die Orientierung an Paradigmen des Selbstbewusstseins oder an dem Prinzip Subjektivität bedeutet für sich noch lange keine Konzentration auf das erfolgs- oder machtfixierte Individuum,[5] sondern besagt lediglich: „Jeder will er selber sein. Er gründet sich auf seinen eigenen Begriff und möchte so sein, wie er sich selbst versteht."[6] Es würde sich durchaus lohnen, über die frühen Grundbegriffe des häufig verfemten Johann Gottlieb Fichte im Hinblick auf eine Philosophie der Demenz zu meditieren: Was ist im Falle von Demenz ‚Ich‘, was hingegen ‚Nicht-Ich‘? Bin ‚ich‘ auch mein sich rapide veränderndes Gehirn, oder ist dies das andere meiner selbst?

Wie dem auch sei: In jedem Fall setzt dieser klassisch-philosophische Begriff von Selbstbestimmung eine reflexive Bezugnahme auf sich selbst voraus. Und es ist sehr wichtig zu betonen, dass dieser Begriff über weite Strecken einer demenziellen Erkrankung[7] absolut anwendbar ist. Der Prozess der Rückgewinnung des öffentlichen Raums und der öffentlichen Stimme von Demenzbetroffenen, der seit einigen Jahren im Gange ist,[8] kann durchaus als Ausdruck von Selbstbewusstsein und Selbstbestimmung in diesem Sinne begriffen werden. Dieser Blickwinkel unterstützt auch die program-

---

[4]  Das ‚autonome Subjekt‘ ist in manchen Kreisen eine so klägliche Größe geworden, dass es immer für einen kleinen Seitenhieb im Vorbeigehen gut scheint; so etwa bei Ch. Grethlein, *Praktische Theologie*, Berlin/New York 2012, 350f.

[5]  Vgl. die äußerst lesenswerten, in diesem Punkte aber fragwürdigen Artikel von B. Pichler, Autonomes Alter(n) – Zwischen widerständigem Potential, neoliberaler Verführung und illusionärer Notwendigkeit, in: K. Aner/F. Karl/L. Rosenmayr (Hrsg.), *Die neuen Alten – Retter des Sozialen?* Wiesbaden 2007, 67–84; Th. Rehbock, Autonomie und Kompetenz. Zur Kritik des Autonomiebegriffs in der Medizinethik, in: Th. Rentsch (Hrsg.), *Anthropologie, Ethik, Politik. Grundfragen der praktischen Philosophie der Gegenwart*, Dresden 2004,68–91.

[6]  V. Gerhardt, *Individualität. Das Element der Welt*, München 2000, 187.

[7]  Die schwierige Frage, ob Demenz als Behinderung, Krankheit, Syndrom oder überhaupt ganz anders zu begreifen ist, möchte ich hier nicht beantwortet haben. Die Entscheidung für den Begriff „Krankheit" hat hier lediglich politische Gründe, insofern ‚Krankheiten‘ Zugang zu finanziellen Leistungen der Krankenkassen gewährt wird – was derzeit für Demenzbetroffene keineswegs immer der Fall ist.

[8]  Vgl. etwa die Gesprächsrunde „Wir sprechen für uns selbst" bei der öffentlichen Tagung des Deutschen Ethikrates am 24.10.2010; http://www.ethikrat.org/veranstaltungen/weitere-veranstaltungen/demenz-ende-der-selbstbestimmung (Abruf am 2.4.2013),sowie das dort verfügbare Audioprotokoll.

matische Forderung, Demenz „nicht vom Ende, sondern von ihrem Anfang her zu denken."[9]

In den folgenden Ausführungen sollen aber die oben genannten Phänomene des Spätstadiums keinesfalls heruntergespielt werden. Stattdessen verfolge ich die Frage, ob der Begriff der Selbstbestimmung gleichwohl etwas entdecken lässt, was andernfalls von der Gewalt der ursprünglichen Intuition einfach mitgerissen würde. Denn es lässt sich jetzt schon absehen, dass die Kopplung der Begriffe Demenz und Selbstbestimmung an sehr grundsätzliche Fragen unseres Menschenbildes und unserer Vorstellungen vom Sinn des Lebens rührt.

## 1.2 Patientenverfügung:
## Die *Möglichkeit der Autonomie bei Demenz?*

Gab man bis vor kurzem die Begriffe Demenz und Selbstbestimmung in die Maske großer Internet-Suchmaschinen ein, so waren die prominentesten Treffer in der Regel solche Seiten, welche Informationen über Patientenverfügungen im Demenzfalle enthielten. Seit im Jahr 2010 der Deutsche Ethikrat das Thema „Demenz – Ende der Selbstbestimmung?" ganz oben auf seine Tagesordnung setzte, sieht es etwas anders aus.[10] Jenes frühere Ergebnis aber liegt ganz in der Fluchtlinie der eingangs dargestellten Grundintuition: die Patientenverfügung als Möglichkeit, selbstbestimmt Regelungen für den Fall zu treffen, dass später keine Selbstbestimmung mehr möglich ist. Ihre Erfolgsgeschichte basiert auf dem medizinethischen Prinzip, dass ärztliche Behandlungen und vor allem Eingriffe nur bei Einwilligung der Patienten zulässig sind und andernfalls als Körperverletzung geahndet werden können. Die Patientenverfügung soll nun genau dann die Frage der Einwilligung regeln, wenn eine Patientin bzw. ein Patient irgendwann nicht mehr auskunftsfähig ist, z.B. im Falle eines Koma oder einer anderen Hirnschädigung. Es wird also im Voraus eine Erklärung abgegeben, in welche medizinischen Behandlungen man unter welchen Umständen einwilligt und welche man ausschließt. Oft gewählte Beispiele sind der Ausschluss künstlicher Ernährung und Beatmung und anderer Maßnahmen zur Verlängerung des Lebens bei irreversibler Hirnschädigung.[11] Die Rechtsverbindlichkeit der Patienten-

---

[9]    So Hermann Brandenburg in einem Gesprächsbeitrag auf der Tagung, die in diesem Band dokumentiert wird; vgl. darüber hinaus Hermann Brandenburg, Selbstbestimmung und Demenz, Präsentation zur Sonntags-Matinee an der Philosophisch-theologischen Hochschule Vallendar 28.6.2009: http://www.pthv.de/fileadmin/user_upload/PDF_Theo/Ethik-Institut/SelbstbestimmungundDemenz.pdf    (Abruf    am 2.4.2013).

[10]   S. o. Anm. 8.

[11]   Es bleibt immer wichtig darauf hinzuweisen, dass in der Patientenverfügung nicht lediglich Maßnahmen ausgeschlossen werden können. Man kann ebenso verfügen,

verfügung als erklärtem Willen der Patientin oder des Patienten hängt an drei Kriterien: erstens, dass sie nicht fremdbestimmt zustande gekommen ist, zweitens, dass der vorliegende medizinische Fall exakt den Regelungen in der Patientenverfügung entspricht, und drittens, dass aktuelle Lebensäußerungen der Patientin oder des Patienten kein anderes Vorgehen nahe legen.[12]

Hinsichtlich der Einrichtung der Patientenverfügung muss man die rechtliche und die ethische Diskussion sehr genau auseinander halten. Rechtlich ist durch die Gesetzesänderung von 2009 einige Klarheit geschaffen worden. Aber damit lassen sich weder die praktischen noch die ethischen Probleme vollständig auflösen. Ich möchte hier aber diese Diskussion nicht im Allgemeinen führen, sondern gleich auf die Hauptprobleme der Patientenverfügung beim Thema Demenz zusteuern.

– Patientenverfügungen können selbstverständlich widerrufen werden und sind daher prinzipiell als widerrufbar gedacht. Aber wie soll jemand mit einer schweren Demenz eine Patientenverfügung widerrufen können? Die Widerrufbarkeit ist damit ebenso prinzipiell nicht mehr gegeben. Das ist genau dann ein Problem, wenn die Fälle, die durch die Verfügung geregelt werden sollen, (noch) nicht eingetreten sind und man nicht mehr sicher sein kann, ob die Person zum jetzigen Zeitpunkt noch genauso über diese Fälle denkt wie zum Zeitpunkt der Abfassung.

– Äußerungen und Handlungen von Demenzbetroffenen sind mitunter schwer zu deuten und extrem schwankend, sodass sich bei den Betreuenden Unsicherheit darüber einstellt, ob diese aktuellen Äußerungen möglicherweise eine Änderung des Willens nahe legen.

– Für das eigene Erleben bei Demenz im Vorhinein Regelungen festzulegen ist ein heikler Akt. Ein *informed consent* ist hier insofern schwierig, als kulturelle Schreckensbilder von Demenz, welche möglicherweise der Wirklichkeit nur wenig entsprechen, die öffentliche Debatte doch deutlich dominieren. Häufig geäußerte Ängste vor einem ,Dahinsiechen' oder ,Dahinvegetieren', das es zu vermeiden gelte, zeigen dieses Missverhältnis deutlich an.

– Schließlich ist die Frage, ob die gegenwärtige Äußerung einer Demenzbetroffenen überhaupt etwas zählen soll im Kontrast zu einer früheren, rational getroffenen Entscheidung.

---

dass unter allen Umständen möglichst alles getan werden soll, um am Leben gehalten zu werden, auch wenn andere meinen, dass das ja keinen Sinn mehr habe – genauso wie in einem Organspendeausweis bestimmt werden kann, dass keine Organe entnommen werden dürfen.

[12]   Vgl. R. Weber, Die Patientenverfügung – eine Hilfe für Mediziner und Juristen?!, in: *Arztrecht* 2004, 300–316; H. Kreß, *Medizinische Ethik. Gesundheitsschutz – Selbstbestimmungsrechte – heutige Wertkonflikte*, Stuttgart ²2009, 248–268.

Das zuletzt genannte Problem scheint mir sachlich das gewichtigste zu sein,
denn es rührt im Tiefsten an die Frage der Kontinuität der Identität der
menschlichen Person – eine Frage, die uns weiter unten noch beschäftigen
wird. Ist der demenzbetroffene Mensch eigentlich noch dieselbe Person wie
früher, oder ist sie in Wahrheit eine „post-person"?[13] Aus der Literatur sind
einige – allerdings wenige – krasse Fälle bekannt, in denen aktuelle Lebensäußerungen von Demenzbetroffenen zugunsten früher getroffener Entscheidungen in der Patientenverfügung ignoriert wurden.[14]

Mit all dem soll weder die Einrichtung der Patientenverfügung überhaupt
kritisiert werden noch geleugnet werden, dass sie im Fall von Demenz auch
das Gewünschte leisten kann. Insbesondere in rechtlicher Hinsicht führt an
der Eruierung des mutmaßlichen Patientenwillens kein Weg vorbei, als dessen maßgebliche Äußerung eine Patientenverfügung bis zum Vorliegen gra-
vierender Hinweise auf eine Meinungsänderung zu gelten hat. Es soll lediglich gezeigt sein, dass sie nicht das einzige Wort zum Thema Selbstbestimmung bei Demenz sein kann.

Ein darin enthaltenes Problem stellt der Wunsch nach Beendigung des
eigenen Lebens, gegebenenfalls durch Hilfestellung von außen, dar. Volker
Gerhardt hat mit Recht darauf hingewiesen, dass es vielfach den „Wunsch,
angesichts einer drohenden Demenz aus dem Leben zu scheiden",[15] faktisch
gibt und er deshalb vom Deutschen Ethikrat auch hätte thematisiert werden
müssen. Die Diskussion darüber würde hier den Rahmen sprengen; es ist
lediglich festzuhalten, dass die Zustimmung zum assistierten Suizid auch
eine Zustimmung zur Einschätzung des zum Suizid Entschlossenen impliziert, dass sein Leben lebensunwert ist.[16] Sie ist keine bloße Anerkennung
der Entscheidungsfreiheit der oder des Suizidalen, insofern sonst auch jedem
und jeder Zwanzigjährigen, die sich vor Liebeskummer selbst töten möchten,
der gleiche Respekt zu zollen wäre.

Eine ganz andere Frage ist indessen, ob im Falle von assistiertem Suizid
oder der Vorbereitung auf den Suizid die religiöse Begleitung versagt bleiben oder zumindest im seelsorglichen Prozess dessen Verhinderung angestrebt werden sollte.[17] Bereits eine kurze Reflexion auf das Grundverständnis

---

[13]   J. McMahan, *The Ethics of Killing. Problems at the Margins of Life*, Oxford 2002,
       54f.
[14]   Vgl. M. Wunder, Demenz und Selbstbestimmung, in: *Ethik in der Medizin* 20 (2008),
       17–25, 24f.,
[15]   V. Gerhardt, Sondervotum, in: Deutscher Ethikrat (Hrsg.), *Demenz und Selbstbe-
       stimmung. Stellungnahme*, http://www.ethikrat.org/dateien/pdf/stellungnahme-de-
       menz-und-selbstbestimmung.pdf (2012) (Abruf am 2.4.2013), 105.
[16]   Vgl. J. Kubik, Sterbehilfe als Thema des Religionsunterrichts, in: *Loccumer Pelikan*,
       Heft 1 (2008), http://www.rpi-loccum.de/download/pelikan1_08.pdf (Abruf am
       2.4.2013), 3–9, 5f.
[17]   Vgl. die Diskussion um die Aussage des Ratspräsidenten der Evangelischen Kirche
       in Deutschland (EKD) Nikolaus Schneider, der öffentlich zu Protokoll gab, auch eine
       zum Suizid entschlossene Person seelsorglich begleiten zu wollen:

zumindest der protestantischen Seelsorge zeigt an, dass dies nicht der Fall sein kann. Seelsorge hat es überhaupt nicht mit der Bewertung von Handlungen und Einstellungen oder gar dem Versuch, jemanden zur ‚Einsicht' in bestimmte ethische Positionen zu bringen, zu tun, sondern mit der Unterstützung und Förderung religiöser Eigenständigkeit. Die Seelsorge übende Person ist allenfalls *informator conscientiarum* (Martin Luther). Auch in solchen Extremsituationen steht die Frage, welchen ‚Auftrag' die Person, welche Seelsorge oder Begleitung wünscht, eigentlich der Seelsorgerin oder dem Seelsorger erteilt, an erster Stelle.[18]

## 1.3 Lobgesang der Passivität?

Beim Thema Demenz wird, so viel ist bereits deutlich geworden, an letzte Fragen gerührt. Mit letzten Fragen befasst sich zum einen die Philosophie. Mit letzten Fragen hat aber auch eine andere Instanz zu tun, welche auch den lebensweltlich-affektiven Umgang mit ihnen kulturell einüben und anbieten möchte: die Religion.

Mit der Religion ist nun allerdings eine prekäre Größe aufgerufen. Nicht nur die Debatten der letzten Jahre – ich erinnere nur an das Kruzifix-Urteil, die so genannte Kopftuch-Frage oder den Streit um die Beschneidung –, sondern vor allem die Herausforderungen, welche die Präsenz des Islam in Deutschland, Europa und der westlichen Welt überhaupt bedeuten, zeigen an, dass wir in einer Gesellschaft leben, welche tief verunsichert ist über die Bedeutung ihrer religiösen Traditionen und den Stellenwert, den Religion heute im sozialen Leben spielt oder spielen sollte. Dafür sorgt natürlich nicht zuletzt die Tatsache, dass in modernen Gesellschaften im Grunde zum ersten Mal in der Geschichte ein „religionsfreies Lebens" (Niklas Luhmann) möglich geworden ist – eine Option, die vor allem in Ostdeutschland von vielen Menschen gern gezogen wird.

Doch nicht das Schicksal ‚der' Religion schlechthin soll uns hier beschäftigen. Stattdessen möchte ich mit einem weiten, eher unspezifischen Begriff von Religion arbeiten, der sich nicht nur direkt auf die eine oder andere religiöse Tradition beziehen lassen soll. Demnach verstehe ich hier unter Religion ein Set von grundlegenden Annahmen und Einstellungen gegenüber der Welt und der Stellung des Menschen samt seiner affektiven

---

http://chrismon.evangelisch.de/artikel/2013/ich-habe-genug-17963?page=all (Abruf am 2.4.2013), welche Aussage besonders in christlich-konservativen Kreisen scharf kritisiert wurde.

[18]  Das poimenische Grundverständnis folgt F. Schleiermacher, Freiheit als Bedingung und Ziel evangelischer Seelsorge, in: B. Weyel/K. Merle (Hrsg.), *Seelsorge. Quellen von Schleiermacher bis zur Gegenwart*, Tübingen 2009, 37–48; der Ausdruck „Auftrag" etwa bei Ch. Morgenthaler, *Seelsorge*, Gütersloh 2009, 245.

Grundierung, ein Set, welches zur Deutung der Welt und des Selbst angesichts von letzten Fragen herangezogen wird.

Angesichts von Demenz brechen also unweigerlich eine Reihe von letzten Fragen auf, zu denen eine Stellungnahme im Grunde kaum unterbleiben kann: Was ist eigentlich mein Bild vom Menschsein angesichts von Demenz? Was leuchtet mir als Sinn des Lebens ein? Welche Einstellung habe ich zum Tod? Die Antworten auf solche Fragen tragen unrettbar religiöses oder weltanschauliches Gepräge an sich.

Was bedeutet es nun, sich „theologisch" mit diesen Dingen zu beschäftigen? Ich möchte darauf, weil es hier immer wieder zu Missverständnissen kommt, in aller Kürze exkursartig eingehen. Wie man gleich sehen wird, hat dies eine unmittelbare Relevanz für unser Thema. Theologie bezieht sich auf einen ihr vorgegebenen Gegenstand, nämlich eine bestimmte religiöse Gemeinschaft, und reflektiert diesen. Ihren einheitlichen Gesichtspunkt hat sie aber nicht in dem gleichsam zweckfreien Erfassen dieses Gegenstandes, sondern an der Erfüllung ganz bestimmter Berufsaufgaben.[19] Sofern diesen Aufgaben eine gesellschaftliche Relevanz beigemessen wird, ist die Theologie Teil der Universität. Aus diesem Grund wurde in letzter Zeit verstärkt dafür optiert, auch islamische Theologie an die Universitäten zu holen; erste Modellversuche sind dazu im Gange.

Sofern sich aber nun – und damit komme ich sogleich wieder zum Thema zurück – solche Berufsaufgaben auch an Menschen mit Demenz richten, kann die Theologie gar nicht anders, als die sich ergebenden religiösen Fragen intensiv zu reflektieren. Sie wird schon von den konkreten Tätigkeitsfeldern her dazu gezwungen. Dabei kommt dann auch eine ganze Reihe von Aspekten zur Sprache, welche auch über den religiösen Bereich hinaus von Belang sind.[20]

–  Hinsichtlich der Seelsorge: Ein klassisches Paradigma definiert „Seelsorge als Gespräch";[21] ein Paradigma, das sich immer dann als untauglich erweist, wenn Gespräche im engeren Sinne gar nicht mehr möglich sind. Bei der Seelsorge im Alter und insbesondere bei Demenz erinnert sich die Theologie der seelsorglichen Komponente von kleinen Riten, von religiösen Symbolen oder auch des sensiblen Umgangs mit Körperlichkeit.

---

[19]  Das Grundverständnis von Theologie folgt erneut Schleiermacher; vgl. F. Schleiermacher, *Kurze Darstellung des theologischen Studiums zum Behuf einleitender Vorlesungen*, 2. Aufl. (1830), Darmstadt 1993, 1–3.

[20]  Vgl. hierzu die grundlegende Arbeit von A. Fröchtling, „*Und dann habe ich auch noch den Kopf verloren...*". *Menschen mit Demenz in Theologie, Seelsorge und Gottesdienst wahrnehmen*, Leipzig 2008.

[21]  J. Scharfenberg, *Seelsorge als Gespräch. Zur Theorie und Praxis der seelsorgerlichen Gesprächsführung*, Göttingen ⁵1991.

– Hinsichtlich religiöser Feiern: Gerade die traditionelle protestantische Fokussierung auf das ‚Wort‘ stößt an ihre Grenzen und zwingt die Theorie des Gottesdienstes zu einer Neubesinnung auf Qualitäten der Sinnlichkeit, der Einfachheit und die Auratik der menschlichen Nähe.

– Hinsichtlich christlicher Hilfeleistung: Das Helfen ist als christlicher Ur-Impuls anzusehen;[22] aber was ist „Hilfe" in diesem Zusammenhang? Dazu sei im zweiten Hauptteil dieses Aufsatzes mehr ausgeführt.

Religiöse Sprache entwickelt ihr grundlegendes Verständnis vom Menschsein und von der Welt in Symbolen, mit denen sie Mensch und Welt deutet. Religion macht, bei Lichte besehen, keine Seinsaussagen über Welt und Mensch. Religiöse Aussagen sollten also nicht als Tatsachenbehauptungen gelesen werden, als Aussagen darüber, was wirklich der Fall ist, sondern eben als symbolische Aussagen, in denen sich ein grundlegendes Selbst- und Weltverständnis auf ganz eigene Weise ausdrückt.

Mit Bezug auf die Demenz finden sich in der Literatur vor allem folgende Symbole:

| Grundlegende Symbole | Allgemeiner Ideengehalt |
|---|---|
| Geschöpflichkeit als Ebenbild Gottes | Unverlierbare Würde jeder menschlichen Person |
| Rechtfertigung | Unbedingtes Angenommensein unabhängig von allen ‚Kompetenzen‘ |
| **Symbolische Sprache mit Bezug auf Demenzbetroffene** | |
| „Angesprochensein durch Gott"… | … wenn menschliche Sprache versagt |
| „Erinnertwerden durch Gott" | … wenn wir uns nicht mehr an uns selbst erinnern können |
| „Bezogensein auf Gott" | … wenn menschliche Beziehungen nicht mehr wahrgenommen werden können |

Die Funktion solcher symbolischer Aussagen besteht darin, dass sie einen Deutungsraum eröffnen, welcher über die nackte Vorfindlichkeit des gegenwärtigen Lebenszustandes hinausweist und somit andere Perspektiven hinsichtlich dieses Lebens zur Verfügung stellen: für die Betroffenen selbst, aber auch für die, die mit ihnen im täglichen Leben zu tun haben.

Schaut man näher hin, so vereint all diese symbolischen Aussagen ein gemeinsamer Grundzug: Sie sind Ausdruck der Passivitätskomponente

---

22 Vgl. Grethlein, Praktische Theologie, 166f., 556–562.

menschlichen Seins. Auch dies ist ein möglicher Umgang mit dem Thema Demenz und Selbstbestimmung. Die Theologie verficht zumeist eine Position, die man in etwa wie folgt wiedergeben könnte: Selbstbestimmung als Ausdruck der Aktivität des Menschen wird genau in dem Maße überschätzt, als ihre grundsätzliche Rückbezogenheit auf die grundlegende Passivität des Menschen vernachlässigt wird. Der Verlust der Selbstbestimmung im Alter und in der Demenz zumal ist von daher nichts anderes als eine Radikalisierung von Grundbestimmungen des Menschseins überhaupt. Er bringt die Angewiesenheit des Menschen auf andere und letztlich seine Abhängigkeit im Ganzen nur besonders deutlich zum Ausdruck.[23] Deshalb ist nach dieser Position das demenzbetroffene Leben von vornherein nicht weniger ‚wert‘ als anderes. Worum es vor allem geht, ist dann der Versuch, das Leben mit Demenz und zwischen Menschen mit und ohne Demenz so einzurichten, dass es als Ausdruck desjenigen Gehaltes anzusehen ist, den jene christlichen Symbole enthalten: also als ein menschenwürdiges Leben.

In der Tat kommen auf diese Weise meines Erachtens zentrale und nicht zu vernachlässigende Aspekte in die Debatte hinein; bzw. sie sind ja immer schon längst in ihr, weil die religiösen Symbole des Christentums in der Moderne ja auch ihre säkulare Parallelgeschichte haben. Von daher ist dieses Denken natürlich auch gar kein christliches Sondergut. Die „Akzeptanz von Abhängigkeit“[24] neu einzuüben, ist vermutlich wirklich eine der zentralen Aufgaben, die das Alter mit sich bringt. Dennoch scheint mir das Gespräch über Demenz und Selbstbestimmung auch mit dieser theologischen Besinnung und dem Erinnern an die grundlegende Passivität des Menschen noch nicht beendet sein zu können. Und zwar aus drei Gründen:

– Selbstbestimmung wird häufig von alten Menschen selbst als ein zentraler Wert der Lebensführung angesehen. Wird demgegenüber von christlicher Seite die Haltung der Gelassenheit in der Passivität angemahnt, so droht diese Mahnung in einen subtilen Erziehungsanspruch umzuschlagen. Die Intention der Rechtfertigungsbotschaft besteht aber ja gerade nicht darin, neue Leistungsansprüche zu etablieren, sie seien so gut gemeint, wie sie wollen, sondern das Leben gerade unabhängig von der Erfüllung solcher Ansprüche zu rechtfertigen.[25]

---

23   Vgl. H.-M. Rieger, *Altern anerkennen und gestalten. Ein Beitrag zu einer gerontologischen Ethik*, Leipzig 2008.
24   Th. Klie [Freiburg], Diakonik: Für(s) Alte(r) sorgen. Zwischen Betreuung und Altersmanagement, in: Th. Klie [Rostock]/M. Kumlehn/R. Kunz, *Praktische Theologie des Alterns*, Berlin/New York 2009, 575–595, 578.
25   Vgl. meine kurze Skizze zur altersspezifischen Auslegung der Rechtfertigungslehre: A. Kubik, Mediale Altersbilder reflektieren. Herausforderungen einer wahrnehmungsorientierten Religionspädagogik, in: *Zeitschrift für Pädagogik und Theologie* 4/2010, 352–363, 355–358.

– Passivität lässt sich systematisch-theologisch als Geschöpflichkeit aus-
legen. Allerdings muss dabei berücksichtigt werden, dass der Gedanke
der Geschöpflichkeit selbst bereits von seinem ursprünglichen Gehalt her
eine Aktivitätskomponente impliziert, die im so genannten Kulturauftrag
(Gen 1,26f) ihren symbolischen Anhalt hat. Anders gesagt: Auch das
‚Gefühl schlechthinniger Abhängigkeit' (Schleiermacher) beinhaltet ein
relatives Freiheitsbewusstsein, das unter allen Umständen zur Geltung
gebracht werden will. Dies ist in Bezug auf die Altersforschung ein ganz
zentraler Gesichtspunkt, weil Altersbilder häufig eine implizite Auf-
forderung zum Rückzug, zum Verzicht und zum Aufgeben enthalten.
Dem darf die Theologie in meinen Augen nicht das Wort reden.

– Es besteht die Gefahr einer gewissen religiösen Verklärung von Zustän-
den der Passivität, so als sei man in ihnen Gott besonders nah. Wenn Alter und Demenz nichts wären als Radikalisierungen menschlicher
Grundbestimmungen überhaupt, dann gäbe es keinen Grund, sie als herausgehobene Zustände eigens zu thematisieren. Doch eine Theologie der
Demenz muss auch und vor allem noch den subjektiven Leidcharakter
rekonstruieren, der sich mit ihr verbinden kann. Von daher überzeugen
besonders solche Vorschläge, welche in religiöser Sprache auf solche
Leiderfahrungen zurückgreifen und z.B. eine schwere Demenz metaphorisch als ‚Exilserfahrung'[26] deuten.

Wir wollen nun versuchen, unter Bewahrung dessen, was an all dem richtig
erscheint, über das reine Passivitäts-Paradigma hinaus nach der Valenz des
Gedankens der Selbstbestimmung im Horizont von Demenz zu fragen.

## 1.4 Selbstbestimmung als hermeneutische Kategorie

Wir wählen als Ausgangspunkt unserer Überlegungen Beobachtungen des
Sozialwissenschaftlers Uwe Krähnke.[27] Nach seiner Analyse hat der Ausdruck „Selbstbestimmung" vor allem deshalb Karriere gemacht, weil er einerseits begrifflich hinreichend unbestimmt ist, andererseits aber als politisch
brauchbarer Begriff, also zur Durchsetzung von Interessen breit akzeptiert
wird. Ich will das kurz erläutern.

Unbestimmt ist der Begriff, weil er philosophisch immer zu einem Missverständnis einlädt. Das „Selbst", auf das er sich bezieht, ist ja gar keine
Substanz, kein Etwas, das existiert, um dann im Prozess der Demenz zu zer-
fallen. Von daher bleibt geradezu programmatisch unklar, wer eigentlich
genau das Subjekt (und damit zugleich das Objekt) der Selbstbestimmung ist.

---

26  Vgl. Fröchtling, Menschen mit Demenz, 209–211.
27  Vgl. U. Krähnke, *Selbstbestimmung. Zur gesellschaftlichen Konstruktion einer normativen Leitidee*, Weilerswist 2007.

Deshalb können Individuen den Begriff für sich genau so reklamieren wie kleinere soziale Gruppen oder ganze Völker – mit häufig schwierigen Implikationen. So gesehen spricht also noch nichts dagegen, den Ausdruck im Zusammenhang mit Demenz zu verwenden. Politisch akzeptiert ist der Begriff, wenn man sich die Geschichte seiner neueren Verwendung anschaut, in der er sowohl von linksautonomen Zirkeln, von postkolonialen afrikanischen Volksgruppen, von schwangeren Frauen und anderen mit Erfolg zur Durchsetzung von politischen Interessen gebraucht wurde. Am nächsten liegt für unser Thema die Analogie mit dem *movement* der Behinderten hin zu mehr Autonomie und Teilhabe.

Geht man mit Krähnke diese Geschichte der Verwendung des Begriffs durch, so bleibt gewissermaßen als semantischer ‚harter Kern' folgendes zurück:

–   Verhinderung von äußerem Zwang und Reglementierung

–   Etablierung und Förderung von *agency*

–   Beachtung des Eigen-Sinnes gegen Fremdkontrolle

Betrachtet man dies als harten Kern des Selbstbestimmungs-Konzeptes und nicht irgendwelche – meistens fragwürdigen – Vorstellungen von einem ‚Selbst', so ist die Anwendung auf Demenz immerhin leichter vorstellbar. Denn es lässt sich, so das Hamburger Mitglied des Deutschen Ethikrates Michael Wunder, „feststellen, dass auch bei vorangeschrittener Demenz auf jeder Stufe der Entwicklung immer noch Kompetenzen des Verstehens, des Bewertens und der Selbstäußerung vorhanden sind."[28] Die Frage ist nur, ob man gewillt ist, diese Äußerungen auch *als* Ausdruck von Selbstbestimmung wahrzunehmen. Das heißt: Selbstbestimmung kann auch als hermeneutische Kategorie aufgefasst werden. Worum es dann geht, ist gewissermaßen eine Verstehenslehre von Demenzbetroffenen. Hierzu sind in den letzten Jahren bereits eine Vielzahl von Vorschlägen gemacht worden, für die insbesondere der so genannte personenzentrierte Ansatz und dessen Entdeckung einstehen, wie erheblich die Rolle einer malignen Sozialpsychologie bei Demenz ist.[29]

---

[28]   Wunder, Selbstbestimmung, 22.
[29]   Vgl. nur T. Kitwood, *Demenz. Der person-zentrierte Ansatz im Umgang mit verwirrten Menschen*, Bern ⁵2008.

## 2. Matrix einer theologischen Diakonik der Demenz

Die Diakonik als professionelle Reflexion auf christliches Hilfehandeln ist noch eine vergleichsweise junge Wissenschaft;[30] sie entstand im 19. Jahrhundert im Zusammenhang der sozialen Verwerfungen des Frühkapitalismus. Im Zuge der Etablierung der Praktischen Theologie überhaupt stand auch hier die Frage nach der Neubestimmung kirchlicher Aufgaben angesichts der religiösen und sozialen Lage der Moderne im Raum. Es war auch die Zeit der Gründungen der großen ‚Werke' auf der Grundlage freier Vereine (Bethel, Kaiserswerth, Neuendettelsau, Ludwigslust und andere), die zum Teil heute noch bestehen.[31] Aufgrund der engen Verbindung, welche die Diakonie und ihre wissenschaftliche Reflexion mit dem lutherisch-konservativen Sozialpaternalismus einging, hat sie eine etwas ambivalente Wirkungsgeschichte, deren Aufarbeitung nur langsam vor sich geht. Der Ausbau des Sozialstaates in der Bundesrepublik Deutschland und der Paradigmenwechsel von der Hilfeleistung durch Diakonissen zu professionellen, nach Tarif bezahlten Angestellten kirchlicher Werke provozierte das Dauerproblem des so genannten ‚Propriums' christlicher Diakonie im Vergleich zu anderen Anbietern. Da die christliche Ethik jedoch grundsätzlich eine inner- und eine außerkirchliche Wirkungsgeschichte zeitigt,[32] erweist sich zunehmend, dass die Frage nach dem diakonischen Proprium in eine Sackgasse führt[33] und durch die Frage nach Kriterien der christlichen Qualität sozialen Handelns ersetzt werden muss,[34] unabhängig davon, ob andere Anbieter diese möglicherweise ebenso gut erfüllen.

Durch folgendes Quadrupel kann man die verschiedenen Dimensionen diakoniewissenschaftlicher Erörterungen übersichtlich zur Darstellung bringen:

---

[30]  Vgl. den brillanten diakoniewissenschaftlichen Überblick bei Wolfgang Steck, *Praktische Theologie, Bd. 2*, Stuttgart 2011, 29–77.

[31]  Zur Vorgeschichte und Geschichte der Diakonie ist nach wie vor äußerst erhellend: E. Ch. Achelis, *Lehrbuch der Praktischen Theologie, Bd. 3*, Leipzig ³1911, 165–264.

[32]  Vgl. U. Barth, Die religiöse Dimension des Ethischen. Grundzüge einer christlichen Verantwortungsethik, in: Ders., *Religion in der Moderne*, Tübingen 2003, 315–343, 328f.

[33]  Zugespitzt könnte man sogar sagen, dass die christlich-diakonische Propriumsdiskussion als solche darauf hinweist, dass sich ein inhaltlicher Unterschied in der Regel gar nicht aufzeigen lässt und lediglich zum Zwecke einer besseren Positionierung am Markt und deren werbetechnischer Unterstützung konstruiert wird.

[34]  Vgl. H. Haslinger, *Diakonie. Grundlagen für die soziale Arbeit der Kirche*, Paderborn 2009, 303–308; H. Rüegger/Ch. Sigrist, *Diakonie – eine Einführung. Zur theologischen Begründung helfenden Handelns*, Zürich 2011, 29–36.

| Matrix einer theologischen Diakonik | |
|---|---|
| Beschreibung und Ausdeutung des ursprünglichen Hilfeimpulses als christliche Lebensäußerung, z.B. unter Rekurs auf das symbolische Gedächtnis der Bibel | Historisch-kritische Betrachtung des Hilfsimpulses und des konkreten Gebietes, auf das sich die Hilfe bezieht[35] |
| Modernespezifische Reflexion des Hilfeimpulses unter Berücksichtigung psychologischer und systemischer Gesichtspunkte | Einbezug derjenigen Wissenschaft, die den jeweiligen Hilfsimpuls reflektiert |

Bezieht man diese Matrix auf den Hilfeimpuls, Demenzbetroffenen beizustehen, so ergibt sich folgende Tabelle:

| Matrix einer Diakonik der Demenz | |
|---|---|
| Theologische Ausdeutung des Hilfeimpulses, etwa durch Rekurs auf das Gebot der Nächstenliebe, auf das Symbol der Gottesebenbildlichkeit oder die christlich-ethische Thematisierung des Generationenverhältnisses | Historische Betrachtung der diakonischen Pflege Demenzbetroffener in Anstalten und in häuslicher Pflege; historisch-kritische Erhebung des Diskurses um Demenz in Fachzeitschriften u. dgl. |
| Reflexion der grundsätzlichen Problematik des Begriffs „Helfen",[36] der psychosozialen Reaktion auf Demenz; die Rolle und Ausgestaltung des ‚Pflegedreiecks' von Betroffenen, Professionellen und Angehörigen[37] | Rekurs auf die Pflegewissenschaft; Aufstellung von Pflegegrundsätzen; Entwicklung von Evaluationskriterien; Erforschung von systematischen Störungen bei der Umsetzung der Pflegegrundsätze |

Es seien an dieser Stelle lediglich ein paar Andeutungen dazu gemacht, wie sich diese vier Felder justieren, wenn man sie unter dem Gedanken der Selbstbestimmung – im oben entfalteten Sinne – betrachtet.

---

[35]   Vgl. V. Herrmann, „… die Forderung einer eigenen Disziplin ‚Diakonik' ist erst wenige Jahre alt". Eine kleine Skizze der Geschichte der Diakoniewissenschaft im 19. und 20. Jahrhundert, in: J. Eurich/Ch. Oelschlägel (Hrsg.), *Diakonie und Bildung*, Stuttgart 2008, 95–108.

[36]   Vgl. J. V. Wirth, *Helfen in der Moderne und Postmoderne. Fragmente einer Topographie des Helfens*, Heidelberg 2005.

[37]   Vgl. T. Adams/P. Gardiner, Communication and interaction within dementia care triads: Developing a theory for relationship-centred care, in: *Dementia*, Vol. 4 (2005), 185–205.

*links oben*: Hier wäre auf der Linie der bisherigen Ausführungen zu durchdenken, inwieweit der Gedanke der Selbstbestimmung mit dem christlichen Symbolgedächtnis zu vermitteln wäre. Dies betrifft insbesondere die Frage, inwieweit die menschlichen Gegenüber christlichen Handelns als selbstbestimmte Personen angesehen und angesprochen werden können, statt sie lediglich als Objekte des eigenen Handlungsimpulses zu konstruieren: ein Problem, das sich in Predigt und Seelsorge ebenso drängend stellt wie im Hilfehandeln.

*rechts oben:* Historisch müsste untersucht werden, wie konkretes Hilfe- und Pflegehandeln in Familien und Einrichtungen aussah und von welchen diskursiven Voraussetzungen es abhing. Als Frageperspektive böte es sich an darauf zu fokussieren, ob und inwieweit bei diesem Handeln der Gedanke der Selbstbestimmung oder deren Förderung eine Rolle spielte. Historische Pflegekonstellationen könnten daraufhin befragt werden, welche ideellen oder realgeschichtlichen Faktoren Selbstbestimmung behinderten oder gar unmöglich machten

*links unten:* Hinsichtlich der Pflege ist die Berücksichtigung von Selbstbestimmung bei Demenz in besonderer Weise Provokation der systemischen Paradoxie zwischen dem reibungslosen Ablauf des Funktionssystems Pflegeheim und den Bedürfnissen der Bewohner. Deren Wünsche, Ansprüche und Vorstellungen mögen anderen Beteiligten mitunter als seltsam, ja sogar abwegig erscheinen. Die Frage ist gleichwohl, ob sie lediglich als Störungen des Ablaufs oder allenfalls als einzukalkulierende Marotten angesehen werden – oder eben als Form legitimer Selbstbestimmung. Als besonders prägnantes Beispiel sei hier lediglich das gelegentlich sogar gesteigerte sexuelle Verlangen Demenzbetroffener genannt, weil kulturell etablierte Barrieren und Tabus mental nicht mehr rekonstruiert werden können. Analoge Beispiele finden sich in Menge in der Literatur. Immer mehr stellt sich als wichtig heraus, die Betroffenen in allen Phasen des Pflegeprozesses aktiv zu beteiligen, Entscheidungen zu kommunizieren und vor allem Verhalten der Ignoranz und Missachtung zu vermeiden. Die Wünsche und Bedürfnisse, die artikuliert werden oder erschlossen werden können, sind als solche wahrzunehmen – eben als Ausdruck selbstbestimmten Wollens.

*rechts unten:* Nach dem derzeitigen Kenntnisstand ist es mindestens ebenso wichtig, ja für die Betroffenen mitunter noch wichtiger als die medikamentöse Behandlung, die so genannten Sekundärsymptome zu behandeln. Dazu gehören vor allem Angst, Depression, Unruhe und Gefühle der Isolation. Diese sind für einen gewichtigen Anteil des Leids verantwortlich; und es ist recht wahrscheinlich, dass auch die Primärsymptome wie Sprach- und Gedächtnisverlust zumindest zum Teil psychosozial mitbedingt sind. Personen- und beziehungszentrierte Therapieansätze sind zentral für die Frage nach Selbstbestimmung bei Demenz. Dazu gehört essenziell auch die Schaffung geeigneter Wohnumfelder. Das gilt für häusliche Wohnungen ebenso wie für Pflegeheime. Generell ist diesbezüglich zu betonen, dass der allgemeine Pflegeheim-Horror sich empirisch, also an einer Gegenrechnung mit den Bewohnern, nicht halten lässt: Deren Wohnzufriedenheit ist im Allgemeinen sehr viel höher, als es manche medialen Schreckensszenarien zeichnen. Allerdings ist auch darauf hinzuweisen, dass trotz vieler interessanter Ansätze etwa die Architektur von Pflegeheimen sich immer noch zu sehr an der Krankenhaus-Architektur orientiert. Auch innenarchitektonisch kann durch Gestaltung mit Farben, angenehmer Umgebung, der Vermeidung von Sackgassen und durch gute Beleuchtung ein Eingehen auf die Bedürfnisse der Bewohner möglich gemacht werden. Es geht also zentral darum, den Effekt des Verlustes von Heimat, von vertrauter Umgebung so weit als möglich aufzufangen und dies als wichtigen Wunsch der Betroffenen wahrzunehmen.

All dies wird nicht bedeuten können, dass solche Wünsche und Bedürfnisse jederzeit erfüllt werden können. Das spricht aber noch nicht gegen das Denken in der Kategorie der Selbstbestimmung, denn Selbstbestimmung ist schon von Haus aus stets als koordiniert mit der Selbstbestimmung anderer zu denken.[38] Dies betrifft sowohl die Angehörigen als auch die professionellen Pflegekräfte. Die Förderung des Umfeldes ist daher selbst als ein Faktor anzusehen, der auch der Selbstbestimmung der Demenzbetroffenen zugute kommt. Von da aus ergibt sich beispielsweise die Forderung, Pflegezeiten für Angehörige ähnlich wie die Elternzeit zu fördern – finanziell und z.B. durch Arbeitsplatzsicherheit, nicht zuletzt deshalb, weil Demenz häufig auch finanziell desaströse Folgen für Familien haben kann.

Als Anhang sei noch kurz auf ein Vexierproblem eingegangen, das in der Tagungsdiskussion aufkam, nämlich die Frage, ob Nahrungsverweigerung auch als Zeichen von Selbstbestimmung zu werten und zu beachten sei. Dazu ist zunächst zu sagen, dass das Interesse der vorigen Ausführungen vor allem darin bestand, die Valenz des Themas Selbstbestimmung gerade nicht auf diesen Punkt zu konzentrieren, wo sich doch im täglichen Leben die Menge an Anwendungsfällen zeigt. Gleichwohl: Ich denke, dass es in der Tat gute Gründe dafür gibt, die obige Frage zu bejahen. Ein fiktives Beispiel zeigt sogar an, wie eine solche Verweigerung nachgerade als Kontinuierung der charakterlichen Identität zu stehen kommen kann.[39] Das heißt freilich noch nicht, dass dem Wunsch der demenzbetroffenen Person unter allen Umständen Folge zu leisten wäre. Aber es macht einen großen Unterschied, ob der – unter Umständen erst zu verstehende und zu rekonstruierende – Wunsch als

---

[38]    Vgl. J. Dierken, Gelingendes Leben – Gelingendes Altern, in: M. Kumlehn/A. Kubik (Hrsg.), *Konstrukte gelingenden Alterns*, Stuttgart 2012, 35–51.

[39]    So die Hauptfigur Alfred in dem Roman von Jonathan Franzen, *The Corrections* (New York 2001): "He'd been living at the Deepmire Home for two years when he stopped accepting food […] The one thing he never forgot was how to refuse." (568) Zu dem Roman in gerontologischer Perspektive vgl. A. Kubik, Gender, Aging and Spirituality in *The Corrections*. Gerontological and Theological Observations, in: H. Ehlers u. a. (Hrsg.), *Geschlecht – Generation – Alter(n). Geistes- und sozialwissenschaftliche Perspektiven*, Münster 2011, 133–148.

legitimer Ausdruck des Wollens angesehen wurde, über den man sich dann gegebenenfalls hinwegsetzt oder bloß als nicht in Erwägung zu ziehender Ausdruck der ‚Demenz'.[40]

# 3. Schluss

Es mag sein, dass das Phänomen der Demenz tatsächlich anzeigt, dass der Wert der Selbstbestimmung kulturell überschätzt wird und ein Umlernen nötig ist. In meinen Augen spricht aber nichts dagegen, mindestens doppelgleisig zu fahren: Wenn man also davon ausgeht, dass Selbstbestimmung – und vielleicht sogar mit guten Gründen – tief in unseren Wertgrundlagen verankert ist, so ist es eben die Frage, ob Demenz wirklich als das schlechthin Andere der Selbstbestimmung interpretiert werden muss. Selbstbestimmung heißt niemals: alles tun und verfügen können, was man möchte, sondern ist immer relativ zu den eigenen Fähigkeiten und zu den Umständen. Von daher ist jene Frage Zeichen dafür, dass der Umgang mit Demenz eine Kulturaufgabe darstellt, welche weit über den medizinischen und pflegerischen Bereich hinausreicht.

---

[40]  In dem gleichen Roman versteht der Sohn Chip aus den Äußerungen seines dementen Vaters Alfred endlich, dass dieser den Wunsch nach aktiver Sterbehilfe hat. Chip sieht sich außerstande, diesem Wunsch nachzukommen und kommuniziert das auch, im vollen Bewusstsein der Härte, die er seinem Vater damit antut. In den Worten, die der Erzähler Alfred in den dementen Kopf legt: "Here was a son whom he could trust to understand him as he understood himself; and so Chip's answer, when it came, was absolute. Chip's answer told him that this was where the story ended. It ended with Chip shaking his head, it ended with him saying: 'I can't, Dad. I can't.'" (560)

# Demenz und das Scheitern der Kommunikation im Alltag

*Wolfgang Sucharowski*

## 1. Der Verlust gemeinsamer Erinnerungsräume

### 1.1 Vorbemerkung

Immer mehr Lebensgemeinschaften werden mit Situationen konfrontiert, in denen ein Partner Dinge tut oder über Sachen spricht, die sich mit dem im Alltag Erlebten nicht mehr oder nur bedingt verbinden lassen. Was anfänglich als komisch und zunehmend befremdlich wahrgenommen wird, verdichtet sich dann zu einem Problem und endet nicht selten in einem fast unlösbar erscheinenden Konflikt.

– „Das kannst du nicht mir tun!"

– „Es ist ja nur zu deinem Besten."

– „Das kann jeder behaupten!" gab er barsch zurück. „Glaub bloß nicht, dass ich auf eine so schwindlige Figur wie dich hereinfalle. Ich kenne deine unsauberen Spielchen."[1]

Die Episode aus der Erzählung „Der alte König in seinem Exil", wo der Vater seinen Sohn beschimpft und der Falschheit bezichtigt, veranschaulicht, was in der Interaktion geschieht. Gegenseitige Unterstellungen lösen heftige Emotionalität aus und führen nicht selten zu gewalttätigen Handlungen. Erfahrbar und fassbar wird dieser Wandel im alltäglichen Umgang miteinander zuerst auf der kommunikativen Ebene. Hier wird in der Regel, ohne sich dessen bewusst zu werden, nach Auswegen aus solchen Situationen gesucht. Ob sie erfolgreich sind und für wen das dann gilt, bleibt nicht selten unbestimmt und hinterlässt unter den Betroffenen bei Misserfolg das Gefühl von Traurigkeit, Irritation und oft Aggression. Deshalb liegt es nahe, die Kommunikation zwischen an Demenz Erkrankten und ihren Bezugspersonen genauer anzusehen, um ein tieferes Verständnis für das zu gewinnen, was die Akteure unter diesen Umständen tun, wenn sie im Umgang miteinander ihre Alltagsarbeit kommunikativ zu lösen versuchen.

---

[1]  A. Geiger, *Der alte König in seinem Exil*, München 2011, 131.

## 1.2 Alltagsepisode eines Ehepaars

| Zeile | A Ehefrau | B Ehemann) |
|---|---|---|
| 1 | | wolln ma sehn ob es am achtund-zwanzigsten klappt (.)    Kiel |
| 2 | Kiel (?) | |
| 3 | | Mhm |
| 4 | erzähl ma was du da hast (.) du wirst auch mit aufgenomm mhh LACHT | |
| 5 | wie du dich verhältst haaaaa LACHT LEISE | |
| 6 | | SPRECHPAUSE (13 sec.) wo solls' u mitfahrn (?) |
| 7 | ich wir wollt' n zusammfahr´n eigenlich immer  da is ne  ja mhmhh KICHERT LEISE | |
| 8 | | internationaler Kongress (!) |
| 9 | Ja | |
| 10 | | mh gut |
| 11 | international Kong da is einiges los | |

Die Episode entstammt einem in Rostock erstellten Korpus von Interviews mit Ehepaaren, von denen ein Partner an Demenz erkrankt ist.[2] Das Ehepaar ist über Jahre hinweg zu einem Kongress gefahren und der Ehemann hat auch in diesem Jahr seine Teilnahme angemeldet. Die Ehefrau mit Alzheimer Demenz im Frühstadium verfügt nicht mehr über den semantischen Erinnerungsraum, der eine Konstruktion des zu erwartenden Ereignisses erlaubt. Für sie geht es um ein Ereignis in der Zukunft. Sie kann zu diesem keinen direkten Bezug mehr herstellen und bittet deshalb um weitere Informationen. Sie muss beobachten, dass ihr Ehemann  darauf nicht eingeht. Stattdessen bricht er die Interaktion für ungewöhnlich lange 13 Sekunden ab und reagiert dann mit der Bemerkung *wo solls' u mitfahrn (?))*. Eine Äußerung, die der Ehefrau nicht weiterhilft. Sie findet keinen Anschluss an den gemeinsamen Weltausschnitt *Besuch der Kongresse vergangener Jahre*. Eine Kommunikation darüber scheitert, weil die Partnerin ohne die korrektive Hilfe ihres Mannes den kommunikativen Anschluss nicht einlösen kann.

---

2    Irina Tschirner (2009-2010): Nicht veröffentlichtes  Interview Korpus im Rahmen eines Forschungsprojektes am Lehrstuhl für Sprachliche Kommunikation und Kommunikationsstörungen der Universität Rostock. Namen und Orte wurden anonymisiert.

## 1.3 Kommunikative Reaktionen

Die Kommunikation misslingt, weil das Herstellen einer semantischen Konstruktion nach dem Kriterium der Richtigkeit für einen der Partner nicht machbar erscheint. Die Partner (re-)konstruieren die jeweiligen Situationen auf eine Weise, die die Referenz auf Etwas (für beide) nicht mehr bzw. nicht ohne weiteres herzustellen erlaubt und für die weitere Kommunikation deshalb unkalkulierbar wird. Damit ist die pragma-semantische Ordnung offen, die sicher stellt, dass Wirklichkeitskonstruktionen Regeln folgen, die beiden Personen die Möglichkeit verschaffen, identische Referenzpunkte in Raum und Zeit zu finden und für ihren Dialog als Referenz zu nutzen. Im zitierten Beispiel wollen beide Personen miteinander reden, das scheitert aber. Die Selektionsregeln, nach denen das, was gesagt wird, pragmatisch abgeglichen werden soll, harmonieren nicht mehr. Der Anspruch auf das, was für wirklich gehalten wird, differiert unter den Akteuren bzw. die Relevanz eines solchen Anspruchs wird unterschiedlich bewertet. Die Anwesenheit des anderen Partners schafft zwar einen sozialen Raum, die Partizipation an der gemeinsamen Lebensgeschichte verändert sich indes. Die Chance, diese nicht zu verlieren, hängt davon ab, ob mit dieser Veränderung konstruktiv umgegangen werden kann.

Das Insistieren des Ehemanns auf Umkonstruieren einer Erinnerung ist ein Indiz dafür, dass in der Wirklichkeitskonstruktion zwischen beiden Personen Differenzen wahrgenommen werden. Auf etwas zu bestehen, macht aber nur dann Sinn, wenn es dem anderen Partner möglich ist, eine alternative Wirklichkeitskonstruktion zu finden und sie, wenn er sie akzeptiert, als gemeinsame zu etablieren. Die Episode und der weitere Fortgang des Gesprächs zeigen aber, dass die beteiligten Akteure nicht mehr ohne weiteres abschätzen können, wie das Geäußerte pragmatisch zu bewältigen ist und nach welchen semantischen Regeln es gelesen werden sollte. Der soziale Raum entwickelt sich so zu einem Ort der Angst vor einem immer stärker werdenden Kontrollverlust. Das gilt für den Menschen mit Demenz, aber genauso für die, die mit ihm im Kontakt stehen.

Ihnen bekannte kommunikative Strategien zur Wiederherstellung sozialer Handlungsfelder und ihrer Ordnungen laufen ins Leere bzw. zwingen die Akteure zu ungewohnt großem Aufwand in der Kommunikation. Dabei ist nicht sicher, ob und wenn ja, wie nachhaltig diese Anstrengungen überhaupt Wirkung für die Kommunikation zeigen. In dem Rostocker Korpus war zu beobachten, wie die Partner damit begannen, Erinnerungshilfen anzubieten, wie sie im schulischen Unterricht verwendet werden. In der Alltagskommunikation ist so etwas nicht ungewöhnlich, wenn beispielsweise die Partner beobachten, dass jemandem gerade ein Name nicht einfällt. Dasselbe gilt für das Konstruieren von Fragen, so dass sie das Erinnern leichter machen. Oft wurden kleine Erzählungen genutzt, um eine breitere Erinnerungsgrundlage zu schaffen und den Anderen zum Reden anzuregen.

Doch diese Verfahren der Sach-, Zeit-, Orts- und Beziehungskontrolle stoßen, wie zu beobachten war, immer wieder an Grenzen. Das erkennen die Akteure erst spät, manchmal sogar überhaupt nicht und geben die Kommunikation auf. Nötig wäre eine grundsätzliche Umorientierung und Neuordnung der bestehenden Erwartungshaltungen.[3] Alfred Schütz und Thomas Luckmann sprechen von den neuen „Un-Gewohnheiten" des sich verändernden Alltags und der Andersartigkeit der Kommunikation.[4] Es bedarf neuer Formen, diese stehen aber den Betroffenen nicht unbedingt zur Verfügung, sondern müssen gefunden und auf ihre Wirksamkeit erprobt werden. Das setzt aufseiten des Partners, der die Kommunikation zum Erkrankten nicht verlieren möchte, ein hohes Maß an Bereitschaft und Fähigkeit voraus, sich darauf einzulassen. Darüber hinaus ist Wissen über die Kommunikation oder Erfahrungswissen im Umgang mit vergleichbaren Situationen nötig, was erst andere Praktiken neu zu entwickeln erlaubt.

## 2. Die Bewältigung von Unbestimmtheit

### 2.1 Fehleinschätzungen

Die Leistung von Kommunikation liegt darin, das Unbestimmte bestimmbar machen zu können. Das setzt unter den Akteuren eine hohe Flexibilität voraus. Diese wird durch das Erkranken an Demenz eingeschränkt. Aber die Alltagsroutinen bauen auf festen Erwartungshaltungen auf und operieren innerhalb derselben. Werden diese nun nicht erfüllt, reagieren die Betroffenen trotzdem mit Aktionen, die ihnen als Routinen verfügbar sind. Dem Partner wird unterstellt, dass er gerade unaufmerksam ist und sich unpässlich fühlt. Das abweichende Verhalten des Anderen wird sehr oft durch direkte oder indirekte Interventionstechniken auszugleichen versucht oder es wird überspielt. Der erkrankte Partner erinnert sich an den Namen eines Bekannten nicht, ihm werden Hinweise auf Situationen angeboten, wo mit dieser Person etwas gemacht worden ist. Der Erkrankte wird um etwas gebeten, er versteht die Bitte nicht, der Bittende erledigt die Aufgabe unkommentiert selbst. Passiert so etwas häufiger, bilden sich Praktiken des Übergehens und Überspielens heraus, um schnell etwas erledigen zu können oder einen befürchteten Abbruch der Kommunikation zu verhindern. Schwieriger wird es, wenn unterstellt wird, dass der angesprochene Partner bewusst gegen die Erwartung verstößt, wie sich das im zitierten Eingangsbeispiel zeigt. Die

---

3    D. Baecker, *Form und Formen der Kommunikation*, Frankfurt a. M. 2005, 244–245;S. Opitz, Exklusion. Grenzgänge des Sozialen, in: St. Moebius/A. Reckwitz (Hrsg.),*Poststrukturalistische Sozialwissenschaften*, Frankfurt a. M. 2008, 179.
4    A. Schutz/Th. Luckmann, *Strukturen der Lebenswelt*, Frankfurt a. M. [2]1990, 140.

Folge sind offene oder verdeckte Schuldzuweisungen, was die Beziehung emotional belastet.

Das alles bedingt Spannungen zwischen den Akteuren und erzeugt eine auf die Personen konzentrierte Kommunikation. Die Akteure schreiben dem Anderen Eigenschaften zu, die dieser unter Umständen nicht akzeptiert. Daraus entstehen Situationen, in denen eine Kommunikation ausgelöst wird, die die Berechtigung einer solchen Einschätzung in den Vordergrund rückt. Das endet nicht selten mit dem Abbruch des Kontakts, weil die Zuschreibungen des Anderen als Beleidigung der eigenen Person wahrgenommen werden und sich diese Einschätzung nicht mehr korrigieren lassen. Das erklärt auch die Existenz einer latenten Gewaltbereitschaft in solchen Phasen, die nicht selten offen zutage tritt. Die interviewten Personen erzählen von solchen Vorfällen und klagen darüber, dass sie das sehr belaste. Sie schildern es als spontane Reaktionen der Ungeduld. Demenzerkrankte sprechen von einer inneren Wut, die sie verspüren und gegen die sie sich nicht wehren können. Gemeinsam ist diesen Erfahrungen eines, dass sie für die Betroffenen Grenzen ihrer Kommunikation markieren.

## 2.2 Praktiken professioneller Kommunikation

Kommunikation ist nötig, weil Akteure etwas wollen, was sie ohne den Anderen nicht erreichen können.[5] Sie ist möglich, wenn sie sicher sind, über das zu reden, was sie miteinander verstehen können. Das ist nicht selbstverständlich, denn das, was geäußert wird, setzt ein Mitwissen darüber voraus, was es mit dem Geäußerten auf sich hat. Der Angesprochene hat aufgrund seiner sozialen und speziell kommunikativen Praktiken eine Intuition entwickelt, was es mit dem Geäußerten auf sich haben könnte und reagiert entsprechend. Schwierig wird es immer dann, wenn er mit einer Situation konfrontiert wird, die ihm nicht ausreichend vertraut ist. Es bedarf in solchen Fällen einer Phase des sich aufeinander Abstimmens. Die einleitend vorgestellte Episode hat gezeigt, dass dieses Abstimmen nicht ohne weiteres möglich ist, weil Kommunikation Beidseitigkeit voraussetzt. Das Problem des Ehepaares hat damit zu tun, dass sie keine stabile Situation herstellen, mit der beide verlässlich umgehen könnten. Zu fragen ist daher, wo Beispiele zu finden sind, die Hinweise bieten, wie Kommunikation in Kontexten dennoch möglich wird, obwohl sie ständig von Labilität gefährdet ist.

Hilfreich ist ein Blick auf die Kommunikationspraktiken in professionellen Umfeldern. Dazu bietet sich die ärztliche Betreuung älterer Personen an oder das Beobachten des Pflegepersonals, das Demenz Erkrankte in Einrichtungen betreut. Diese Gruppen müssen über Verfahren verfügen, die ihnen

---

[5]   J. Reichertz, *Kommunikationsmacht. Was ist Kommunikation und was vermag sie? Und weshalb vermag sie das?*, Wiesbaden 2010, 198.

Kommunikation mit ihren Patienten ermöglicht. Kommunikation ist für ihre Arbeit nötig, denn, wenn sie erfolgreich sein wollen, brauchen sie den Anderen.[6] Diese Gegenseitigkeit wird oft unterschätzt. Eine richtige Diagnose ist ohne das Zutun des Patienten nicht möglich, ihm helfen zu können, setzt seine Kooperation voraus und die ist ohne Kommunikation nicht erwartbar. Das gilt in der Pflege genauso, wo miteinander zum Teil auf sehr intime Weise umgegangen wird.

## 2.2.1 Das Stabilisieren einer Ordnung – Arzt-Patienten-Kommunikation

Professionelle Kommunikation zeichnet sich dadurch aus, dass sie zwischen den Partnern konsistent Sinn etabliert und stabil hält. Sie nutzt Operationen, bei der die unmittelbaren Erwartungen so bearbeitet werden, dass die Kommunikation kalkulierbar fortschreiten kann. Die Erwartungen sind aber zurückgebunden in einen Raum umfassenderer Möglichkeiten. Dirk Baecker charakterisiert diese Situation mithilfe eines bestimmten Sinnbegriffs: „Sinn vernetzt das Bestimmte mit dem Unbestimmten auf eine zugleich bestimmte, einzelne Möglichkeiten in Reichweite rückende Art und Weise. Auf diese Art und Weise ist Sinn die „Ordnungsform menschlichen Erlebens".[7] Die Akteure müssen daher miteinander den Raum des für sie Bestimmbaren finden und ihn, wenn er etabliert wurde, stabil halten, um ein Meandern in anderen „Möglichkeitsräumen" zu verhindern, da diese immer das Potential des Unkalkulierbaren enthalten.

| Zeile | Arzt | Patientin |
|---|---|---|
| 2 | wie geht's dir E.? | |
| 3 | | ich hatte Äpfel Herr Dr., dacht mir (....) °geht so einigermaßen° so einigermaßen geht's? aber ich könnte noch eh weng (2 sec.) noch eh weng, den dort hier. |
| 4 | das hier? | |
| 5 | | ja, das bitte und auch (2 sec.) die Zäpfchen (betonend) Herr Doktor |
| 6 | °mmh° [zustimmend, registrierend] | |
| 7 | | sind sie bitte so gut. 30, lohnt sich net. zwei Packungen brauch ich |
| 8 | ja klar | |

---

6    Reichertz, Kommunikationsmacht, 106.
7    Baecker, Form und Formen der Kommunikation, 148.

Der Arzt macht einen Hausbesuch bei einer über 70jährigen Patientin, die er schon längere Zeit betreut.[8] Das ärztliche Gespräch wird konventionell mit der Frage nach dem Wohlbefinden des Patienten eröffnet. Diese Art der Eröffnung ist der Patientin bekannt und vertraut. Damit wird ein bekannter Möglichkeitsraum für das Gespräch eröffnet, für den die Beteiligten Praktiken entwickelt haben, um darin agieren zu können. Diese Praktiken betreffen die Kommunikation und die damit verbundenen Erwartungen, dass der Arzt eine Diagnose stellt, Symptome abfragt, eine Medikamentation vorschlägt und Heilungsvorschläge entwickelt. Diese Praxis ist eingebettet in eine Ordnung, die von Baecker als „Sinnfunktion" bezeichnet wird. Sie weist den einzelnen Handlungen eine Funktion zu, die für das Handeln als Ganzes einen Deutungsraum zur Verfügung stellt.

Der Arzt ist Vertreter des Gesundheitssystems und seine Aufgabe besteht darin, „Störungen" zu beheben, d.h. die Kommunikation zwischen den Akteuren orientiert sich an dem, was die Sicherung bzw. Wiederherstellung des Gesundheitszustands des Patienten erlaubt bzw. wahrscheinlich macht. Alles, was zwischen den Akteuren geäußert wird, kann so als Beitrag zur Wiederherstellung der Gesundheit gedeutet werden. Dirk Baecker bearbeitet diesen übergeordneten Handlungszusammenhang als eine Sinnfunktion, die er System nennt.[9]

Die Erwiderung der Patientin müsste sich, wenn sie diese Sinnorganisation akzeptiert, über ihren Gesundheitszustand äußern. Das tut sie aber nicht gleich, sondern sie bietet dem Arzt einen Apfel an und initiiert dadurch einen anderen, alternativen Möglichkeitsraum, in dem das Beziehungsverhältnis zwischen den Personen thematisiert würde. Im vorliegenden Fall entsteht eine kurze Unterbrechung in der Interaktion, erst dann folgt die Äußerungshandlung, die im Rahmen der Sinnfunktion Gesundheit erwartbar ist. Die Anschlusshandlung des Arztes präzisiert das Anliegen durch eine gestische Handlung, er verweist auf die Stelle des Beines, auf die die Patientin hinweist, die „Störung" also. Die Patientin macht dann umgehend mit ihrer Bitte um ein Medikament einen Lösungsvorschlag, wie die „Störung" behoben werden könnte. Darauf lässt sich der Arzt ein und folgt auch dem Vorschlag einer ökonomischeren Medikamentenversorgung.

Die Kommunikation bewegt sich im weiteren Verlauf in dieser Sinnfunktion und sucht gemeinsam mit der Patientin nach Lösungen zur Verbesserung ihres Gesundheitszustandes. Unbearbeitet bleibt das eingangs gemachte Apfel-Angebot der Patientin. Erst nach der ersten Phase der Abarbeitung der Sinnfunktion Gesundheit unternimmt sie einen erneuten Versuch.

---

[8] K. Marquitz, Patientenzufriedenheit durch soziale Ordnung. Masterarbeit an der Universität Rostock 2013.

[9] Baecker, Form und Formen der Kommunikation, 152–161.

## 2.2.2 Die Stabilität einer Ordnung

| Zeile | Arzt | Patientin |
|---|---|---|
| 14 | seit dem (kurze Pause) Sturz? | |
| 15 | | net! auch vor dem doch schon (....). das geht schon lange (.) im Grunde genommen wenn man's richtig nimmt hat das angefangen (.) das hat mal e kleenes bisschen nachgelassen aber direkt seit dem ich die Beckenfraktur hatte (.) wo's mich unten im Haus hinge-klatscht hat (.) (kurze Pause) und das war 2002 (.) |
| 16 | ja. | |
| 17 | | ja und da wissen sie alles (.) brauchen sie nichts mehr wissen  (lachen) |
| 18 | 2002. | |
| 19 | | 2002 ja. |
| 20 | sechs Jahre her | |
| 21 | | Ja |
| 22 | heute ist der 25.02.2009 | |
| 23 | Mh | ach (....) da will ich mich nur mal frei machen. (....) ei du gute (.) ich kann froh sein wenn ich den Kuchen fertig hab da hat ich Äpfel (.) ich dacht die müssen weg (.) E mach dich ran (.) fragen sie nicht is grad wie wenn ich sonst was gemacht hab (leichtes Lachen) |
| 24 | also wir werden dann mal aktenkundig machen dass wir dann wiederkommen, wenn der - (1 Sekunde) | |
| 25 | | der Kuchen fertig is. |
| 26 | Ja | |
| 27 | | genau (.) schön. Ich heb schon wieder welchen auf (lachen) so und wie denn nun jetzt ach erscht ma da nein (kurze Pause) gut.([Patientin bekommt eine Spritze) |
| 28 | so richtig schlagen die Zäpf-chen ja auch nicht an ne? | |

Der Erzählversuch über das Ernten von Äpfeln und das Backen eines Apfel-kuchens kommentiert der Arzt nur mit einem „mmh" (23) bzw. „ja" (26). Er nimmt dann sogleich wieder die Sinnfunktion Gesundheit auf und setzt darin unwidersprochen die Kommunikation fort. Dieses Verhalten lässt sich über das gesamte Gespräch hinweg beobachten und ist auch in den fünf anderen Patientengesprächen des Korpus feststellbar. Eine spätere Befragung des Arztes zeigte, dass er sich dieses Verhaltens nicht bewusst war. Dasselbe galt für alle Patienten, die mit dem Arzt und seinen Gesprächen sehr zufrieden waren. Direkt darauf angesprochen, dass er Persönliches aus dem Gespräch heraushalte, merkte er an, dass er natürlich nichts dagegen habe, auch „persönliche Sachen" anzusprechen, aber er habe die Erfahrung gemacht, dass so etwas von seiner Aufgabe ablenke und dass das auch von den Patienten so erlebt werde. Sein Ziel sei es, dem Patienten mehr Verständnis für seinen Zustand zu vermitteln und sein Nachdenken über Verbesserungsmöglichkeiten des aktuellen Zustands anzuregen, die über eine reine Medikamentation hinausgingen.

Das Stabilhalten einer Sinnfunktion, in diesem Fall das System „Gesundheit", ist eines der auffälligen Merkmale in diesen Gesprächen. Krankheit ist das, was als Störung behandelt wird, die es zu überwinden oder zu verringern gilt. In den Gesprächen dieses Arztes ist zu beobachten, dass er es immer wieder schafft, nicht nur als der dazustehen, der die „Störungen" benennt und behebt, sondern er erarbeitet mit den Patienten einen Raum, wo auch sie an der aktiven Bearbeitung der Störungen teilnehmen. Die von der Patientin ins Spiel gebrachte Sinnfunktion, durch welche die Beziehung der Personen zueinander kommunizierbar gemacht wird, wird vom Arzt solange im Hintergrund gehalten, wie beide, Patient und Arzt, das System „Gesundheit" abarbeiten, dann wird dieser alternative Raum zugelassen und bearbeitet.

## 2.3 Die Pflegesituationen und Praktiken der Kommunikation

Das Arzt-Patienten Gespräch organisiert den Umgang mit Erkrankung. Die Pflege ist eine Zuwendungshandlung, bei welcher der Gepflegte als Partner mit dem Pflegenden interagiert. Das ist eine andere Situation. Ein Beispiel dafür ist die zitierte Episode zwischen einer Pflegerin und einer an Demenz erkrankten, alten Person.

| Zeile | Pflegerin | Patientin |
|---|---|---|
| 01 | frau keppler stehn sie ma bitte auf! | |
| 02 | könne sich hier draufsetzen 10 Sek. So | |
| 03 | und sich mal drauffestsetzen bitte 3 Sek. | |
| 04 | frau keppler mal hier draufsitzen KLOPFT AUF DEN STUHL | |
| 05 | auf den stuhl | |

10

---

10 R. Fiehler (Hrsg.), *Sprache und Kommunikation im Alter*. Opladen u. a. 1998, 148.

## 2.3.1 Handeln sprachlich begleiten

Die Äußerungen der Pflegerin begleiten die Versuche der Körperbeherr-
schung der angesprochenen Person, sich an den Tisch zu setzen. Obwohl nur
die Pflegerin spricht, ist von einer kommunikativen Situation auszugehen.
Denn die Angesprochene bemüht sich, den Anweisungen zu folgen. Anders
als in den bisherigen Fällen bleibt die Kommunikation aber auf das Anwei-
sen von Handlungen und den Versuch, diese umzusetzen, beschränkt. Dieses
Handeln ist eingebettet in die Erwartungen der Einrichtung eines Pflege-
heims.[11] Das Verhalten kann als Vollzug einer Kommunikation im Möglichkeitsraum System gedeutet werden, weil das Handeln und sich Äußern zur
Wahrung des erwünschten Zustands und Wahrnehmung der Pflege vollzogen
wird.

Die Äußerungen der Pflegerin erklären sich aus der institutionellen Aufgabe, den zu pflegenden Personen in dieser Einrichtung einen Alltag zu ermöglichen, der für sie den Umständen entsprechend angenehm ist. Nachdem
der direkte, verbale Austausch nicht mehr oder nur eingeschränkt möglich
erscheint, beschränkt sich die Kommunikation auf das Markieren der Rahmenbedingungen für die betroffene Person. Kommunikation ist dieses solange, wie unterstellt werden kann, dass die Betroffenen das, was mit ihnen geschieht, wahrnehmen und das, was geäußert wird, mit Erwartungen
verbinden, die enttäuscht werden können. Die Kommunikation kann sich
dabei auf minimale Ausdrucksformen beschränken, wenn sie anzeigen, ob
das, was geschieht, beidseitig akzeptiert oder als nicht erwünscht angezeigt
wird.

## 2.3.2 Sinnbezüge sichern

Die Herausforderung an das Pflegepersonal besteht nun darin, einen Ermög-
lichungsraum durch Kommunikation zu schaffen, indem abgewehrt wird,
was eine Vernachlässigung der Person bzw. ihrer Persönlichkeit bedeuten
könnte. Das System „Pflege" organisiert das Verhalten und macht es kommunikativ für die Beteiligten zugänglich, wenn es entsprechende Deutungs-
möglichkeiten verfügbar macht. Die Kommunikation wird solange funktionieren, wie eine Erwartung auf dem Hintergrund der Enttäuschung erprobt
wird, d.h. das Erkennen einer Handlung ist die Grundlage für den Aufbau
einer Erwartung. Tritt sie ein, kann das auch basal angezeigt werden. Wenn
das Ansprechen der Gepflegten durch die Pflegerin bei der Angesprochenen
eine Erwartung auslöst und diese tritt ein oder nicht, so besteht im Anzeigen
der Erwartungserfüllung oder der Enttäuschung Kommunikation.

---

[11]   Baecker, Form und Formen der Kommunikation, 88: Erwartung wird als Struktur
       beschrieben, die auf ihre Existenz bzw. nicht Existenz hin beobachtet werden kann.

| Zeile | Pflegerin | Patientin |
|-------|-----------|-----------|
| 01 | ich bin gleich fertig frau lang | |
| 02 | is kalt ist kalt he | |
| 03 | frau lang nicht ersticken hm hallo SINGSANG | |
| 04 | LACHT frau lang B RÜLPST wau AUSRUF | |
| 05 | das war das wort zum Sonntag | |
| 06 | schnell machen bringt nix ge | |

[12]

Frau Lang kann sich nicht mehr verbal artikulieren. Die Pflegerin begleitet das gemeinsame Handeln mit sprachlichen Kommentaren, durch die sie der Erkrankten anzeigt, dass sie ihr Verhalten als Kooperation wahrnimmt und versteht, wie sich Frau Lang fühlt. Diese Deutungsangebote können als Kommunikation vonseiten der Erkrankten durch die Pflegerin genutzt werden, wenn sie in der Art des Kooperationsverhaltens ein Anerkennen wahrnimmt. Interessant ist in diesem Zusammenhang das Auftreten des sog. Baby Talk. Kennzeichen des Baby Talk ist die Besonderheit in der Intonation. Sie ist so ausgerichtet, dass damit die Angesprochenen direkt erreicht werden können.[13] Das gilt ganz ähnlich für die Wahl der Lexik und die Phrasen-Konstruktionen. Adressiert wird auf diese Weise Fürsorge und emotionale Nähe.

| Zeile | Pflegerin | Patientin |
|-------|-----------|-----------|
| 01 | ja wenn emol des erste drin is na | |
| 02 | Essen kauen so | |
| 03 | LACHT | |
| 04 | | LACHT |

[14]

Durch die veränderte Wahl der Ausdrucksmittel versucht die Pflegerin mit der Angesprochenen einen Handlungsfokus zu etablieren, der die Anteilnahme markiert. Der Austausch des Lachens, vorausgesetzt er ist keine automatische Reaktion bei der Angesprochenen, kann dann als Bestätigung einer gemeinsamen Erwartung gedeutet werden. Baby Talk wäre im Rahmen professioneller Kommunikation in der Pflege ein Reflex, dem die Einsicht zugrunde liegt, dass das Verhältnis von Formen und Funktionen in der

---

[12] Fiehler, Sprache und Kommunikation im Alter, 145.

[13] G. Cohen/D. Falkner, Does „elderspeak" work? The effect of intonation and stress on comprehension and recall of spoken discourse in old age, in: *Language and Communication* 6 (1986), 91–98.

[14] Fiehler, Sprache und Kommunikation im Alter, 155.

Kommunikation mit den zu Pflegenden anders gesehen werden muss. Auf diese Andersartigkeit wird mit Formen reagiert, die aus der Interaktion mit kleinen Kindern bekannt sind. Bei den an Demenz Erkrankten verändern sich bekannte Formen, sie sind nur noch eingeschränkt vorhanden oder nehmen idiosynkratische Züge an. Der Pflegende ist herausgefordert, solche Formen zu finden, die eine Kommunikation weiterhin offen halten. Er muss erkennen bzw. herausfinden, welche Erwartungen an ihn und die Situation kommuniziert werden und wie diese Erwartungshaltung stabil gehalten werden kann.

### 2.3.3 Erwartungen erkennen

Die Episode hat etwas Typisches für die generelle Situation im Pflegeheim. Die Kommunikation begleitet die institutionellen Pflegehandlungen und ist der Sinnfunktion System zuzuordnen. Die Äußerungen der Beteiligten werden als kommunikative Handlungen im Sinne des Systems Pflege bedeutsam. Die Pfleger stabilisieren die Situation durch das verbale Begleiten der gemeinsamen Handlungen sowie das antizipatorische Reden über mögliche Befindlichkeiten der Gepflegten. Sie adressieren ihre Äußerungen gezielt. Die so Angesprochenen zeigen in ihrem Verhalten, dass das ihren Erwartungen nicht widerspricht und etablieren so das, was vom Pfleger geäußert wird, als Kommunikation. Dabei darf nicht verschwiegen werden, dass diese Art der Deutungsarbeit immer gefährdet bleibt, weil die damit verbundenen Zuschreibungen in ihrer Akzeptanz nur eingeschränkt überprüfbar bleiben.

# 3. Konflikte kommunikativ bewältigen lernen

## 3.1 Grenzerfahrungen für das Kommunizieren

Die professionelle Kommunikation, wie sie in den zitierten Fällen zu beobachten ist, zeichnet sich dadurch aus, dass das Äußerungsverhalten im Hinblick auf die jeweils initiierten Sinnfunktionen stabil gehalten wird. Das bedeutet für die Beteiligten die Chance zu einer kalkulierbaren Kommunikation. Auch wenn die Äußerungsformen eingeschränkt sind, lassen sich diese aufgrund der bestehenden Sinnfunktion gemeinsam deuten und ermöglichen so einen Fortbestand von Kommunikation. Das, was geäußert wird, dient in den zitierten Beispielen dem Erhalt eines bestehenden Zustands bzw. der Abwehr seiner Gefährdung. Das sichert den Beteiligten Konsistenz im Handeln und ermöglicht so begründete Erwartungen. Nicht übersehen werden darf, dass es Fallbeispiele aus dem Bereich einer Kommunikation sind, die institutionell begründet ist. Das Etablieren der Sinnfunktion System erfolgt in einem den Beteiligten bekannten Kontext ärztlicher oder pflegerischer Funktionen. Die Sichtbarkeit zeigt sich an der Art der Inszenierung der institutionellen Akteure. Die alltägliche Interaktion in den Familien ist vielfältiger und die Beziehungen sind mehrschichtiger.

In der ersten Episode ist die Kommunikation zwischen den Ehepartnern instabil. Das Ehepaar benutzt eine Sinnfunktion, bei der eine Situation ins Spiel gebracht wird und gehalten werden soll, die Fahrt zu einem Kongress, womit die Beteiligten ihre gemeinsame Lebensgeschichte verbinden. Die Äußerungen der Partnerin lassen sich mit diesem Möglichkeitsraum aber nicht mehr bewältigen. Denn das, was die gemeinsame Lebensgeschichte bedeutet, ist nicht mehr klar. Die Kommunikation muss, wenn sie von den Beteiligten nicht als gescheitert aufgegeben werden soll, einen anderen Möglichkeitsraum finden, in dem Anschlusshandlungen wieder zulässig werden. Im Rostocker Korpus ließ sich erkennen, wie die Betroffenen versuchten, die Situation dadurch zu stabilisieren, dass sie durch Zuschreibungen von Eigenschaften den Anderen im Spiel zu halten versuchten. Immer wieder war zu beobachten, dass sich beide für die dabei entstehende Vagheit der Situation verantwortlich machten. Die Folge war der Ausbruch von Konflikten. Die Ausweglosigkeit einer solchen Situation wird von Arno Geiger beschrieben, wo er das Verhältnis zu seinem an Demenz erkrankten Vater erläutert.

> In einem Klima des Unberechenbaren war die Spannung teilweise kaum auszuhalten, es war schrecklich, dieses allseitige Leid mit ansehen zu müssen. Die verfahren Beziehungen zwischen dem Vater und einzelnen seiner Betreuerinnen lieferten der Krankheit zusätzliche Nahrung. Die Betreuenden stießen rasch an ihre Belastungsgrenzen, das wirkte sich negativ auf den Vater aus. Die Abwärtsspirale drehte sich.[15]

## 3.2 Differenz wahrnehmen lernen

Die Schwierigkeit für die Beteiligten besteht darin, dass ihre Erwartungen an die Situation nicht mehr bzw. immer weniger abschätzbar werden. Das gilt für den an Demenz Erkrankten ebenso wie für die, welche mit ihm kommunizieren möchten. Eine professionelle Kommunikation sucht die Lösung im Primat einer möglichst eindeutigen Sinnfunktion, durch die Deutungszuschreibungen sicher erscheinen. Das gelingt solange, wie die Kooperation auf eine kleine und reglementierte Auswahl von Handlungen beschränkt bleibt.

Das eingangs zitierte Beispiel des Ehepaars und der Verweis auf Fälle, wo Erkrankte sich dieser Ordnung nicht unterwerfen wollen, zwingen die Partner bzw. Akteure, die bestehende Sinnfunktion bzw. den aktiven Möglichkeitsraum auf Alternativen zu hinterfragen, wollen sie den Abbruch des

---

[15]    Geiger, Der alte König in seinem Exil, 122.

Kontakts nicht riskieren. Die institutionell motivierte Kommunikation hält
Alternativen eher im Hintergrund. Die Suche nach einem anderen Möglichkeitsraum wird dadurch beeinträchtigt, dass oft aggressives Verhalten auftritt. Der Konflikt wird als emotionale Belastung erlebt. Das wirft die Frage
nach einem Konfliktbegriff auf. Baecker schlägt einen Konfliktbegriff vor,
der selbst Gegenstand der Kommunikation ist.[16]

Der Konflikt lässt sich näher bestimmen, wenn erklärbar ist, zwischen
welchen der jeweils aktivwirksamen Möglichkeitsräumen es zu Unverträg-
lichkeit kommt. Während die an Demenz erkrankte Ehefrau eine Situation
initiiert, welche die bestehende Beziehung zu ihrem Mann thematisiert, konstruiert dieser eine Situation, in der die Lebensgeschichte der zwei von zentraler Bedeutung ist und erst das gegenwärtige Handeln, der Plan eines Kon-
gressbesuchs, verständlich macht. Diese Differenz wird von den Betroffenen
als konfliktär erlebt und sie reagieren mit dem Versuch, in die Situation einzugreifen. Für Baecker stellt sich das als ein eigenständiger Möglichkeitsraum dar, den er als die Sinnfunktion Intervention beschreibt.[17]

Interventionen bewirken, dass, „die dort einen Wechsel nahe legen, wo
es andernfalls nicht zu einem Wechsel käme, und die dabei sowohl die Mar-
kierung einer alten Kommunikation als auch das Angebot einer neuen riskieren." Interventionen sind aber kein Automatismus, denn ihr Erfolg hängt von
der Art des Konflikts ab. Er steuert das Eigeninteresse und er bedingt auch
die Motive für einen Wechsel, von dem erhofft wird, dass die aktuelle
Kommunikation durch eine attraktivere ersetzt werden könnte. Ein weiteres
Merkmal dieses Möglichkeitsraums ist, dass die betroffenen Akteure zu Per-
spektivwechseln fähig sein müssen. Das ist oft nicht möglich. Daher kommt
in solchen Fällen der Rolle eines außen stehenden Dritten besonderes Gewicht zu. Er kann leichter die Schnittstelle identifizieren, aufgrund derer es
zum Konflikt kommt.

So spricht die Ehefrau die Interviewerin direkt an, als sie das Verhalten
ihres Mannes kommentiert und sich keinen Rat weiß. Denn, um wieder
kommunikativ handeln zu können, muss eine Sinnfunktion gefunden werden,
die frei von den den Konflikt auslösenden Zuschreibungen ist, bzw. innerhalb der Sinnfunktion müssen Differenzoperationen gefunden werden, die
konfliktfrei sind. Auch wenn dem Ehepaar erklärt werden kann, dass ihre
Situationsdefinition zu Widersprüchen führt, ist noch nicht geklärt, wie diese
Widersprüche in Zukunft vermieden werden können.

---

[16]   Baecker, Form und Formen der Kommunikation, 276.
[17]   A. a. O., 174.

## 3.3 Neu-Anfang

Arno Geiger erzählt davon, dass sein Vater immer wieder die Familie damit irritiert hat, nach Hause gehen zu wollen, obwohl er in seinem Haus war.[18] Die Familienmitglieder versuchten ihm dann zu zeigen, dass er sich in seinem eigenen Haus befinde. Ihm wurde die Einrichtung gezeigt, Erinnerungsstücke gegeben. Man betrachtete Bauabschnitte, die einen besonders hohen Erlebniswert für den Vater hatten. Dabei mussten sie immer wieder die Erfahrung machen, dass es keine Verbindung zwischen diesen Objekten mit dem gab, was der Vater als sein Zuhause verstand.

Die Kommunikation scheiterte daran, dass der Vater den Objekten um ihn herum Eigenschaften zuschrieb, die andere Werte besaßen als die, welche die Mitglieder der Familie damit verbanden. Es gab keine gemeinsame Situation mehr. Die Sinnfunktion, die eine gemeinsame Situation etabliert, versagte. Eine Mauer, die er gebaut hatte, wurde von ihm nicht als seine Mauer identifiziert. Er stellte sehr wohl fest, welche Besonderheiten sie aufwies und dass sie interessante bauliche Lösungen aufweise. Doch er erkannte sie nicht als das Mauerwerk, das er erbaut hatte. Für die anderen gab es dafür keine Erklärungen, so dass die Situation, die er definierte, mit der, die die anderen erlebten, keine Übereinstimmung zuließen. Die Versuche, ihm zu erklären, dass es doch seine Arbeit sei, endeten dann oft im Streit und lösten beidseitig Aggression aus, der Kontakt wird abgebrochen. Nötig ist eine Intervention, die einen Wechsel in eine Sinnfunktion ermöglicht, die beiden Seiten einen Möglichkeitsraum eröffnet, der ihnen das Kommunizieren wieder erlaubt.

Der Kommunikationsabbruch basiert wie im Fall des Ehepaars darauf, keinen Möglichkeitsraum anzubieten, durch welchen die gemeinsame Situation der Partner definierbar wird. Die Sinnfunktion wird vom Vater anders definiert, er glaubt sich in einer für ihn fremden Umgebung. Seine Verwandten sehen ihn in einem Raum, der ein Ort ist, den er vor Jahren selber gebaut und in dem er jahrelang gelebt hat. Er redet über diesen Ort als eine Lokalität, die er kurzzeitig besucht hat und nun zu seinem Haus zurück möchte. Um miteinander wieder reden zu können, müssen beide Seiten herausfinden, über welchen Ort sie noch reden können. Gelingt das nicht, ist der Konflikt mit kommunikativen Mitteln nicht lösbar. Gefunden werden muss der Möglichkeitsraum, der das, was der Vater erlebt, so ordnet, dass er es für sich verstehen kann und das eine Situation schafft, die auch von den Anderen akzeptiert und verstanden wird.

> Ich geh jetzt nach Hause, sagte er einmal, als er müde war, noch länger zu warten, dass ihn jemand mitnahm. Gehst du mit oder bleibst du hier? Ich bleibe hier. Gut, dann geh ich allein. Was nutzt mich hier das Warten und dann, wer weiß, im November heimgehen. Und vielleicht auch noch etwas zahlen müssen. Die einzige Chance ist sofort heimgehen. Ja, geh nur. Darf ich gehen? Wenn du

---

[18]   Geiger, Der alte König in seinem Exil, 96–98.

meinst, bitte, es steht dir frei. Und eins noch, meine Angehörigen – darf ich sie
mitnehmen? Selbstverständlich, nimm sie mit. Gut danke. Er schaute sich um,
ob ihm noch etwas auffiel, das er mitnehmen könnte. Er sagte zufrieden. Da ist
nichts mehr, was mich persönlich berührt. Anschließend kam er nochmals zu
mir an den Tisch, sein Gesichtsausdruck ließ erkennen, das ihm die Situation
etwas peinlich war, er zögerte, rückte schließlich aber doch mit dem Problem
heraus. Hast du mir eine Adresse? Oder eine andere Anweisung? Ich meine, du
müsstest mir nur sagen, geh die obere Straße entlang, bis du das Haus siehst.
Die Art und Weise, wie er um Unterstützung bat, ging mir zu Herzen, ich sagte:
Ich habe es mir überlegt, ich komme mit. Wenn du noch eine halbe Stunde war-
test, bis ich mit Tippen fertig bin, gehen wir gemeinsam. Wohin, fragte er.
Heim, sagte ich. Mich zieht es auch heim. Wirklich? Ja, Aber bevor wir gehen,
solltest du dich ein wenig ausruhen und Energien sammeln. Ist es weit? Weit genug, Aber wir schaffen es an einem Stück. Und du würdest tatsächlich mitge-
hen? Ja, sicher. Das würdest du tun? Sehr gerne sogar. Das war eine Antwort
nach seinem Geschmack. Sogleich strahlte er über das ganze Gesicht, griff ebenfalls nach meiner Hand und sagte: Danke.

Dann setzte er sich zu mir an den Tisch, und wir verbrachten einen halbwegs ruhigen Abend, bis ihn seine Betreuerin ins Bett brachte.[19]

Der Sohn hat erkannt, dass das Ziel heimzugehen und die Abweichung bzw.
der Widerspruch zur bestehenden Situation auflösbar ist, wenn verstanden
wird, dass die Handlungsnormen des Vaters Vorgaben folgen, die sich signifikant von denen der Anwesenden unterscheiden. Soll die Kommunikation
erhalten bleiben, muss die Äußerung des Vaters auf dem Hintergrund seiner
Normvorstellungen gelesen werden. Wenn diese erkannt und akzeptiert werden, kann das, was der Vater will, auch kommunikativ wieder  behandelt
werden. Er möchte nach Hause, sein Zuhause ist in seiner Welt und diese ist
nicht mit der der Anderen deckungsgleich. Wird das akzeptiert, kann über
sein Zuhause kommuniziert werden. Sein Ziel heimzugehen wird dann bei
denen, die das anerkennen, keinen Widerspruch erzeugen und den Konflikt
auflösen. Das gelingt, solange die gefundene Sinnfunktion stabil gehalten
werden kann. Die Beteiligten müssen die Besonderheiten der anderen Norm
herausfinden und können dann damit verfolgbare Ziele identifizieren, die
darin logisch erscheinen.[20] Praktisch finden sie dadurch, wie das von Arno
Geiger erzählt wird, die Inhaltselemente für die Kommunikation, die vom an
Demenz Erkrankten erkannt und anerkannt werden.

---

[19]    Geiger, Der alte König in seinem Exil,96–98.
[20]    Baecker beschreibt dies als Sinnfunktion Netzwerk, weil darin Gemeinsamkeit orga-
        nisiert wird Baecker, Form und Formen der Kommunikation, 226–233.

# 4. Erhalt der Kommunikation unter erschwerten Bedingungen

Das Scheitern der Kommunikation mit an Demenz Erkrankten ist nicht in der Erkrankung begründet, sondern hat seine Ursache in den Schwierigkeiten, wieder zur Kommunikation zu finden. Die Krankheit beeinträchtigt die gewohnten Formen. Das kann zur Isolation der Erkrankten führen und bedingt oft die Unterbringung in Pflegeeinrichtungen. Der differenztheoretisch begründete Kommunikationsansatz basiert auf der Idee, Kommunikation sei nicht einfach etwas Gegebenes, auf das man wie auf einen Gegenstand zugreift. Das hat viel mit der Popularisierung der Axiome von Watzlawick et al. zu tun, Kommunikation sei etwas Unumgehbares.[21] Sie ist etwas, was stets von den Akteuren ge- und erfunden werden muss. Das gilt für jede Kommunikation, insofern unterscheiden sich Demenz Erkrankte nicht von den Anderen. Beide suchen nach der Ermöglichung von Kommunikation. Doch diese erfolgt nicht von selbst, auch wenn es uns aufgrund der Alltagsroutinen der Beteiligten so vorkommt, sondern Kommunikation wird stets neu von den Akteuren in Situation erzeugt.

Im Umgang mit an Demenz Erkrankten verliert das dafür wirksame implizite Wissen seine Gültigkeit und die Alltagsroutinen gehen verloren. Das bedeutet aber nicht, dass Kommunikation dadurch in Frage gestellt wird. Sie wird in ihren bestehenden und praktizierten Formen unbrauchbar und muss deshalb hinterfragt werden. Das setzt besondere Fähigkeiten voraus, die im Alltag nicht benötigt werden. Was Hinterfragen bedeutet, lässt sich mithilfe der Sinnfunktion Intervention erklären. Das kommunikative Geschehen wird als Konflikt belastet erlebt oder endet regelmäßig im Abbruch der Interaktion. Das sind offensichtliche Indizien dafür, dass der benötigte Möglichkeitsraum nicht (mehr) vorhanden ist.

„Das kannst du nicht mir tun!"

„Es ist ja nur zu deinem Besten."

„Das kann jeder behaupten!" gab er barsch zurück. „Glaub bloß nicht, dass ich auf eine so schwindlige Figur wie dich hereinfalle. Ich kenne deine unsauberen Spielchen."

Die besondere Schwierigkeit für die Betroffenen liegt jetzt darin, im Scheitern der Kommunikationsversuche nach Spuren zu suchen, die auf die Existenz eines Möglichkeitsraums verweisen können.

Natürlich war mir bewusst, dass hier die Krankheit redete. Trotzdem war es oft bitter, zu Unrecht so angeschnauzt zu werden – um so bitterer für Menschen, die fachlich unerfahren waren.

---

[21]  P. Watzlawick/J. Bavelas/J. Beavin/D. Don, *Menschliche Kommunikation. Formen, Störungen, Paradoxien*, Bern u. a. 1969.

Der konkrete Anknüpfungspunkt ist die Erwartungsenttäuschung, d.h. bewusst zu machen ist, welche Erwartungen aufseiten des Demenzerkrankten und seiner Partner eine Situation definieren und ob diese Definition Akzeptanz findet. Der Fehler, der hierbei immer wieder auftritt, besteht in den zu wenig oder gar nicht reflektierten Zuschreibungen, was der Andere tut bzw. eben nicht tut. So entstehen Erwartungen, die in keiner gemeinsamen Sinnfunktion ihre Bedeutungsordnung finden.

> „Geh weg! Wenn du mich nicht in Ruhe lässt, hol ich ein Gewehr und schieße dir den Arsch weg."

> Das hatte er zu mir gesagt. Ich fand es zum Lachen, weil es mich an meine Kindheit erinnerte, als ich anderen mit meinem großen Bruder drohte. Aber die eine oder andere Betreuerin des Vaters tat sich schwer, aus solchen Sätzen nur die schlichte Botschaft herauszulesen, dass mein Vater in einer Welt aus fremden Gesichtern lieber in Ruhe gelassen werden wollte.[22]

Die Äußerung des Vaters schließt sein Gegenüber nicht aus, wenn der so Angesprochene gelernt hat, das, was gesagt wird, in einem Möglichkeitsraum zu bearbeiten, in dem das Geäußerte als Teil von etwas verstanden werden kann, das ihm eine eigene Logik zuzuschreiben erlaubt, der der Sprecher folgt und die er vom Angesprochenen als bekannt voraussetzt.

---

[22]  Geiger, Der alte König in seinem Exil. 131.

# Autorinnen und Autoren

*Hermann Brandenburg*, Dr. phil., Professor für Gerontologische Pflege an der Philosophisch-Theologischen Hochschule Vallendar

*Michael Coors*, Dr. theol., Theologischer Referent am Zentrum für Gesundheitsethik (ZfG) an der Evangelischen Akademie Loccum, Hannover

*Petra Ewald*, Dr. phil., Professorin für Germanistische Sprachwissenschaft am Institut für Germanistik der Universität Rostock

*Helen Güther*, Dipl.-Heilpäd., MPH, Wissenschaftliche Mitarbeiterin am Lehrstuhl für Gerontologische Pflege an der Philosophisch-Theologischen Hochschule Vallendar

*Klaus Hager*, Dr. med., Professor für Innere Medizin und Gerontologie, Leiter des Zentrums für Medizin im Alter am Diakoniekrankenhaus Henriettenstiftung, Hannover

*Klaus Hock*, Dr. theol., Professor für Religionsgeschichte – Religion und Gesellschaft an der Theologischen Fakultät der Universität Rostock

*Katharina Klindtworth*, Wissenschaftliche Mitarbeiterin am Institut für Allgemeinmedizin der Medizinischen Hochschule Hannover

*Henriette Krug*, Dr. med., Dipl. theol., Assistenzärztin und Wissenschaftliche Mitarbeiterin an der Klinik für Neurologie, Charité Universitätsmedizin Berlin.

*Andreas Kubik*, Dr. theol., Professor für Praktische Theologie mit dem Schwerpunkt „Hermeneutik neuzeitlicher Christentumspraxis" an der Theologischen Fakultät Rostock

*Martina Kumlehn*, Dr. theol., Professorin für Religionspädagogik an der Theologischen Fakultät der Universität Rostock

*Arne Manzeschke*, Dr. theol., Privatdozent in Erlangen und Leiter der Fachstelle für Ethik und Anthropologie im Gesundheitswesen, Institut Technik – Theologie – Naturwissenschaften an der Ludwig-Maximilians-Universität München

*Karl Heinz Ramers*, Dr. phil., Professor für Germanistische Sprachwissenschaft am Institut für Germanistik der Universität Rostock

*Thomas Rentsch*, Dr. phil., Professor für Praktische Philosophie/Ethik am Institut für Philosophie an der Technischen Universität Dresden

*Nils Schneider*, Dr. med., Professor für Allgemeinmedizin, Direktor des Instituts für Allgemeinmedizin an der Medizinischen Hochschule Hannover

*Stephanie Sieler*, M.A., Institut für Germanistik der Universität Rostock

*Wolfgang Sucharowski*, Dr. phil., Professor em. für Linguistik und Kommunikationswissenschaft an der Universität Rostock